Der kleine Souci · Fachmann · Kraut

Lebensmitteltabelle für die Praxis

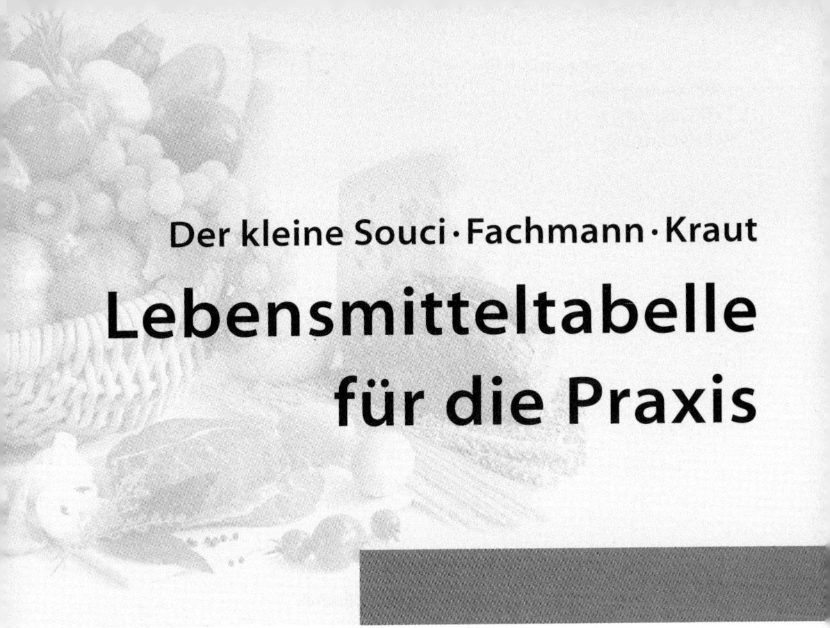

Der kleine Souci · Fachmann · Kraut

Lebensmitteltabelle für die Praxis

Herausgegeben von der
Deutschen Forschungsanstalt
für Lebensmittelchemie,
Garching

Bearbeitet von
Friedrich Senser, Heimo Scherz
und Eva Kirchhoff

3., völlig neu bearbeitete und
erweiterte Auflage

WVG Wissenschaftliche Verlagsgesellschaft mbH Stuttgart

Deutsche Forschungsanstalt für
Lebensmittelchemie
Lichtenbergstr. 4
85748 Garching

Bibliografische Information Der Deutschen Bibliothek
Die Deutsche Bibliothek verzeichnet diese Publikation in der Deutschen Nationalbibliografie: detaillierte bibliografische Daten sind im Internet unter http://dnb.ddb.de abrufbar.

ISBN 3-8047-2037-4

Printed in Germany
Umschlaggestaltung: Atelier Schäfer, Esslingen
Satz und Druck: Hofmann, Schorndorf

Vorwort zur 3. Auflage

Dieser Auszug der großen wissenschaftlichen Nährwerttabelle „Souci-Fachmann-Kraut – Die Zusammensetzung der Lebensmittel“ hat in den vergangenen Jahren bei einem breit gefächerten Benutzerkreis eine lebhafte Aufnahme gefunden, sodass das Ziel der 1. Auflage, ein „handliches Nachschlagewerk für den täglichen Gebrauch vorzulegen“ als erreicht betrachtet werden kann. Die Überarbeitung der Daten hat in der nun vorliegenden 3. Auflage zu zahlreichen Ergänzungen und Aktualisierungen geführt. Ein neues Kapitel ist der raschen Orientierung über Gehalte an speziellen Lebensmittelinhaltsstoffen gewidmet, die in diätetischer Hinsicht von herausragender Bedeutung sind. Wir hoffen mit diesen Neuerungen den Bedürfnissen bei der Verbraucherinformation noch näher zu kommen und eine vielseitige Datenbasis für eine ausgewogene und bewusste Ernährung zur Verfügung zu stellen.

Herzlich bedanken möchten wir uns bei Frau C. Hoffmann für die Mithilfe bei der Erstellung des Manuskriptes. Unser besonderer Dank gilt dem Verlag für die zahlreichen Anregungen zur Neuauflage und die gute und vertrauensvolle Zusammenarbeit.

Garching, im Herbst 2003 P. Schieberle, V. Somoza

Aus dem Vorwort zur 1. Auflage

Die große wissenschaftliche Nährwerttabelle „Die Zusammensetzung der Lebensmittel“ wurde von Prof. Dr. S. W. Souci, Dr. W. Fachmann und Prof. Dr. H. Kraut 1962 begründet. Sie wird seit dieser Zeit an der Deutschen Forschungsanstalt für Lebensmittelchemie bearbeitet, liegt nunmehr in der 3. Auflage vor und gehört zu den wenigen internationalen Standardwerken auf diesem Gebiet. Als wissenschaftliche Tabelle ist sie vom Aufbau, Umfang und Preis her für eine breitere Öffentlichkeit naturgemäß weniger geeignet. Da aber in der heutigen Zeit ein großes Bedürfnis nach Information über die Zusammensetzung und den Nährwert von Lebensmittelm besteht, hoffen wir, mit diesem Auszug aus der großen wissenschaftlichen Tabelle ein handliches Nachschlagewerk für den täglichen Gebrauch vorzulegen. Wir wünschen dem kleinen „Souci-Fachmann-Kraut“ im Interesse einer ausgewogenen Ernährung eine weite Verbreitung.

Garching, im Juli 1987 — H.-D. Belitz, W. Grosch

Inhalt

Teil A: Einführung in die Lebensmitteltabellen und Grundsätzliches zur Ernährung

Teil B: Tabellarische Angaben der Nährwerte und der Zusammensetzung von Lebensmitteln

1 Milch und Milcherzeugnisse ohne Käse 19

2 Käse 43

3 Hühnerei 87

4 Fette und Öle 93

5 Fleisch und Fleischerzeugnisse 101

6 Wild und Geflügel 155

7 Fisch und Fischerzeugnisse 173

8 Krustentiere und Weichtiere 211

9 Getreide und Getreideprodukte 221

10 Gemüse und Gemüseprodukte 257

Teil C: Anhang

Teil A

Einführung in die Lebensmittteltabellen und Grundsätzliches zur Ernährung

1 Einleitung

Lebensmittel sind im Allgemeinen komplexe Stoffgemische. Ihre Bestandteile dienen einerseits der Ernährung des Menschen, d. h. der Synthese und dem Austausch von Bau- und Betriebsstoffen, sowie der Energiegewinnung. Sie sind andererseits aber auch Träger weiterer Eigenschaften, wie z. B. Aussehen, Geruch, Geschmack, Konsistenz, die zum Genusswert eines Lebensmittels beitragen und damit für dessen Akzeptanz Bedeutung haben. Je nach Bestandteil und Lebensmittel kann der eine oder der andere Aspekt vorherrschen.

1.1 Hinweise zum Aufbau und zur Benutzung der Tabellen

Die Konzentrationsangaben in vorliegender Lebensmitteltabelle basieren auf der großen Nährwerttabelle von Souci-Fachmann-Kraut (1). Sie beziehen sich, wenn nicht anders vermerkt, auf 100 g „essbaren Anteil" (= käufliche Rohware minus Abfall). Der Abfallanteil von käuflicher Rohware, der in seiner Höhe Hinweise auf die Zubereitungsform z. B. von Obst und Gemüse geben kann, wird in relevanten Fällen angeführt. Die Inhaltsstoffkonzentrationen sind in Form auf- oder abgerundeter arithmetischer Mittelwerte in den Dimensionen Gramm (g), Milligramm (mg), Mikrogramm (µg), Nanogramm (ng) angegeben. In Fällen extremer Schwankungen, wie z. B. bei Nitratgehalten von Gemüse, werden die Mittelwerte durch die Angaben der Schwankungsbreiten ergänzt.
Die **Angabe „0"** besagt, dass nach den durchgeführten Analysen der betreffende Inhaltsstoff in dem Lebensmittel im angegebenen Dimensionsbereich nicht nachweisbar war. Ist ein **Inhaltsstoff nicht aufgeführt,** so liegen uns über ihn bislang keine Messwerte vor. Die Energiegehalte (Nährwerte) wurden aus den Mengen der energieliefernden Hauptbestandteile Eiweiß, Fett, Summe der verwertbaren Kohlenhydrate, Summe der verwertbaren organischen Säuren und Ethanol durch Multiplikation mit den in der EU-Richtlinie zur Nährwertkennzeichnung (2) bzw. auch nach nationalem Recht (3) angegebenen Brennfaktoren berechnet: 37 kJ/g (9 kcal/g) für Fett; 17 kJ/g (4 kcal/g) für Eiweiß und

verwertbare Kohlenhydrate sowie für die Zuckeralkohole Sorbit, Xylit und Glycerin, welche in einigen Lebensmitteln in geringen Mengen vorkommen; 13 kJ/g (3 kcal/g) für verwertbare organische Säuren und 29 kJ/g (7 kcal/g) für Alkohol (Ethanol). Tabelle 1 orientiert über die in den Tabellenblättern dieses Buches berücksichtigten Inhaltsstoffe. Zudem sind am Ende des Buches weitere Inhaltsstoffe spezieller Bedeutung tabellarisch erfasst. Einige Vergleichstabellen fassen jeweils nah verwandte Lebensmittel unter Angabe wesentlicher Bestandteile zu Gruppen zusammen und ermöglichen einen schnellen vergleichenden Überblick.

2 Einzelne Bestandteile und Ihre Bedeutung

2.1 Eiweiß (Proteine)

Proteine und ihre Bausteine, die Aminosäuren und Peptide, sind äußerst wichtige Bestandteile der Lebensmittel. Sie liefern einerseits das für den Aufbau der körpereigenen Proteine beim Menschen notwendige Material, insbesondere die in dieser Tabelle aufgeführten essentiellen Aminosäuren, andererseits sind sie auch an der Energieversorgung beteiligt. Aminosäuren und Peptide tragen direkt zum Geschmack von Lebensmitteln bei und sind Vorläufer für Geruchs-, Geschmacks- und Farbstoffe, die z. B. bei der Zubereitung von Lebensmitteln (Aromabildung und Braunfärbung beim Kochen, Braten, Backen) gebildet werden. Proteine haben infolge ihrer Fähigkeit zur Bildung und Stabilisierung von Gelen (z. B. Gelatine, Joghurt), Schäumen (z. B. Eischnee), Teigen (z. B. Brot), Emulsionen (z. B. Mayonnaise) und fibrillären Strukturen (z. B. Fleisch) einen maßgeblichen Einfluss auf die physikalischen Eigenschaften der Lebensmittel (Konsistenz).
Die Proteinangabe (Rohprotein) wird aus dem Gesamt-Stickstoff-Gehalt durch Multiplikation mit lebensmittelgruppenspezifischen Faktoren berechnet (4). Diese empirisch ermittelten Faktoren (6,38 für Milch und Milchprodukte; 5,80 für Getreide und Getreideprodukte; 5,30 für Ölsamen und Schalenobst; 4,17 für Pilze; 6,25 für alle anderen Lebensmit-

tel u. a. Fleisch und Fleischwaren, Fisch, Krusten- und Weichtiere, Obst, Gemüse und deren Verarbeitungsprodukte) entsprechen am weitgehendsten dem tatsächlichen Eiweißgehalt (4).
Die EU-Richtlinie zur einheitlichen Nährwertkennzeichnung in den Ländern der Europäischen Union (2) schreibt seit 1990 einen einheitlichen Faktor von 6,25 zur Berechnung des Proteingehaltes vor. 1994 wurde diese Richtlinie zu nationalem Recht umgesetzt (3). Deshalb wird in den Einzeltabellen neben dem Proteingehalt, welcher über spezifische Faktoren berechnet wird (4), in Klammern der Proteinstickstoffgehalt (N g/100 g) angegeben. Durch Multiplikation dieser Zahl mit dem Faktor 6,25 ist der EU-einheitliche Proteingehalt erhältlich, welcher in einer Fußnote angegeben wird.

2.1.1 Aminosäuren

Der angegebene Aminosäuregehalt entspricht der Summe der jeweiligen Aminosäuren gebunden im Protein sowie der frei im Lebensmittel vorkommenden Aminosäuren. Die Werte wurden nach totaler Hydrolyse bestimmt.

2.2 Fette und Fettbegleitstoffe (Lipidfraktion)

Die Bedeutung der Fette für die Ernährung beruht auf ihrem hohen Brennwert, auf ihrem Gehalt an essentiellen n-3 und n-6 Fettsäuren und der verbesserten Resorption der fettlöslichen Vitamine A, D, E und K. Die in den Lipiden der Lebensmittel wichtigsten vorkommenden Fettsäuren sind in der folgenden Tabelle zusammengestellt:

Fettsäure	Kurzschreibweise	Familienbezeichnung
Palmitinsäure	16:0	
Stearinsäure	18:0	
Ölsäure	18:1	ω-9
Linolsäure	18:2	ω-6
Linolensäure	18:3	ω-3
Arachidonsäure	20:4	ω-6
Eicosapentaensäure	20:5	ω-3
Docosahexaensäure	22:6	ω-3

Darüber hinaus sind Lipide durch eine Reihe spezifischer Eigenschaften unentbehrlich für die Herstellung und Zubereitung von Lebensmitteln. Hervorzuheben sind das Schmelzverhalten, der angenehme sahnige oder ölig-fettige Geschmack, ihr Lösungsvermögen für eine Vielzahl von Geruchsstoffen und eine Reihe von Geschmacks- und Farbstoffen. Weiterhin verbessern sie deutlich die Konsistenz und das spezifische Mundgefühl von Lebensmitteln. Zur Lipidfraktion gehören auch wichtige Aromastoffe bzw. deren Vorstufen, Emulgatoren und fettlösliche Farbstoffe. Ein weiterer wichtiger Lipidbestandteil ist das Cholesterin, welches als Summe der freien und gebundenen Verbindung angegeben wird.

2.3 Kohlenhydrate

Kohlenhydrate zählen zu den Grundnährstoffen, die immer einen bedeutenden Anteil an der Gesamtnahrung haben werden. Sie sind die wichtigsten Energielieferanten für den Stoffwechsel. Auch die unverdaulichen Kohlenhydrate sind als Ballaststoffe für eine ausgewogene Nahrung von großer Bedeutung. Daneben haben Kohlenhydrate noch weitere wichtige Funktionen in Lebensmitteln wie u. a. als Süßungsmittel, Gelbildner, Stabilisatoren und Vorstufen von Aromastoffen und Farbstoffen, die durch eine Reihe von Reaktionen entstehen können.
Man unterscheidet zwischen Mono-, Di-, Oligo- und Polysacchariden. Die ersten beiden Verbindungsgruppen werden auch als Zucker bezeichnet. Sie sind vor allem Bestandteile einer großen Zahl von Früchten und einigen Gemüsen und haben als Süßungsmittel herausragende Bedeutung. Die wichtigsten sind die in Früchten vorkommende Saccharose, Glucose und Fructose. Daneben sind Stärkesirupe (Gemische aus Glucose, Maltose, Malto-Oligosaccharide), Invertzucker, fructosehaltige Glucosesirupe sowie Lactose von Bedeutung. Zu dieser Verbindungsklasse gehören auch Sorbit, Xylit und Mannit für besondere Ernährungsformen (u. a. als Zuckeraustauschstoffe für Diabetiker-Nahrungsmittel). Die Zucker unterscheiden sich hinsichtlich der Art wie auch der Intensität des süßen Geschmacks. Das Schmelzen von Zucker oder das Erhitzen von Zuckersirup mit sauren oder basischen Katalysatoren führt zu braungefärbten Produkten mit typischem Karamellaroma. In Lebensmitteln tritt die zusammenfassend als „nicht-enzyma-

tische Bräunung“ oder „Maillard-Reaktion“ bezeichnete Reaktionsfolge immer dann auf, wenn reduzierende Zucker mit Proteinen, Peptiden, Aminosäuren oder Aminen gemeinsam vorkommen. Der Reaktionsablauf verläuft besonders leicht bei höherer Temperatur oder bei geringem Wassergehalt. Die Bräunung und die Aromabildung bei Koch-, Back- und Bratprozessen gehen auf diese Reaktion zurück.
Polysaccharide kommen in vielen Lebensmitteln vor und haben große Bedeutung als Nährstoffe wie Stärke bei Getreide, Kartoffeln und Hülsenfrüchten sowie strukturbildende Stoffe wie z. B. Cellulose und Pektin bei Obst und Gemüse. In nativer und modifizierter Form werden sie bei der Verarbeitung und Zubereitung von Lebensmitteln in großem Umfang verwendet wie z. B. als Dickungs- und Geliermittel (Stärke, Alginat, Pektin, Guar etc.), sowie als Stabilisatoren für Emulsionen und Dispersionen. Die als „Ballaststoffe“ bezeichneten unverdaulichen Kohlenhydrate bestehen zum allergrößten Teil aus Polysacchariden (Cellulose, Hemicellulosen, Pektin etc.).
Bei der Energieberechnung wurden alle Kohlenhydrate berücksichtigt, die resorbiert und energetisch verwertet werden (Zucker, Dextrine, Stärke, Zuckeralkohole, Extraktstoffe bei alkoholischen Getränken etc.). Unverwertbare Kohlenhydrate (Mannit, Raffinose, Stachyose, Verbascose etc.) oder bestimmte Polysaccharide (Cellulose, Hemicellulosen etc.) und polymere phenolische Verbindungen (Lignin etc.) sind zur Gruppe der „Ballaststoffe“ zusammengefasst und gehen nicht in die Energie-Berechnung ein. Bei einigen Lebensmitteln fehlen direkt ermittelte Daten für die verwertbaren Kohlenhydrate. In diesen Fällen, die durch Fußnoten gekennzeichnet sind, wurde der Kohlenhydratanteil nach folgender Formel berechnet: Kohlenhydrate (verwertbar) = 100 – (Wasser + Eiweiß + Fett + organische Säuren + Ballaststoffe + Mineralstoffe).

2.4 Vitamine

Vitamine sind essentielle Lebensmittelbestandteile, die sowohl in freier als auch in gebundener Form vorliegen können. Ihre ausreichende Zufuhr ist für die Aufrechterhaltung vieler Funktionen des menschlichen Organismus notwendig.

Die Einteilung dieser Verbindungsgruppe erfolgt üblicherweise in

- **fettlöslichen Vitamine**
  A[1] (Retinol-Äquivalent)
  Vitamin-A aktive Gesamtcarotinoide
  D (Calciferol)
  E[2] (Tocopherol-Äquivalent und Gesamttocopherol)
  K (Phyllochinon)

und in die

- **wasserlöslichen Vitamine**
  B_1 (Thiamin)
  B_2 (Riboflavin)
  B_6 (Pyridoxin + Pyridoxal + Pyridoxamin)
  Nicotinamid (Nicotinsäureamid, Niacin)
  Pantothensäure
  Biotin
  Folsäure (Mono- und Oligomere von Tetrahydrofolsäure, Methyl- und Formyltetrahydrofolsäure, als freie Folsäure berechnet)
  B_{12} (Cyanocobalamin)
  C (Ascorbinsäure + Dehydroascorbinsäure)

Die Erhaltung der Vitamine bei der Verarbeitung und Zubereitung der Lebensmittel ist von großer Bedeutung. Verluste an Vitaminen können u. a. durch chemische Reaktionen verursacht werden, die bei der Verarbeitung oder Lagerung stattfinden (z. B. Zutritt von Luftsauerstoff bei der Lagerung des Lebensmittels speziell bei Lichtzufuhr etc. (Tabelle 2)), oder bei Blanchier- und Kochprozessen, wenn diese durch Extraktion ins Kochwasser übergehen und letzteres nicht mehr verwendet wird. Eine Abschätzung über die Verluste bei einzelnen Vitaminen zeigt Tabelle 3.

[1] Retinol-Äquivalent = [Retinol + β-Carotin/6 + andere Vit. A aktive Carotinoide/12]
Gesamtcarotinoide: Summe aller Vitamin A-aktiven Carotinoide [β-Carotin + α-Carotin + Cryptoxanthin + Mutatochrom] (Provitamin A)

[2] Gesamtaktivität von Vitamin E (α-Tocopherol-Äquivalent) angegeben als mg oder µg α-D Tocopherol berechnet mit aus den Mengen der einzelnen Tocopherole (α-, β-, χ- und δ-Tocopherol, α-, β- und γ-Tocotrienol) mit den Aktivitätskoeffizienten nach Mc-Laughlin und Weihrauch (5)

Bei ausgewogener Nahrungsaufnahme ist im Allgemeinen eine ausreichende Versorgung gewährleistet. Eine Unterversorgung, die bei leichter Form zu Hypovitaminosen und bei schwerer Form zu Avitaminosen führt, kann nicht nur durch unzureichende Nahrungsaufnahme bedingt sein, sondern auch durch Fehlernährung, überhöhten Alkohol- und Nikotingenuss, Überbelastung, Krankheiten sowie auf altersbedingte Veränderungen zurückgeführt werden.
Eine Beurteilung des Versorgungszustandes eines Vitamins ist über eine Messung der Plasmakonzentration oder über die Messung einer von dem betreffenden Vitamin abhängigen biologischen oder biochemischen Funktion, wie z. B. einer Enzymaktivität, möglich.

2.5 Mineralstoffe

Mineralstoffe kommen als Bestandteile pflanzlicher und tierischer Gewebe in fast allen Lebensmitteln vor. Nach ihren in den Lebensmitteln enthaltenen Mengen kann man diese einteilen in:

Mengenelemente

Natrium (Na)
Kalium (K)
Calcium (Ca)
Magnesium (Mg)
Chlor (Cl, in Form von Chlorid)
Phosphor (P, in Form von Phosphat)

und in die

Spurenelemente

Eisen (Fe)
Kupfer (Cu)
Zink (Zn)
Mangan (Mn)
Nickel (Ni)
Chrom (Cr)
Jod (I, in Form von Jodid)
Fluor (F, in Form von Fluorid)
Selen (Se)

Mineralstoffe haben sehr vielfältige Funktionen im menschlichen Organismus, wie z. B. als Elektrolyte (Na, K), als Bausteine von Körpersubstanzen (Ca), als Bestandteile und Aktivatoren von Enzymen (Mg, Zn, Mn, Mo) und als essentielle Verbindungen des Energiestoffwechsels (Myoglobin, Hämoglobin, Fe). Weiterhin tragen sie zum Geschmack von Lebensmitteln bei (Kochsalz = Natriumchlorid = NaCl) und beeinflussen die Konsistenz und Haltbarkeit.
Je nach Provenienz des Lebensmittels können bei den Gehalten an Spurenelementen große Schwankungen auftreten (z. B. Selen (1)).
Für einige weitere Spurenelemente hat man in Tierversuchen Essentialität nachgewiesen. Zu diesen gehören u. a. Aluminium, Bor, Silicium und im Ultraspurenbereich Cadmium und Wolfram. Ihre speziellen Funktionen im Körper sind bisher nicht bekannt. Da bisher keine Mangelerscheinungen festgestellt wurden, scheint die Aufnahme mit der Nahrung den Bedarf zu decken.

2.6 Sonstige Inhaltsstoffe

In dieser Gruppe sind in der Tabelle Verbindungen zusammengefasst, die für Diätetik aus verschiedenen Gründen von Interesse sind. Einige gehen in die Energie-Berechnung ein, wie Apfel-, Milch- und Zitronensäure, Ethanol und die Extraktstoffe alkoholischer Getränke. Andere Verbindungen wie Oxalsäure, Salicylsäure und Purine sind für die Diätetik und die Ernährungsmedizin von Bedeutung. Die Angabe der Purinkonzentration beziehen sich auf die Summe der Einzelverbindungen und wird als Harnsäure berechnet. Die Angaben über Oxalsäure bzw. Salicylsäure beziehen sich ebenfalls jeweils auf die Summe der freien und gebundenen Verbindung.
Eine weitere Gruppe von Lebensmittelinhaltsstoffen, die zu den Produkten des sekundären Pflanzenstoffwechsels zählen und welchen gesundheitsfördernde Wirkung zugeschrieben wird (6), gewinnen als so genannte bioaktive Verbindungen zunehmend an Bedeutung. Zu ihnen gehören Stoffe der Substanzklasse der Phytosterine, Carotinoide (nicht Vitamin A-aktiv), phenolische Verbindungen (u. a. Flavonoide), Glucosinolate etc.. Übersichtstabellen fassen die Konzentrationen dieser bioaktiven Verbindungen in einigen Lebensmitteln zusammen.

3 Versorgung mit Nährstoffen

3.1 Ernährungsstatus – Verzehrsempfehlungen

Die Aufrechterhaltung der Körperfunktionen erfordert hinsichtlich der Menge und Zusammensetzung eine am Bedarf des Organismus orientierte, ausgewogene Zufuhr von Nährstoffen. Die Tabelle 4 orientiert über den Energiebedarf von Personen in Abhängigkeit von deren Geschlecht und Alter (7, 8). In Tabelle 5 sind für wichtige Lebensmittelbestandteile die Daten über deren täglichen Bedarf von erwachsenen Personen und deren tatsächliche Versorgung in der Bundesrepublik Deutschland gegenübergestellt (7, 8). Detaillierte Angaben über den Bedarf an Nährstoffen aufgeschlüsselt für alle Altersgruppen enthält ein umfangreiches Spezialwerk, welches von der Deutschen Gesellschaft für Ernährung (DGE), Frankfurt am Main, herausgegeben wird (7).
Im Ernährungsbericht 2000 der DGE (8) wird festgestellt, dass die Energiezufuhr mit der Nahrung bei Personen über 50 Jahren in Deutschland im Durchschnitt zu hoch ist. Hierfür wird der hohe Anteil an Fett und Protein in der Nahrung und die übermäßige Zufuhr von Alkohol verantwortlich gemacht.

3.2 Inhaltsstoffe mit besonderer diätetischer Bedeutung

Im Hinblick auf epidemiologische Fragestellungen, bzw. speziellen diätetischen Anforderungen an die Ernährung einzelner Personengruppen, sind die Konzentrationen spezifischer Inhaltsstoffe von essentieller Bedeutung. Intoleranzen gegenüber einzelnen Lebensmittelinhaltsstoffen, wie z.B. Fructose oder Lactose sowie auch Mangelerscheinungen einzelner Mineralstoffe (z.B. Calcium, Magnesium, Eisen, Zink und Jod) erfordern die genaue Kenntnis ihrer Gehalte in Lebensmitteln, um den Gesundheitszustand der Betroffenen zu erhalten oder zu verbessern. Im Zusammenhang mit Herz-Kreislauferkrankungen ist die Aufnahme von Cholesterin und spezifischer Fettsäuren zu berücksichtigen, bei der Behandlung von Gicht spielt die Zufuhr von Purinen eine Rolle. Weiterhin ist die Vitamin-K Konzentration in Lebensmitteln bei der Einnahme von Blutgerinnungshemmern (z. B. bei der Marcumar-Behandlung) zu beachten. Um dem Leser einen raschen Überblick über die Mengen dieser spezifischen Substanzen in den einzelnen Lebensmitteln zu geben, wurde dieser Auflage des Tabellenwerkes ein Kapitel mit Orientierungstabellen beigefügt, in denen die Lebensmittel, welche diese speziellen Inhaltsstoffe enthalten, in den jeweils entsprechenden Konzentrationsbereichen aufgelistet werden.

4 Literatur

(1) Souci-Fachmann-Kraut: Die Zusammensetzung der Lebensmittel, Scherz, H., Senser, F., 6. Auflage 2000, Medpharm Scientific Publishers, Stuttgart

(2) Richtlinie des Rates 90/496 über die Nährwertkennzeichnung von Lebensmitteln vom 24. 9. 1990; Amtsblatt der Europäischen Gemeinschaft Nr. L 276/40

(3) Lebensmittel und Bedarfsgegenständegesetz (LMBG): Verordnung zur Neuordnung der Nährwertkennzeichnungsvorschriften für Lebensmittel vom 25. 11. 1994

(4) Lebensmittelchem. Gerichtl. Chem. **39**, 59, 1985

(5) J. McLaughlin, J.C. Weihrauch; J. Amer. Diet. Assoc. **75**, 647, 1979

(6) Watzl B., Leitzmann C.: Bioaktive Substanzen in Lebensmitteln; Hippokrates Verlag Stuttgart, 1999, 2.Auflage

(7) Deutsche Gesellschaft für Ernährung (DGE), Österreichische Gesellschaft für Ernährung (ÖGE), Schweizerische Gesellschaft für Ernährungsforschung (SGE), Schweizerische Vereinigung für Ernährung (SVE): Referenzwerte für die Nährstoffzufuhr, 1. Auflage 2000, Umschau Braus GmbH Verlagsgesellschaft, Frankfurt a. M.

(8) Deutsche Gesellschaft für Ernährung e. V. (DGE), Frankfurt/Main: Ernährungsbericht 2000

Tab. 1: Gliederung der tabellarischen Angaben

Name des Lebensmittels

Energiegehalt

der verdaulichen Bestandteile — kJ:
aus 100 g essbarem Anteil (Abfall: ...) — kcal:

Hauptbestandteile in 100 g essbarem Anteil

Wasser ....
Eiweiß[1] .... [N: g/100 g]
Fett ....
Kohlenhydrate verwertb. ....
Organische Säuren verwertb. .....
Ethanol ....
Ballaststoffe gesamt ....
Mineralstoffe ....

Einzelne Inhaltsstoffe in 100 g essbarem Anteil

Mineralstoffe
Natrium ....
Kalium ....
Magnesium ....
Calcium ....
Mangan ....
Eisen ....
Kupfer ....
Zink ....
Nickel ....
Chrom ....
Phosphor ....
Chlorid ....
Fluorid ....
Jodid ....
Selen ....

Vitamine
Vitamin A (Retinol-Äquivalent)[2] ...
Gesamtcarotinoide[3] (Vitamin A-aktiv) ....
Vitamin D ....
Vitamin E (α-Tocopherol-Äquivalent)[4]
Vitamin K ....
Vitamin B_1 ....
Vitamin B_2 ....
Nicotinamid ....
Pantothensäure ....
Vitamin B_6 ....
Biotin ....
Folsäure (Gesamtfolsäure)
Vitamin B_{12} ....
Vitamin C ....

Aminosäuren
Arginin ....

[1] Eiweißgehalt nach der EU-Richtlinie zur Nährwertkennzeichnung (Faktor 6,25): ...... g/100g.
[2] Retinol
[3] β–Carotin
[4] Gesamttocopherol, α-Tocopherol

Tab. 1: Fortsetzung

Histidin ....
Isoleucin ....
Leucin ....
Lysin ....
Methionin ....
Phenylalanin ....
Threonin ....
Tryptophan ....
Tyrosin ....
Valin ....

Kohlenhydrate

Glucose ....
Fructose ....
Saccharose ....
Lactose ....
Maltose ....
Stärke ....
Glycerin ....
Xylit ....
Sorbit ....

Lipide

Palmitinsäure (16:0) ...
Stearinsäure (18:0) ....
Ölsäure (18:1) ....
Linolsäure (18:2) ......
Linolensäure (18:3) ....
Arachidonsäure (20:4) .
Eicosapentaensäure (20:5)
Docosahexaensäure (22:6)
Cholesterin ....

Sonstige Inhaltsstoffe

Apfelsäure ....
Milchsäure ....
Citronensäure ....
Oxalsäure ....
Salicylsäure ....
Weinsäure ....
Ethanol ....
Extrakt ....
Purine ....
und andere, siehe auch Buchende

Tab. 2: Chemisch-physikalische Faktoren die Vitaminverluste hervorrufen:

- pH-Wert der Garflüssigkeit kann zur Destabilisierung der Vitamine K, C, Folsäure, Pantothensäure im alkalischen Bereich führen
- oxidativer Abbau der Vitamine A, B, C, Folsäure, Pantothensäure, Tocopherole durch gelösten Sauerstoff ist möglich
- Reaktionen der Vitamine A, C mit Metallionen treten auf
- Gefriertrocknungsprozesse mit langer Lagerzeit führen zum Abbau von Vitamin C und A in Gemüse und zu Verlust von Pantothensäure in Fleisch

Tab. 3: Vitaminverluste (in %) bei der haushaltsmäßigen Lebensmittelverarbeitung

	I	II	III	IV	V	VI
Vitamin A	40	–	–	–	–	0
Carotin	30	–	–	–	–	–
Vitamin D	40	–	–	–	–	0–20
Vitamin E	55	–	–	–	–	–
Vitamin K	5	–	–	–	–	–
Vitamin B_1	80	65–70	15–50	20–40	5–40	10–30
Vitamin B_2	75	25–40	10–70	10–20	5–30	0–10
Nicotinamid	70	30–70	30–40	10–30	–	0
Pantothensäure	50	30–50	30	20	–	0
Vitamin B_6	50	30–60	40	0–40	–	0–50
Biotin	60	–	–	–	–	0
Folsäure	100	–	20–50	–	–	0–50
Vitamin B_{12}	–	–	–	–	–	50
Vitamin C	100	–	10–75	–	20–50	10–70

I: Maximaler Kochverlust
II: Garen von Fleisch
III: Garen von Gemüse
IV: Grillen und Braten von Fleisch
V: Dünsten und Dämpfen von Gemüse
VI: Erhitzen von Milch nach verschiedenen Verfahren

Tab. 4: Richtwerte zum Energiebedarf für Personen unterschiedlichen Alters und besonderer Konstitution (DGE, 2000 (6))

Personen	Referenzmaße				Energiebedarf	
	Körpergröße cm		Körpergewicht kg		kcal/Tag	MJ/Tag
	m	w	m	w	m/w	m/w
Säuglinge						
0–3 Monate	58	57	5,1	4,7	500/450	2,0/1,9
4–11 Monate	71	69	8,7	8,1	700	3,0/2,9
Kinder						
1–3 Jahre	91	91	13,5	13,0	1100/1000	4,7/4,4
4–6 Jahre	113	112	19,7	18,6	1500/1400	6,4/5,8
7–9 Jahre	130	129	26,7	26,7	1900/1700	7,9/7,1
10–12 Jahre	147	148	37,5	39,2	2300/2000	9,4/8,5
13–14 Jahre	163	160	50,8	50,3	2700/2000	11,2/9,4
Jugendliche						
15–18 Jahre	174	166	67,0	58,0	3100/2500	13,0/10,5
Erwachsene						
19–24 Jahre	176	165	74,0	60,0	3000/2400	12,5/10,0
25–50 Jahre	176	164	74,0	59,0	2900/2300	12,0/9,5
51–64 Jahre	173	161	72,0	57,0	2500/2000	10,5/8,5
65 u. älter	169	158	68,0	55,0	2300/1800	9,5/7,5
Schwangere Stillende					+ 255 bis + 635	+ 1,1 bis + 2,7

Tab. 5: Von der Deutschen Gesellschaft für Ernährung empfohlene Richtwerte (DGE, 2000 (6)) **und tatsächliche durchschnittliche Zufuhr an Energie und Nährstoffen pro Tag und Person (Leichtarbeiter) in der Bundesrepublik Deutschland** (DGE, 2000 (7))

Energie und Nahrungs-bestandteile		**Männer** (25–50 Jahre)		**Frauen** (25–50 Jahre)	
		Empfoh-lene Zufuhr	Tatsäch-liche Zufuhr	Empfoh-lene Zufuhr	Tatsäch-liche Zufuhr
Energie	(MJ)	12,0	10,3	9,5	9,0
	(kcal)	2900	2467	2300	2142
Proteine	(g)	59	83,5	47	73,4
Fett	% E	30	36,2	30	36,2
ω-3 Fettsäuren	% E	0,5*	–	0,5*	–
ω-6 Fettsäuren	% E	2,5	–	2,5	–
Cholesterin	(mg)	300	341	300	301
Kohlenhydrate	% E	> 50	43,3	> 50	44,9
Polysaccharide	% E		20,7		21,9
Disaccharide	% E		13,8		14,7
Monosaccharide	% E		7,0		7,2
Ballaststoffe	(g)	30	19,8	30	18,8
Alkohol	(g)	20	20,9	10	12,3
Mineralstoffe					
Natrium	(mg)	550*	3300[a]	550*	2900[a]
Kalium	(mg)	2000*	3300	2000*	3000
Magnesium	(mg)	350	396	300	350
Calcium	(mg)	1000	855	1000	799
Mangan	(mg)	2–5	4,7	2–5	4,4
Eisen	(mg)	10	14,4	15	13
Kupfer	(mg)	1,0–1,5*	2,6	1,0-1,5*	2,3
Zink	(mg)	10	11	7	9,8
Nickel	(µg)	25–30*	–	25–30*	–
Chrom	(µg)	30–100	–	30–100	–
Phosphor	(mg)	700	1354	700	1202
Chlorid	(mg)	830*	-	830*	–
Fluorid	(mg)	3,8	0,64	3,1	0,56
Jodid	(µg)	200	95	200	85
Selen	(µg)	30–70*	–	30–70*	–

Tab. 5: Fortsetzung

Energie und Nahrungsbestandteile		Männer (25–50 Jahre) Empfohlene Zufuhr	Männer Tatsächliche Zufuhr	Frauen (25–50 Jahre) Empfohlene Zufuhr	Frauen Tatsächliche Zufuhr
Vitamine					
A (Ret.- Äquiv.)	(mg)[b]	1,0	1,4	0,8	1,2
D	(µg)	5,0	5,1	5,0	4,5
E (Vit.E- Äquiv.)	(mg)[c]	14*	12,6	12*	11,3
K	(µg)	70*	–	60*	–
B_1	(mg)	1,2	1,4	1,0	1,2
B_2	(mg)	1,4	1,7	1,2	1,5
B_6	(mg)[d]	1,5	1,8	1,2	1,5
Niacin (Äquiv.)	(mg)[e]	16	35	13	29,8
Pantothensäure	(mg)	6,0*	5,1	6,0*	4,5
Biotin	(µg)	30-60*	45,3	30-60*	40,4
Folat-Äquival.	(µg)[f]	400	236	400	211
B_{12}	(µg)	3,0	6,5	3,0	5,1
C	(mg)	100	105	100	104
Purin-Stickstoff	(mg)	–	175	–	150

% E Prozentualer Anteil an der Gesamtenergieaufnahme

* Schätzwerte; Bedarf kann noch nicht mit genügender Genauigkeit bestimmt werden

a Ohne das zur Würzung beim Essen zugesetzte Kochsalz

b 1 mg Retinoläquivalent entspricht 1 mg Retinol, 6 mg β-Carotin und 12 mg anderer Provitamin A-Carotinoide

c 1 mg Vitamin-E Äquivalent entspricht nach Weihrauch u. McLaughlin 1 mg D-α-Tocopherol, 2,5 mg D-β-Tocopherol, 10 mg D-γ-Tocopherol, 100 mg D-δ-Tocopherol, 3,3 mg D-α-Tocotrienol und 10 mg D-β-Tocotrienol (1),(4) Nach der DGE: 1 mg D-α-Tocopherol, 2 mg D-β-Tocopherol, 4 mg D-γ-Tocopherol, 100 mg D-δ-Tocopherol und 3,3 mg D-α-Tocotrienol (6)

d Summe der Mengen an freiem und gebundenen Pyridoxal, Pyridoxin und Pyridoxamin

e 1 mg Niacin-Äquivalent = Summe aus Gesamt-Niacin (Nicotinamid und Nicotinsäure) und Tryptophan/60 -Mengen

f 1 µg Folat-Äquivalent = 1µg Nahrungsfolat = Summe der freien und gebundenen Folsäuren (Tetrahydrofolsäure, Methyltetrahydrofolsäure etc.) angegeben in der Tabelle als Gesamtfolsäure (= 0,5 µg synthetische Folsäure)

Teil B

Tabellarische Angaben der Nährwerte und der Zusammensetzung von Lebensmitteln

1 Milch und Milcherzeugnisse ohne Käse

Vollmilch, mind. 3,5% Fett

Energiegehalt

der verdaulichen Bestandteile	kJ:	272
aus 100 g essbarem Anteil	kcal:	65

Hauptbestandteile in 100 g essbarem Anteil

Wasser	87,4 g	Kohlenhydrate	4,7 g
Eiweiß[1] [N: 0,52 g]	3,3 g	Organische Säuren	0,2 g
Fett	3,6 g	Mineralstoffe	0,7 g

Einzelne Inhaltsstoffe in 100 g essbarem Anteil

Mineralstoffe

Natrium	45 mg
Kalium	140 mg
Magnesium	12 mg
Calcium	120 mg
Mangan	3 µg
Eisen	60 µg
Kupfer	7 µg
Zink	360 µg
Nickel	1 µg
Chrom	2 µg
Phosphor	90 mg
Chlorid	100 mg
Fluorid	17 µg
Jodid	3 µg

Vitamine

Vit. A[2]	30 µg
Gesamtcarotinoide[3]	17 µg
Vit. D	90 ng
Vit. E[4]	70 µg
Vit. K	320 ng
Vit. B_1	35 µg
Vit. B_2	180 µg
Nicotinamid	90 µg
Pantothensäure	350 µg
Vit. B_6	35 µg
Biotin	4 µg
Folsäure	5 µg
Vit. B_{12}	410 ng
Vit. C	1700 µg

Aminosäuren

Arginin	120 mg
Histidin	90 mg
Isoleucin	210 mg
Leucin	350 mg
Lysin	260 mg
Methionin	85 mg
Phenylalanin	170 mg
Threonin	150 mg
Tryptophan	45 mg
Tyrosin	170 mg
Valin	230 mg

Kohlenhydrate

Glucose	6,4 mg
Lactose	4,7 g

Lipide

Palmitinsäure	880 mg
Stearinsäure	380 mg
Ölsäure	865 mg
Linolsäure	60 mg
Linolensäure	30 mg
Cholesterin	12 mg

Sonstige Inhaltsstoffe

Zitronensäure	210 mg

1 Eiweißgehalt nach der EU-Richtlinie zur Nährwertkennzeichnung (Faktor 6,25): 3,3 g
2 Retinol 30 µg
3 β-Carotin 17 µg
4 Gesamttocopherol 70 µg, α-Tocopherol 70 µg

Magermilch, höchst. 0,3% Fett

Energiegehalt

der verdaulichen Bestandteile	kJ:	147
aus 100 g essbarem Anteil	kcal:	35

Hauptbestandteile in 100 g essbarem Anteil

Wasser	90,7 g	Kohlenhydrate	4,8 g
Eiweiß[1] [N: 0,55 g]	3,5 g	Organische Säuren	0,2 g
Fett	0,1 g	Mineralstoffe	0,8 g

Einzelne Inhaltsstoffe in 100 g essbarem Anteil

Mineralstoffe

Natrium	55 mg
Kalium	150 mg
Magnesium	14 mg
Calcium	125 mg
Mangan	4 µg
Kupfer	2 µg
Zink	400 µg
Nickel	1 µg
Chrom	1 µg
Phosphor	95 mg
Chlorid	100 mg
Fluorid	17 µg
Jodid	3 µg
Selen	2 µg

Vitamine

Vit. A[2]	2 µg
Gesamtcarotinoide	Spuren
Vit. D	Spuren
Vit. E	Spuren
Vit. K	10 ng
Vit. B_1	40 µg
Vit. B_2	170 µg
Nicotinamid	95 µg
Pantothensäure	280 µg
Vit. B_6	50 µg
Biotin	2 µg
Folsäure	5 µg
Vit. B_{12}	300 ng
Vit. C	1 mg

Aminosäuren

Arginin	130 mg
Histidin	90 mg
Isoleucin	220 mg
Leucin	340 mg
Lysin	270 mg
Methionin	85 mg
Phenylalanin	170 mg
Threonin	160 mg
Tryptophan	50 mg
Tyrosin	180 mg
Valin	240 mg

Kohlenhydrate

Lactose	4,80 g

Lipide

Palmitinsäure	18 mg
Stearinsäure	7 mg
Ölsäure	17 mg
Linolsäure	200 µg
Linolensäure	100 µg
Cholesterin	3 mg

Sonstige Inhaltsstoffe

Zitronensäure	220 mg

1 Eiweißgehalt nach der EU-Richtlinie zur Nährwertkennzeichnung (Faktor 6,25): 3,4 g

2 Retinol 2 µg

Milch, fettarm, mind. 1,5%, höchst. 1,8% Fett

Energiegehalt

der verdaulichen Bestandteile	kJ:	201
aus 100 g essbarem Anteil	kcal:	48

Hauptbestandteile in 100 g essbarem Anteil

Wasser	89,3 g	Kohlenhydrate	4,8 g
Eiweiß[1] [N: 0,53 g]	3,4 g	Organische Säuren	0,2 g
Fett	1,6 g	Mineralstoffe	0,7 g

Einzelne Inhaltsstoffe in 100 g essbarem Anteil

Mineralstoffe	
Natrium	45 mg
Kalium	155 mg
Magnesium	12 mg
Calcium	120 mg
Mangan	3 µg
Eisen	45 µg
Kupfer	10 µg
Zink	370 µg
Phosphor	90 mg
Chlorid	100 mg
Fluorid	17 µg
Jodid	3 µg
Vitamine	
Vit. A[2]	14 µg
Gesamtcarotinoide[3]	8 µg
Vit. D	30 ng
Vit. E[4]	35 µg
Vit. K	200 ng
Vit. B_1	35 µg
Vit. B_2	180 µg
Nicotinamid	90 µg
Pantothensäure	350 µg
Vit. B_6	45 µg
Biotin	4 µg
Folsäure	5 µg
Vit. B_{12}	420 ng
Vit. C	1700 µg
Aminosäuren	
Arginin	130 mg
Histidin	95 mg
Isoleucin	220 mg
Leucin	360 mg
Lysin	280 mg
Methionin	90 mg
Phenylalanin	180 mg
Threonin	160 mg
Tryptophan	50 mg
Tyrosin	180 mg
Valin	240 mg
Kohlenhydrate	
Lactose	4,80 g
Lipide	
Palmitinsäure	400 mg
Stearinsäure	180 mg
Ölsäure	380 mg
Linolsäure	25 mg
Linolensäure	13 mg
Cholesterin	5 mg
Sonstige Inhaltsstoffe	
Zitronensäure	210 mg

[1] Eiweißgehalt nach der EU-Richtlinie zur Nährwertkennzeichnung (Faktor 6,25): 3,3 g
[2] Retinol 13 µg
[3] β-Carotin 8 µg
[4] Gesamttocopherol 35 µg, α-Tocopherol 35 µg

Schafmilch

Energiegehalt

der verdaulichen Bestandteile	kJ:	404
aus 100 g essbarem Anteil	kcal:	97

Hauptbestandteile in 100 g essbarem Anteil

Wasser	82,7 g	Kohlenhydrate	4,7 g
Eiweiß[1] [N: 0,83 g]	5,3 g	Organische Säuren	0,1 g
Fett	6,3 g	Mineralstoffe	0,9 g

Einzelne Inhaltsstoffe in 100 g essbarem Anteil

Mineralstoffe

Natrium	30 mg
Kalium	180 mg
Magnesium	11 mg
Calcium	185 mg
Mangan	7 µg
Eisen	70 µg
Kupfer	25 µg
Zink	425 µg
Nickel	5 µg
Chrom	320 ng
Phosphor	115 mg
Chlorid	75 mg
Fluorid	20 µg
Jodid	10 µg
Selen	900 ng

Vitamine

Vit. A[2]	50 µg
Gesamtcarotinoide[3]	5 µg
Vit. D	160 ng
Vit. E[4]	200 µg
Vit. B_1	50 µg
Vit. B_2	230 µg
Nicotinamid	450 µg
Pantothensäure	350 µg
Vit. B_6	80 µg
Biotin	9 µg
Folsäure	6 µg
Vit. B_{12}	510 ng
Vit. C	4300 µg

Aminosäuren

Arginin	180 mg
Histidin	130 mg
Isoleucin	280 mg
Leucin	530 mg
Lysin	460 mg
Methionin	140 mg
Phenylalanin	260 mg
Threonin	240 mg
Tryptophan	70 mg
Tyrosin	260 mg
Valin	320 mg

Kohlenhydrate

Lactose	4,70 g

Lipide

Palmitinsäure	1410 mg
Stearinsäure	610 mg
Ölsäure	1280 mg
Linolsäure	190 mg
Linolensäure	65 mg
Cholesterin	11 mg

Sonstige Inhaltsstoffe

Zitronensäure	120 mg

1 Eiweißgehalt nach der EU-Richtlinie zur Nährwertkennzeichnung (Faktor 6,25): 5,2 g
2 Retinol 50 µg
3 β-Carotin 5 µg
4 Gesamttocopherol 200 µg, α-Tocopherol 200 µg

Ziegenmilch

Energiegehalt

der verdaulichen Bestandteile	kJ:	280
aus 100 g essbarem Anteil	kcal:	67

Hauptbestandteile in 100 g essbarem Anteil

Wasser	86,6 g	Kohlenhydrate	4,2 g
Eiweiß[1] [N: 0,58 g]	3,7 g	Organische Säuren	0,1 g
Fett	3,9 g	Mineralstoffe	0,8 g

Einzelne Inhaltsstoffe in 100 g essbarem Anteil

Mineralstoffe

Natrium	40 mg
Kalium	180 mg
Magnesium	11 mg
Calcium	125 mg
Mangan	5 µg
Eisen	40 µg
Kupfer	11 µg
Zink	250 µg
Nickel	7 µg
Chrom	5 µg
Phosphor	110 mg
Chlorid	140 mg
Fluorid	15 µg
Jodid	4 µg
Selen	700 ng

Vitamine

Vit. A[2]	75 µg
Gesamtcarotinoide[3]	35 µg
Vit. D	250 ng
Vit. E[4]	100 µg
Vit. B_1	50 µg
Vit. B_2	150 µg
Nicotinamid	320 µg
Pantothensäure	310 µg
Vit. B_6	25 µg
Biotin	4 µg
Folsäure	800 ng
Vit. B_{12}	70 ng
Vit. C	2 mg

Aminosäuren

Arginin	130 mg
Histidin	80 mg
Isoleucin	230 mg
Leucin	390 mg
Lysin	340 mg
Methionin	95 mg
Phenylalanin	180 mg
Threonin	230 mg
Tryptophan	50 mg
Tyrosin	240 mg
Valin	280 mg

Kohlenhydrate

Lactose	4,20 g

Lipide

Palmitinsäure	985 mg
Stearinsäure	375 mg
Ölsäure	785 mg
Linolsäure	105 mg
Linolensäure	25 mg
Cholesterin	10 mg

Sonstige Inhaltsstoffe

Zitronensäure	130 mg

[1] Eiweißgehalt nach der EU-Richtlinie zur Nährwertkennzeichnung (Faktor 6,25): 3,6 g
[2] Retinol 70 µg
[3] β-Carotin 35 µg
[4] Gesamttocopherol 100 µg, α-Tocopherol 100 µg

Trockenvollmilch
(Vollmilchpulver)

Energiegehalt

der verdaulichen Bestandteile	kJ:	2015
aus 100 g essbarem Anteil	kcal:	482

Hauptbestandteile in 100 g essbarem Anteil

Wasser	3,5 g	Kohlenhydrate	35,1 g
Eiweiß[1] [N: 3,95 g]	25,2 g	Organische Säuren	1,6 g
Fett	26,2 g	Mineralstoffe	7,0 g

Einzelne Inhaltsstoffe in 100 g essbarem Anteil

Mineralstoffe

Natrium	370 mg
Kalium	1160 mg
Magnesium	90 mg
Calcium	1050 mg
Mangan	140 µg
Eisen	700 µg
Kupfer	165 µg
Zink	3100 µg
Nickel	10 µg
Chrom	35 µg
Phosphor	715 mg
Chlorid	810 mg
Fluorid	120 µg
Jodid	25 µg
Selen	7 µg

Vitamine

Vit. A[2]	255 µg
Gesamtcarotinoide[3]	140 µg
Vit. D	1 µg
Vit. E[4]	500 µg
Vit. B_1	270 µg
Vit. B_2	1400 µg
Nicotinamid	700 µg
Pantothensäure	2700 µg
Vit. B_6	200 µg
Biotin	25 µg
Folsäure	40 µg
Vit. B_{12}	2 µg
Vit. C	11 mg

Aminosäuren

Arginin	920 mg
Histidin	660 mg
Isoleucin	1610 mg
Leucin	2470 mg
Lysin	1960 mg
Methionin	620 mg
Phenylalanin	1220 mg
Threonin	1160 mg
Tryptophan	350 mg
Tyrosin	1280 mg
Valin	1730 mg

Kohlenhydrate

Lactose	35,1 g

Lipide

Palmitinsäure	7520 mg
Stearinsäure	2850 mg
Ölsäure	7180 mg
Linolsäure	550 mg
Linolensäure	170 mg
Cholesterin	95 mg

Sonstige Inhaltsstoffe

Zitronensäure	1,62 g

1 Eiweißgehalt nach der EU-Richtlinie zur Nährwertkennzeichnung (Faktor 6,25): 24,7 g
2 Retinol 230 µg
3 β-Carotin 140 µg
4 Gesamttocopherol 500 µg, α-Tocopherol 500 µg

Trockenmagermilch (Magermilchpulver)

Energiegehalt

der verdaulichen Bestandteile	kJ:	1519
aus 100 g essbarem Anteil	kcal:	358

Hauptbestandteile in 100 g essbarem Anteil

Wasser	3,5 g	Kohlenhydrate	50,5 g
Eiweiß[1] [N: 5,49 g]	35,0 g	Organische Säuren	2,2 g
Fett	1,0 g	Mineralstoffe	7,8 g

Einzelne Inhaltsstoffe in 100 g essbarem Anteil

Mineralstoffe

Natrium	555 mg
Kalium	1580 mg
Magnesium	110 mg
Calcium	1290 mg
Mangan	100 µg
Eisen	800 µg
Kupfer	30 µg
Zink	4100 µg
Chrom	13 µg
Phosphor	1020 mg
Chlorid	1000 mg
Fluorid	130 µg
Jodid	35 µg
Selen	10 µg

Vitamine

Vit. A[2]	9 µg
Gesamtcarotinoide[3]	20 µg
Vit. D	25 ng
Vit. E[4]	11 µg
Vit. B_1	340 µg
Vit. B_2	2200 µg
Nicotinamid	1100 µg
Pantothensäure	3500 µg
Vit. B_6	280 µg
Biotin	14 µg
Folsäure	20 µg
Vit. B_{12}	2 µg
Vit. C	2 mg

Aminosäuren

Arginin	1280 mg
Histidin	920 mg
Isoleucin	2240 mg
Leucin	3430 mg
Lysin	2720 mg
Methionin	860 mg
Phenylalanin	1700 mg
Threonin	1610 mg
Tryptophan	490 mg
Tyrosin	1780 mg
Valin	2400 mg

Kohlenhydrate

Lactose	50,5 g

Lipide

Palmitinsäure	250 mg
Stearinsäure	95 mg
Ölsäure	235 mg
Linolsäure	3 mg
Linolensäure	4 mg
Cholesterin	3 mg

Sonstige Inhaltsstoffe

Zitronensäure	2,21 g

1 Eiweißgehalt nach der EU-Richtlinie zur Nährwertkennzeichnung (Faktor 6,25): 34,3 g
2 Retinol 5 µg
3 β-Carotin 20 µg
4 Gesamttocopherol 11 µg, α-Tocopherol 11 µg

Kondensmilch, mind. 7,5% Fett

Energiegehalt

der verdaulichen Bestandteile	kJ:	554
aus 100 g essbarem Anteil	kcal:	133

Hauptbestandteile in 100 g essbarem Anteil

Wasser	74,7 g	Kohlenhydrate	9,3 g
Eiweiß[1] [N: 1,02 g]	6,5 g	Organische Säuren	0,3 g
Fett	7,6 g	Mineralstoffe	1,5 g

Einzelne Inhaltsstoffe in 100 g essbarem Anteil

Mineralstoffe

Natrium	100 mg
Kalium	320 mg
Magnesium	25 mg
Calcium	240 mg
Mangan	5 µg
Eisen	95 µg
Kupfer	20 µg
Zink	780 µg
Phosphor	190 mg
Chlorid	210 mg
Fluorid	35 µg
Jodid	7 µg
Selen	1 µg

Vitamine

Vit. A[2]	55 µg
Gesamtcarotinoide[3]	35 µg
Vit. D	100 ng
Vit. E[4]	170 µg
Vit. B_1	65 µg
Vit. B_2	370 µg
Nicotinamid	200 µg
Pantothensäure	640 µg
Vit. B_6	60 µg
Biotin	6 µg
Folsäure	6 µg
Vit. B_{12}	410 ng
Vit. C	2100 µg

Aminosäuren

Arginin	230 mg
Histidin	170 mg
Isoleucin	450 mg
Leucin	720 mg
Lysin	520 mg
Methionin	170 mg
Phenylalanin	340 mg
Threonin	330 mg
Tryptophan	90 mg
Tyrosin	320 mg
Valin	480 mg

Kohlenhydrate

Lactose	9,32 g

Lipide

Palmitinsäure	1900 mg
Stearinsäure	830 mg
Ölsäure	1840 mg
Linolsäure	160 mg
Linolensäure	50 mg
Cholesterin	25 mg

Sonstige Inhaltsstoffe

Zitronensäure	340 mg

[1] Eiweißgehalt nach der EU-Richtlinie zur Nährwertkennzeichnung (Faktor 6,25): 6,4 g
[2] Retinol 50 µg
[3] β-Carotin 35 µg
[4] Gesamttocopherol 170 µg, α-Tocopherol 170 µg

Kondensmilch mit unterschiedlichem Fett- und Zuckergehalt

Energiegehalte, Hauptbestandteile und wichtige Inhaltsstoffe in 100 g essbarem Anteil

	kJ	kcal	Wasser (g)	Eiweiß (g)	Fett (g)	Kohlenhydrate (g)	Org. Säuren (mg)	Cholesterin (mg)
Kondensmilch, mind. 7,5% Fett	554	133	74,7	6,5 [6,4]*	7,6	9,3	340	25
Kondensmilch, mind. 10% Fett	742	177	66,2	8,8 [8,6]*	10,1	12,5	440	33
Kondensmagermilch	353	83	77,3	8,2 [8,0]*	0,2	12,1		2
Kondensmilch, mind. 8% Fett, gezuckert	1347	320	26,1	8,2 [8,0]*	8,8	51,9		29
Kondensmagermilch, gezuckert	1141	269	29,0	10,0 [9,8]*	0,2	56,7		1

* Eiweißgehalt nach der EU-Richtlinie zur Nährwertkennzeichnung (Faktor 6,25)

Sahne (Rahm), Kaffeesahne, mind. 10% Fett

Energiegehalt

der verdaulichen Bestandteile	kJ:	511
aus 100 g essbarem Anteil	kcal:	123

Hauptbestandteile in 100 g essbarem Anteil

Wasser	81,7 g	Kohlenhydrate	4,1 g
Eiweiß[1] [N: 0,49 g]	3,1 g	Mineralstoffe	0,6 g
Fett	10,5 g		

Einzelne Inhaltsstoffe in 100 g essbarem Anteil

Mineralstoffe

Natrium	40 mg
Kalium	130 mg
Magnesium	11 mg
Calcium	100 mg
Mangan	3 µg
Eisen	110 µg
Kupfer	20 µg
Zink	300 µg
Phosphor	85 mg
Chlorid	75 mg
Fluorid	17 µg
Jodid	3 µg

Vitamine

Vit. A[2]	75 µg
Gesamtcarotinoide[3]	50 µg
Vit. D	820 ng
Vit. E[4]	250 µg
Vit. B_1	30 µg
Vit. B_2	160 µg
Nicotinamid	100 µg
Pantothensäure	80 µg
Vit. B_6	35 µg
Biotin	3 µg
Folsäure	6 µg
Vit. B_{12}	400 ng
Vit. C	1 mg

Aminosäuren

Arginin	110 mg
Histidin	80 mg
Isoleucin	200 mg
Leucin	310 mg
Lysin	240 mg
Methionin	80 mg
Phenylalanin	150 mg
Threonin	140 mg
Tryptophan	45 mg
Tyrosin	150 mg
Valin	220 mg

Kohlenhydrate

Lactose	4,05 g

Lipide

Palmitinsäure	2740 mg
Stearinsäure	1220 mg
Ölsäure	2615 mg
Linolsäure	200 mg
Linolensäure	115 mg
Cholesterin	35 mg

1 Eiweißgehalt nach der EU-Richtlinie zur Nährwertkennzeichnung (Faktor 6,25): 3,0 g
2 Retinol 65 µg
3 β-Carotin 50 µg
4 Gesamttocopherol 250 µg, α-Tocopherol 250 µg

Sahne (Rahm), Schlagsahne, mind. 30% Fett

Energiegehalt

der verdaulichen Bestandteile	kJ:	1270
aus 100 g essbarem Anteil	kcal:	308

Hauptbestandteile in 100 g essbarem Anteil

Wasser	62,0 g	Kohlenhydrate	3,3 g
Eiweiß[1] [N: 0,37 g]	2,4 g	Mineralstoffe	0,5 g
Fett	31,7 g		

Einzelne Inhaltsstoffe in 100 g essbarem Anteil

Mineralstoffe

Natrium	35 mg
Kalium	110 mg
Magnesium	10 mg
Calcium	80 mg
Mangan	2 µg
Eisen	30 µg
Kupfer	6 µg
Zink	260 µg
Phosphor	65 mg
Chlorid	70 mg
Fluorid	12 µg
Jodid	2 µg
Selen	1 µg

Vitamine

Vit. A[2]	340 µg
Gesamtcarotinoide[3]	145 µg
Vit. D	1 µg
Vit. E[4]	710 µg
Vit. B_1	25 µg
Vit. B_2	150 µg
Nicotinamid	80 µg
Pantothensäure	300 µg
Vit. B_6	35 µg
Biotin	3 µg
Folsäure	4 µg
Vit. B_{12}	400 ng
Vit. C	1 mg

Aminosäuren

Arginin	85 mg
Histidin	65 mg
Isoleucin	140 mg
Leucin	240 mg
Lysin	180 mg
Methionin	60 mg
Phenylalanin	120 mg
Threonin	110 mg
Thryptophan	35 mg
Tyrosin	110 mg
Valin	160 mg

Kohlenhydrate

Lactose	3,27 g

Lipide

Palmitinsäure	8135 mg
Stearinsäure	3275 mg
Ölsäure	7365 mg
Linolsäure	615 mg
Linolensäure	195 mg
Cholesterin	110 mg

[1] Eiweißgehalt nach der EU-Richtlinie zur Nährwertkennzeichnung (Faktor 6,25): 2,3 g
[2] Retinol 315 µg
[3] β-Carotin 145 µg
[4] Gesamttocopherol 710 µg, α-Tocopherol 710 µg

Sahne, sauer, Sauerrahm

Energiegehalt

der verdaulichen Bestandteile	kJ:	782
aus 100 g essbarem Anteil	kcal:	189

Hauptbestandteile in 100 g essbarem Anteil

Wasser	74,5 g	Kohlenhydrate	3,5 g
Eiweiß[1] [N: 0,44 g]	2,8 g	Organische Säuren	0,7 g
Fett	18,0 g	Mineralstoffe	0,5 g

Einzelne Inhaltsstoffe in 100 g essbarem Anteil

Mineralstoffe

Natrium	55 mg
Kalium	145 mg
Magnesium	11 mg
Calcium	100 mg
Mangan	4 µg
Eisen	60 µg
Phosphor	80 mg
Chlorid	70 mg
Fluorid	11 µg
Jodid	3 µg

Vitamine

Vit. B_1	35 µg
Vit. B_2	150 µg
Nicotinamid	65 µg
Pantothensäure	340 µg
Vit. B_6	17 µg
Biotin	3 µg
Folsäure	7 µg
Vit. B_{12}	300 ng
Vit. C	900 µg

Kohlenhydrate

Lactose	3,0 g

Lipide

Palmitinsäure	4545 mg
Stearinsäure	2010 mg
Ölsäure	4305 mg
Linolsäure	335 mg
Linolensäure	185 mg

Cholesterin	60 mg

Sonstige Inhaltsstoffe

Milchsäure	730 mg

[1] Eiweißgehalt nach der EU-Richtlinie zur Nährwertkennzeichnung (Faktor 6,25): 2,7 g

Buttermilch

Energiegehalt

der verdaulichen Bestandteile	kJ:	156
aus 100 g essbarem Anteil	kcal:	37

Hauptbestandteile in 100 g essbarem Anteil

Wasser	90,4 g	Kohlenhydrate	4,0 g
Eiweiß[1] [N: 0,55 g]	3,5 g	Organische Säuren	0,8 g
Fett	0,5 g	Mineralstoffe	0,8 g

Einzelne Inhaltsstoffe in 100 g essbarem Anteil

Mineralstoffe

Natrium	55 mg
Kalium	145 mg
Magnesium	16 mg
Calcium	110 mg
Mangan	4 µg
Eisen	100 µg
Kupfer	10 µg
Zink	500 µg
Phosphor	90 mg
Chlorid	100 mg
Fluorid	10 µg
Selen	1 µg

Vitamine

Vit. A[2]	9 µg
Gesamtcarotinoide[3]	9 µg
Vit. E[4]	20 µg
Vit. B_1	35 µg
Vit. B_2	160 µg
Nicotinamid	100 µg
Pantothensäure	300 µg
Vit. B_6	40 µg
Biotin	2 µg
Folsäure	5 µg
Vit. B_{12}	200 ng
Vit. C	600 µg

Aminosäuren

Arginin	170 mg
Histidin	100 mg
Isoleucin	220 mg
Leucin	350 mg
Lysin	330 mg
Methionin	85 mg
Phenylalanin	190 mg
Threonin	170 mg
Tryptophan	40 mg
Tyrosin	140 mg
Valin	260 mg

Kohlenhydrate

Lactose	4,01 g

Lipide

Palmitinsäure	150 mg
Stearinsäure	60 mg
Ölsäure	150 mg
Linolsäure	20 mg
Linolensäure	Spuren
Cholesterin	4 mg

Sonstige Inhaltsstoffe

Milchsäure	805 mg
Zitronensäure	6 mg

[1] Eiweißgehalt nach der EU-Richtlinie zur Nährwertkennzeichnung (Faktor 6,25): 3,4 g
[2] Retinol 8 µg
[3] β-Carotin 9 µg
[4] Gesamttocopherol 20 µg, α-Tocopherol 20 µg

Trockenbuttermilch (Buttermilchpulver)

Energiegehalt

der verdaulichen Bestandteile	kJ:	1621
aus 100 g essbarem Anteil	kcal:	383

Hauptbestandteile in 100 g essbarem Anteil

Wasser	3,1 g	Kohlenhydrate	42,1 g
Eiweiß[1] [N: 5,24 g]	33,4 g	Organische Säuren	8,9 g
Fett	6,0 g	Mineralstoffe	6,5 g

Einzelne Inhaltsstoffe in 100 g essbarem Anteil

Mineralstoffe

Natrium	355 mg
Kalium	1300 mg
Magnesium	110 mg
Calcium	895 mg
Mangan	40 µg
Eisen	300 µg
Kupfer	100 µg
Zink	4 mg
Phosphor	915 mg
Jodid	35 µg

Vitamine

Vit. A[2]	80 µg
Gesamtcarotinoide[3]	100 µg
Vit. B_1	350 µg
Vit. B_2	1500 µg
Nicotinamid	1000 µg
Pantothensäure	3200 µg
Vit. B_6	340 µg
Folsäure	45 µg
Vit. B_{12}	4 µg
Vit. C	5 mg

Aminosäuren

Arginin	1170 mg
Histidin	880 mg
Isoleucin	2130 mg
Leucin	3310 mg
Lysin	2560 mg
Methionin	820 mg
Phenylalanin	1600 mg
Threonin	1490 mg
Tryptophan	470 mg
Tyrosin	1710 mg
Valin	2350 mg

Kohlenhydrate

Lactose	42,1 g

Lipide

Palmitinsäure	1800 mg
Stearinsäure	720 mg
Ölsäure	1800 mg
Linolsäure	240 mg
Cholesterin	18 mg

Sonstige Inhaltsstoffe

Milchsäure	8,8 g
Zitronensäure	70 mg

[1] Eiweißgehalt nach der EU-Richtlinie zur Nährwertkennzeichnung (Faktor 6,25): 32,7 g
[2] Retinol 65 µg
[3] β-Carotin 100 µg

Molke, süß

Energiegehalt

der verdaulichen Bestandteile	kJ:	105
aus 100 g essbarem Anteil	kcal:	25

Hauptbestandteile in 100 g essbarem Anteil

Wasser	93,4 g	Kohlenhydrate	4,7 g
Eiweiß[1] [N: 0,13 g]	0,8 g	Organische Säuren	0,3 g
Fett	0,2 g	Mineralstoffe	0,6 g

Einzelne Inhaltsstoffe in 100 g essbarem Anteil

Mineralstoffe

Natrium	45 mg
Kalium	130 mg
Magnesium	15 mg
Calcium	70 mg
Mangan	600 ng
Eisen	100 µg
Kupfer	2 µg
Zink	50 µg
Nickel	4 µg
Phosphor	45 mg
Chlorid	65 mg
Fluorid	10 µg

Vitamine

Vit. A[2]	3 µg
Vit. B_1	35 µg
Vit. B_2	150 µg
Nicotinamid	190 µg
Pantothensäure	340 µg
Vit. B_6	40 µg
Biotin	1 µg
Folsäure	1 µg
Vit. B_{12}	200 ng
Vit. C	890 µg

Aminosäuren

Arginin	25 mg
Histidin	20 mg
Isoleucin	60 mg
Leucin	95 mg
Lysin	80 mg
Methionin	16 mg
Phenylalanin	35 mg
Threonin	70 mg
Tryptophan	17 mg
Tyrosin	30 mg
Valin	60 mg

Kohlenhydrate

Lactose	4,7 g

Lipide

Palmitinsäure	60 mg
Stearinsäure	20 mg
Ölsäure	60 mg
Linolsäure	10 mg
Linolensäure	Spuren

Sonstige Inhaltsstoffe

Milchsäure	130 mg
Zitronensäure	160 mg

[1] Eiweißgehalt nach der EU-Richtlinie zur Nährwertkennzeichnung (Faktor 6,25): 0,8 g
[2] Retinol 3 µg

Trockenmolke
(Molkenpulver)

Energiegehalt

der verdaulichen Bestandteile	kJ:	1483
aus 100 g essbarem Anteil	kcal:	349

Hauptbestandteile in 100 g essbarem Anteil

Wasser	4,4 g	Kohlenhydrate	72,8 g
Eiweiß[1] [N: 1,71 g]	10,9 g	Organische Säuren	1,5 g
Fett	1,1 g	Mineralstoffe	8,2 g

Einzelne Inhaltsstoffe in 100 g essbarem Anteil

Mineralstoffe

Natrium	1290 mg
Kalium	1860 mg
Magnesium	180 mg
Calcium	890 mg
Mangan	10 µg
Eisen	900 µg
Kupfer	300 µg
Zink	725 µg
Nickel	80 µg
Phosphor	575 mg
Selen	7 µg

Vitamine

Vit. A[2]	15 µg
Vit. E[3]	60 µg
Vit. B_1	490 µg
Vit. B_2	2500 µg
Nicotinamid	800 µg
Pantothensäure	4900 µg
Vit. B_6	600 µg
Biotin	45 µg
Folsäure	12 µg
Vit. B_{12}	2 µg
Vit. C	1400 µg

Aminosäuren

Arginin	390 mg
Histidin	290 mg
Isoleucin	850 mg
Leucin	1400 mg
Lysin	1150 mg
Methionin	230 mg
Phenylalanin	490 mg
Threonin	1020 mg
Tryptophan	250 mg
Tyrosin	470 mg
Valin	910 mg

Kohlenhydrate

Lactose	72,8 g

Sonstige Inhaltsstoffe

Milchsäure	1,5 g

[1] Eiweißgehalt nach der EU-Richtlinie zur Nährwertkennzeichnung (Faktor 6,25): 10,7 g
[2] Retinol 15 µg
[3] Gesamttocopherol 60 µg, α-Tocopherol 60 µg

Sauermilch, Dickmilch aus Vollmilch

Energiegehalt

der verdaulichen Bestandteile	kJ:	275
aus 100 g essbarem Anteil	kcal:	66

Hauptbestandteile in 100 g essbarem Anteil

Wasser	87,2 g	Kohlenhydrate	4,0 g
Eiweiß[1] [N: 0,52 g]	3,3 g	Organische Säuren	0,8 g
Fett	3,8 g	Mineralstoffe	0,7 g

Einzelne Inhaltsstoffe in 100 g essbarem Anteil

Mineralstoffe

Natrium	50 mg
Kalium	150 mg
Magnesium	12 mg
Calcium	120 mg
Mangan	5 µg
Eisen	50 µg
Kupfer	12 µg
Zink	360 µg
Phosphor	100 mg
Chlorid	100 mg
Fluorid	13 µg

Vitamine

Vit. A[2]	45 µg
Gesamtcarotinoide[3]	20 µg
Vit. D	90 ng
Vit. E[4]	120 µg
Vit. B_1	40 µg
Vit. B_2	170 µg
Nicotinamid	90 µg
Pantothensäure	360 µg
Vit. B_6	50 µg
Folsäure	5 µg
Vit. B_{12}	500 ng
Vit. C	1 mg

Aminosäuren

Isoleucin	210 mg
Leucin	340 mg
Lysin	270 mg
Threonin	170 mg
Tryptophan	50 mg
Valin	220 mg

Kohlenhydrate

Lactose	4,0 g

Lipide

Cholesterin	13 mg

Sonstige Inhaltsstoffe

Milchsäure	800 mg

[1] Eiweißgehalt nach der EU-Richtlinie zur Nährwertkennzeichnung (Faktor 6,25): 3,3 g
[2] Retinol 40 µg
[3] β-Carotin 20 µg
[4] Gesamttocopherol 120 µg, α-Tocopherol 120 µg

Joghurt, mind. 3,5% Fett

Energiegehalt

der verdaulichen Bestandteile	kJ:	275
aus 100 g essbarem Anteil	kcal:	66

Hauptbestandteile in 100 g essbarem Anteil

Wasser	87,0 g	Kohlenhydrate	4,4 g
Eiweiß[1] [N: 0,52 g]	3,3 g	Organische Säuren	1,1 g
Fett	3,5 g	Mineralstoffe	0,7 g

Einzelne Inhaltsstoffe in 100 g essbarem Anteil

Mineralstoffe	
Natrium	50 mg
Kalium	155 mg
Magnesium	12 mg
Calcium	120 mg
Mangan	3 µg
Eisen	45 µg
Kupfer	10 µg
Zink	450 µg
Nickel	950 ng
Chrom	4 µg
Phosphor	90 mg
Chlorid	100 mg
Fluorid	14 µg
Jodid	4 µg
Selen	2 µg
Vitamine	
Vit. A[2]	30 µg
Gesamtcarotinoide[3]	18 µg
Vit. D	60 ng
Vit. E[4]	85 µg
Vit. K	340 ng
Vit. B_1	35 µg
Vit. B_2	180 µg
Nicotinamid	90 µg
Pantothensäure	350 µg
Vit. B_6	45 µg
Biotin	4 µg
Folsäure	13 µg
Vit. B_{12}	420 ng
Vit. C	1 mg
Aminosäuren	
Arginin	140 mg
Histidin	100 mg
Isoleucin	240 mg
Leucin	410 mg
Lysin	310 mg
Methionin	100 mg
Phenylalanin	210 mg
Threonin	170 mg
Tryptophan	45 mg
Tyrosin	200 mg
Valin	300 mg
Kohlenhydrate	
Glucose	30 mg
Lactose	3,19 g
Galactose	1,15 g
Lipide	
Palmitinsäure	950 mg
Stearinsäure	360 mg
Ölsäure	930 mg
Linolsäure	90 mg
Linolensäure	60 mg
Cholesterin	11 mg
Sonstige Inhaltsstoffe	
Milchsäure	1,05 g
Purine	8 mg

Eiweißanreicherung bis zu 4,6 g/100 g z. B. durch Trockenmilchzugabe vor der Fermentierung möglich.

1 Eiweißgehalt nach der EU-Richtlinie zur Nährwertkennzeichnung (Faktor 6,25): 3,3 g
2 Retinol 30 µg
3 β-Carotin 18 µg
4 Gesamttocopherol 85 µg, α-Tocopherol 85 µg

Joghurt, fettarm,
mind. 1,5%, höchst. 1,8% Fett

Energiegehalt

der verdaulichen Bestandteile	kJ:	210
aus 100 g essbarem Anteil	kcal:	50

Hauptbestandteile in 100 g essbarem Anteil

Wasser	88,5 g	Kohlenhydrate	4,5 g
Eiweiß[1] [N: 0,56 g]	3,6 g	Organische Säuren	1,0 g
Fett	1,6 g	Mineralstoffe	0,8 g

Einzelne Inhaltsstoffe in 100 g essbarem Anteil

Mineralstoffe

Natrium	45 mg
Kalium	150 mg
Magnesium	11 mg
Calcium	115 mg
Mangan	3 µg
Eisen	45 µg
Kupfer	9 µg
Zink	360 µg
Phosphor	85 mg
Chlorid	95 mg
Fluorid	16 µg
Jodid	4 µg

Vitamine

Vit. A[2]	14 µg
Gesamtcarotinoide[3]	8 µg
Vit. D	30 ng
Vit. E[4]	40 µg
Vit. B_1	35 µg
Vit. B_2	170 µg
Nicotinamid	85 µg
Pantothensäure	330 µg
Vit. B_6	45 µg
Biotin	3 µg
Folsäure	13 µg
Vit. B_{12}	400 ng
Vit. C	2 mg

Aminosäuren

Arginin	130 mg
Histidin	95 mg
Isoleucin	220 mg
Leucin	380 mg
Lysin	280 mg
Methionin	90 mg
Phenylalanin	190 mg
Threonin	160 mg
Tryptophan	40 mg
Tyrosin	180 mg
Valin	270 mg

Kohlenhydrate

Glucose	30 mg
Lactose	3,28 g
Galactose	1,18 g

Lipide

Palmitinsäure	420 mg
Stearinsäure	150 mg
Ölsäure	350 mg
Linolsäure	40 mg
Linolensäure	11 mg
Cholesterin	5 mg

Sonstige Inhaltsstoffe

Milchsäure	955 mg

1 Eiweißgehalt nach der EU-Richtlinie zur Nährwertkennzeichnung (Faktor 6,25): 3,5 g
2 Retinol 13 µg
3 β-Carotin 8 µg
4 Gesamttocopherol 40 µg, α-Tocopherol 40 µg

Joghurt, mager, höchst. 0,3% Fett

Energiegehalt

der verdaulichen Bestandteile	kJ:	158
aus 100 g essbarem Anteil	kcal:	37

Hauptbestandteile in 100 g essbarem Anteil

Wasser	89,8 g	Kohlenhydrate	4,9 g
Eiweiß[1] [N: 0,55 g]	3,5 g	Organische Säuren	0,9 g
Fett	0,1 g	Mineralstoffe	0,9 g

Einzelne Inhaltsstoffe in 100 g essbarem Anteil

Mineralstoffe

Natrium	55 mg
Kalium	185 mg
Magnesium	14 mg
Calcium	145 mg
Mangan	3 µg
Eisen	55 µg
Kupfer	12 µg
Zink	450 µg
Phosphor	110 mg
Chlorid	120 mg
Fluorid	20 µg
Jodid	4 µg

Vitamine

Vit. A[2]	885 ng
Gesamtcarotinoide[3]	500 ng
Vit. D	Spuren
Vit. E[4]	2 µg
Vit. B_1	40 µg
Vit. B_2	180 µg
Nicotinamid	90 µg
Pantothensäure	360 µg
Vit. B_6	45 µg
Biotin	4 µg
Folsäure	12 µg
Vit. B_{12}	430 ng
Vit. C	1700 µg

Aminosäuren

Arginin	160 mg
Histidin	120 mg
Isoleucin	330 mg
Leucin	460 mg
Lysin	350 mg
Methionin	110 mg
Phenylalanin	240 mg
Threonin	180 mg
Tryptophan	50 mg
Tyrosin	220 mg
Valin	340 mg

Lipide

Palmitinsäure	25 mg
Stearinsäure	10 mg
Ölsäure	25 mg
Linolsäure	290 µg
Linolensäure	140 µg
Cholesterin	330 µg

Sonstige Inhaltsstoffe

Milchsäure	900 mg

1 Eiweißgehalt nach der EU-Richtlinie zur Nährwertkennzeichnung (Faktor 6,25): 3,4 g
2 Retinol 800 ng
3 β-Carotin 500 ng
4 Gesamttocopherol 2 µg, α-Tocopherol 2 µg

Sahnejoghurt

Energiegehalt

der verdaulichen Bestandteile	kJ:	496
aus 100 g essbarem Anteil	kcal:	120

Hauptbestandteile in 100 g essbarem Anteil

Wasser	81,6 g	Kohlenhydrate	3,7 g
Eiweiß[1] [N: 0,49 g]	3,1 g	Organische Säuren	0,8 g
Fett	10,0 g	Mineralstoffe	0,6 g

Einzelne Inhaltsstoffe in 100 g essbarem Anteil

Mineralstoffe

Natrium	50 mg
Kalium	140 mg
Magnesium	11 mg
Calcium	120 mg
Mangan	5 µg
Eisen	50 µg
Kupfer	11 µg
Zink	340 µg
Phosphor	90 mg
Chlorid	90 mg
Fluorid	12 µg

Vitamine

Vit. A[2]	120 µg
Gesamtcarotinoide[3]	60 µg
Vit. D	200 ng
Vit. E[4]	300 µg
Vit. B_1	20 µg
Vit. B_2	160 µg
Nicotinamid	90 µg
Pantothensäure	340 µg
Vit. B_6	50 µg
Folsäure	9 µg
Vit. B_{12}	500 ng
Vit. C	1 mg

Aminosäuren

Isoleucin	200 mg
Leucin	320 mg
Lysin	250 mg
Threonin	160 mg
Tryptophan	50 mg
Valin	210 mg

Kohlenhydrate

Lactose	3,7 g

Lipide

Palmitinsäure	3000 mg
Stearinsäure	1200 mg
Ölsäure	3000 mg
Linolsäure	400 mg
Cholesterin	35 mg

Sonstige Inhaltsstoffe

Milchsäure	800 mg

1 Eiweißgehalt nach der EU-Richtlinie zur Nährwertkennzeichnung (Faktor 6,25): 3,1 g
2 Retinol 110 µg
3 β-Carotin 60 µg
4 Gesamttocopherol 300 µg, α-Tocopherol 300 µg

Fruchtjoghurt verschiedener Fettstufen

Energiegehalte der verdaulichen Bestandteile* sowie Hauptbestandteile in 100 g essbarem Anteil

	kJ	kcal	Wasser (g)	Eiweiß (g)	Fett (g)	Kohlenhydrate (g)	Lactose (g)
Fruchtjoghurt, vollfett	426	101	74,4	3,9 [3,8]**	2,6	15,5	3,1
Fruchtjoghurt, fettarm	339	80	78,9	3,6 [3,5]**	1,3	13,5	3,1
Fruchtjoghurt, mager	286	67	81,4	3,8 [3,7]**	0,1	12,8	3,0

* Geringe Ballaststoffmengen entsprechend der Fruchtzugabe sind möglich
** Eiweißgehalt nach der EU-Richtlinie zur Nährwertkennzeichnung (Faktor 6,25)

Kefir aus Vollmilch

Energiegehalt

der verdaulichen Bestandteile	kJ:	270
aus 100 g essbarem Anteil	kcal:	65

Hauptbestandteile in 100 g essbarem Anteil

Wasser	87,6 g	Organische Säuren	0,7 g
Eiweiß[1] [N: 0,52 g]	3,3 g	Mineralstoffe	0,8 g
Fett	3,5 g	Ethanol	0,5 g
Kohlenhydrate	3,6 g		

Einzelne Inhaltsstoffe in 100 g essbarem Anteil

Mineralstoffe

Natrium	45 mg
Kalium	160 mg
Magnesium	14 mg
Calcium	120 mg
Mangan	5 µg
Eisen	90 µg
Kupfer	12 µg
Zink	360 µg
Phosphor	90 mg
Chlorid	100 mg
Fluorid	13 µg

Vitamine

Vit. A[2]	45 µg
Gesamtcarotinoide[3]	20 µg
Vit. D	80 ng
Vit. E[4]	110 µg
Vit. B_1	40 µg
Vit. B_2	170 µg
Nicotinamid	90 µg
Pantothensäure	360 µg
Vit. B_6	50 µg
Biotin	4 µg
Folsäure	5 µg
Vit. B_{12}	500 ng
Vit. C	1 mg

Aminosäuren

Isoleucin	210 mg
Leucin	340 mg
Lysin	270 mg
Threonin	170 mg
Tryptophan	50 mg
Valin	220 mg

Lipide

Cholesterin	12 mg

Sonstige Inhaltsstoffe

Milchsäure	700 mg
Ethanol	500 mg

1 Eiweißgehalt nach der EU-Richtlinie zur Nährwertkennzeichnung (Faktor 6,25): 3,2 g
2 Retinol 40 µg
3 β-Carotin 20 µg
4 Gesamttocopherol 110 µg, α-Tocopherol 110 µg

2 Käse

Appenzeller Käse, 20% Fett i.Tr.

Energiegehalt

der verdaulichen Bestandteile	kJ:	998
aus 100 g essbarem Anteil	kcal:	238

Hauptbestandteile in 100 g essbarem Anteil

Wasser	48,2 g
Eiweiß[1] [N: 5,30 g]	33,8 g
Fett	11,4 g
Organische Säuren	0,1 g
Mineralstoffe	4,7 g

Einzelne Inhaltsstoffe in 100 g essbarem Anteil

Mineralstoffe

Natrium	810 mg
Kalium	120 mg
Magnesium	35 mg
Calcium	1090 mg
Mangan	50 µg
Eisen	190 µg
Kupfer	2 mg
Zink	2500 µg
Phosphor	730 mg

Aminosäuren

Arginin	1010 mg
Histidin	870 mg
Isoleucin	1860 mg
Leucin	3530 mg
Lysin	2780 mg
Methionin	1020 mg
Phenylalanin	1760 mg
Threonin	1200 mg
Tyrosin	1980 mg
Valin	2270 mg

Lipide

Cholesterin	45 mg

Sonstige Inhaltstoffe

Milchsäure	70 mg

[1] Eiweißgehalt nach der EU-Richtlinie zur Nährwertkennzeichnung (Faktor 6,25): 33,1 g

Appenzeller Käse, 50% Fett i.Tr.

Energiegehalt

der verdaulichen Bestandteile	kJ:	1600
aus 100 g essbarem Anteil	kcal:	386

Hauptbestandteile in 100 g essbarem Anteil

Wasser	39,2 g	Organische Säuren	0,4 g
Eiweiß[1] [N: 3,89 g]	24,8 g	Mineralstoffe	3,9 g
Fett	31,7 g		

Einzelne Inhaltsstoffe in 100 g essbarem Anteil

Mineralstoffe

Natrium	620 mg
Kalium	80 mg
Magnesium	30 mg
Calcium	740 mg
Mangan	25 µg
Eisen	275 µg
Kupfer	1300 µg
Zink	4 mg
Phosphor	540 mg

Aminosäuren

Arginin	730 mg
Histidin	760 mg
Isoleucin	1250 mg
Leucin	2230 mg
Lysin	2000 mg
Phenylalanin	1310 mg
Threonin	870 mg
Tyrosin	1420 mg
Valin	1670 mg

Sonstige Inhaltstoffe

Milchsäure	440 mg

[1] Eiweißgehalt nach der EU-Richtlinie zur Nährwertkennzeichnung (Faktor 6,25): 24,3 g

Käse

Bel Paese

Energiegehalt

der verdaulichen Bestandteile aus 100 g essbarem Anteil	kJ:	1549
	kcal:	373

Hauptbestandteile in 100 g essbarem Anteil

Wasser	38,9 g
Eiweiß[1] ..... [N: 3,98 g]	25,4 g
Fett	30,2 g

Einzelne Inhaltsstoffe in 100 g essbarem Anteil

Mineralstoffe

Calcium	605 mg
Phosphor	480 mg

Vitamine

Vit. B_1	30 µg
Vit. B_2	220 µg
Nicotinamid	260 µg

Lipide

Palmitinsäure	7790 mg
Stearinsäure	2890 mg
Ölsäure	7890 mg
Linolsäure	260 mg

[1] Eiweißgehalt nach der EU-Richtlinie zur Nährwertkennzeichnung (Faktor 6,25): 24,9 g

Brie (Rahmbrie), 50% Fett i.Tr.

Energiegehalt

der verdaulichen Bestandteile	kJ:	1430
aus 100 g essbarem Anteil	kcal:	345

Hauptbestandteile in 100 g essbarem Anteil

Wasser	44,5 g	Kohlenhydrate	0,1 g
Eiweiß[1] [N: 3,54 g]	22,6 g	Organische Säuren	0,9 g
Fett	27,9 g	Mineralstoffe	4,0 g

Einzelne Inhaltsstoffe in 100 g essbarem Anteil

Mineralstoffe

Natrium	630 mg
Kalium	150 mg
Magnesium	16 mg
Calcium	400 mg
Mangan	30 µg
Eisen	500 µg
Kupfer	300 µg
Zink	2600 µg
Phosphor	190 mg
Chlorid	970 mg

Vitamine

Vit. A[2]	155 µg
Gesamtcarotinoide[3]	100 µg
Vit. B_1	50 µg
Vit. B_2	340 µg
Nicotinamid	1100 µg
Pantothensäure	690 µg
Vit. B_6	230 µg
Biotin	6 µg
Folsäure	65 µg
Vit. B_{12}	2 µg

Aminosäuren

Arginin	780 mg
Histidin	760 mg
Isoleucin	1080 mg
Leucin	2050 mg
Lysin	1960 mg
Methionin	630 mg
Phenylalanin	1230 mg
Threonin	800 mg
Tryptophan	340 mg
Tyrosin	1270 mg
Valin	1420 mg

Kohlenhydrate

Lactose	95 mg

Lipide

Palmitinsäure	6410 mg
Stearinsäure	2770 mg
Ölsäure	6300 mg
Linolsäure	420 mg
Linolensäure	185 mg
Cholesterin	100 mg

Sonstige Inhaltsstoffe

Milchsäure	890 mg
Purine	7 mg

[1] Eiweißgehalt nach der EU-Richtlinie zur Nährwertkennzeichnung (Faktor 6,25): 22,1 g
[2] Retinol 140 µg
[3] β-Carotin 100 µg

Butterkäse,
50% Fett i.Tr.

Energiegehalt

der verdaulichen Bestandteile	kJ:	1424
aus 100 g essbarem Anteil	kcal:	344

Hauptbestandteile in 100 g essbarem Anteil

Wasser	46,2 g	Fett	28,8 g
Eiweiß[1] [N: 3,31 g]	21,1 g	Mineralstoffe	3,4 g

Einzelne Inhaltsstoffe in 100 g essbarem Anteil

Mineralstoffe

Natrium	865 mg
Kalium	80 mg
Magnesium	55 mg
Calcium	695 mg
Mangan	50 µg
Eisen	570 µg
Kupfer	120 µg
Zink	4 mg
Phosphor	415 mg
Chlorid	1150 mg

Vitamine

Vit. A[2]	305 µg
Gesamtcarotinoide[3]	160 µg
Vit. D	530 ng
Vit. E[4]	800 µg
Vit. B_1	40 µg
Vit. B_2	250 µg
Nicotinamid	100 µg
Pantothensäure	800 µg
Vit. B_6	60 µg
Folsäure	18 µg
Vit. B_{12}	2 µg

Aminosäuren

Isoleucin	1100 mg
Leucin	2000 mg
Lysin	1600 mg
Threonin	890 mg
Tryptophan	270 mg
Valin	1300 mg

Lipide

Palmitinsäure	7890 mg
Stearinsäure	2290 mg
Ölsäure	5580 mg
Linolsäure	465 mg
Linolensäure	190 mg
Cholesterin	60 mg

[1] Eiweißgehalt nach der EU-Richtlinie zur Nährwertkennzeichnung (Faktor 6,25): 20,7 g
[2] Retinol 280 µg
[3] β-Carotin 160 µg
[4] Gesamttocopherol 800 µg, α-Tocopherol 800 µg

Camembert,
50% Fett i.Tr.

Energiegehalt

der verdaulichen Bestandteile	kJ:	1302
aus 100 g essbarem Anteil	kcal:	314

Hauptbestandteile in 100 g essbarem Anteil

Wasser	50,0 g	Kohlenhydrate	0,1 g
Eiweiß[1] [N: 3,21 g]	20,5 g	Organische Säuren	0,1 g
Fett	25,7 g	Mineralstoffe	3,6 g

Einzelne Inhaltsstoffe in 100 g essbarem Anteil

Mineralstoffe

Natrium	670 mg
Kalium	95 mg
Magnesium	15 mg
Calcium	510 mg
Mangan	30 µg
Eisen	130 µg
Kupfer	60 µg
Zink	2700 µg
Phosphor	390 mg
Chlorid	1030 mg
Fluorid	20 µg
Selen	3 µg

Vitamine

Vit. A[2]	415 µg
Gesamtcarotinoide[3]	220 µg
Vit. D	320 ng
Vit. E[4]	580 µg
Vit. B_1	45 µg
Vit. B_2	570 µg
Nicotinamid	1 mg
Pantothensäure	760 µg
Vit. B_6	240 µg
Biotin	4 µg
Folsäure	55 µg
Vit. B_{12}	3 µg

Aminosäuren

Arginin	760 mg
Histidin	660 mg
Isoleucin	1080 mg
Leucin	1960 mg
Lysin	1690 mg
Methionin	580 mg
Phenylalanin	1110 mg
Threonin	820 mg
Tryptophan	310 mg
Tyrosin	1060 mg
Valin	1390 mg

Kohlenhydrate

Lactose	100 mg

Lipide

Palmitinsäure	7340 mg
Stearinsäure	2860 mg
Ölsäure	6220 mg
Linolsäure	450 mg
Linolensäure	195 mg
Cholesterin	70 mg

Sonstige Inhaltsstoffe

Milchsäure	105 mg
Salicylsäure	10 µg

[1] Eiweißgehalt nach der EU-Richtlinie zur Nährwertkennzeichnung (Faktor 6,25): 20,1 g
[2] Retinol 380 µg
[3] β-Carotin 220 µg
[4] Gesamttocopherol 580 µg, α-Tocopherol 580 µg

Camembert verschiedener Fettstufen

Energiegehalte, Hauptbestandteile und wichtige Inhaltsstoffe in 100 g essbarem Anteil

Fett i. Tr.	kJ	kcal	Wasser (g)	Eiweiß (g)	Fett (g)	Lactose (g)	Milchsäure (g)	Mineralstoffe (g)	Cholesterin (mg)
30%	902	216	58,2	23,5 [23,0]*	13,5	0,1	0,1	4,0	40
40%	1144	275	51,7	22,5 [22,0]*	20,5	0,1	0,1	3,5	45
45%	1185	285	52,0	21,0 [20,6]*	22,3	0,1	0,1	3,9	60
50%	1302	314	50,0	20,5 [20,1]*	25,7	0,1	0,1	3,6	70
60%	1565	378	43,9	17,9 [17,5]*	34,0	0,1	0,1	3,3	90

* Eiweißgehalt nach der EU-Richtlinie zur Nährwertkennzeichnung (Faktor 6,25)

Chester, Cheddar, 50% Fett i.Tr.

Energiegehalt

der verdaulichen Bestandteile	kJ:	1647
aus 100 g essbarem Anteil	kcal:	397

Hauptbestandteile in 100 g essbarem Anteil

Wasser	36,3 g	Kohlenhydrate	0,4 g
Eiweiß[1] [N: 3,98 g]	25,4 g	Organische Säuren	1,3 g
Fett	32,2 g	Mineralstoffe	4,4 g

Einzelne Inhaltsstoffe in 100 g essbarem Anteil

Mineralstoffe	
Natrium	675 mg
Kalium	100 mg
Magnesium	30 mg
Calcium	750 mg
Mangan	17 µg
Eisen	590 µg
Kupfer	80 µg
Zink	4 mg
Nickel	1 µg
Chrom	12 µg
Phosphor	490 mg
Chlorid	1100 mg
Selen	11 µg
Vitamine	
Vit. A[2]	440 µg
Gesamtcarotinoide[3]	300 µg
Vit. D	340 ng
Vit. E[4]	1 mg
Vit. K	2 µg
Vit. B_1	35 µg
Vit. B_2	440 µg
Nicotinamid	110 µg
Pantothensäure	290 µg
Vit. B_6	55 µg
Biotin	2 µg
Folsäure	19 µg
Vit. B_{12}	1 µg
Aminosäuren	
Arginin	900 mg
Histidin	800 mg
Isoleucin	1810 mg
Leucin	2520 mg
Lysin	2070 mg
Methionin	770 mg
Phenylalanin	1450 mg
Threonin	980 mg
Tryptophan	290 mg
Tyrosin	1300 mg
Valin	1810 mg
Kohlenhydrate	
Glucose	3600 µg
Lactose	300 mg
Galactose	55 mg
Lipide	
Palmitinsäure	9300 mg
Stearinsäure	3290 mg
Ölsäure	6590 mg
Linolsäure	495 mg
Linolensäure	250 mg
Cholesterin	85 mg
Sonstige Inhaltsstoffe	
Milchsäure	1330 mg
Purine	7 mg

[1] Eiweißgehalt nach der EU-Richtlinie zur Nährwertkennzeichnung (Faktor 6,25): 24,9 g
[2] Retinol 390 µg
[3] β-Carotin 300 µg
[4] Gesamttocopherol 1 mg, α-Tocopherol 1 mg

Käse

Edamer,
40% Fett i.Tr.

Energiegehalt

der verdaulichen Bestandteile	kJ:	1323
aus 100 g essbarem Anteil	kcal:	318

Hauptbestandteile in 100 g essbarem Anteil

Wasser	44,8 g	Organische Säuren	1,0 g
Eiweiß[1] [N: 4,09 g]	26,1 g	Mineralstoffe	4,7 g
Fett	23,4 g		

Einzelne Inhaltsstoffe in 100 g essbarem Anteil

Mineralstoffe

Natrium	510 mg
Kalium	105 mg
Magnesium	30 mg
Calcium	795 mg
Mangan	35 µg
Eisen	270 µg
Kupfer	50 µg
Zink	4900 µg
Phosphor	500 mg
Chlorid	790 mg
Fluorid	70 µg
Jodid	5 µg
Selen	4 µg

Vitamine

Vit. A[2]	240 µg
Gesamtcarotinoide[3]	60 µg
Vit. D	290 ng
Vit. E[4]	340 µg
Vit. B_1	50 µg
Vit. B_2	370 µg
Nicotinamid	70 µg
Pantothensäure	350 µg
Vit. B_6	75 µg
Biotin	2 µg
Folsäure	20 µg
Vit. B_{12}	2 µg

Aminosäuren

Arginin	1020 mg
Histidin	930 mg
Isoleucin	1480 mg
Leucin	2650 mg
Lysin	2370 mg
Methionin	780 mg
Phenylalanin	1440 mg
Threonin	1130 mg
Tryptophan	400 mg
Tyrosin	1330 mg
Valin	1880 mg

Lipide

Palmitinsäure	6800 mg
Stearinsäure	2150 mg
Ölsäure	5520 mg
Linolsäure	335 mg
Linolensäure	160 mg
Cholesterin	70 mg

Sonstige Inhaltsstoffe

Milchsäure	1 g
Purine	7 mg

1 Eiweißgehalt nach der EU-Richtlinie zur Nährwertkennzeichnung (Faktor 6,25): 25,6 g
2 Retinol 230 µg
3 β-Carotin 60 µg
4 Gesamttocopherol 340 µg, α-Tocopherol 340 µg

Edamer verschiedener Fettstufen

Energiegehalte, Hauptbestandteile und wichtige Inhaltsstoffe in 100 g essbarem Anteil

Fett i. Tr.	kJ	kcal	Wasser (g)	Eiweiß (g)	Fett (g)	Mineralstoffe (g)	Cholesterin (mg)	Milchsäure (g)
30%	1061	254	49,1	26,4 [25,9]*	16,2	4,8	35	1
40%	1323	318	44,8	26,1 [25,6]*	23,4	4,7	50	1
45%	1482	357	41,9	24,8 [24,3]*	28,3	4,0	60	1

* Eiweißgehalt nach der EU-Richtlinie zur Nährwertkennzeichnung (Faktor 6,25)

Edelpilzkäse, 50% Fett i.Tr.

Energiegehalt

der verdaulichen Bestandteile	kJ:	1470
aus 100 g essbarem Anteil	kcal:	355

Hauptbestandteile in 100 g essbarem Anteil

Wasser	42,8 g
Eiweiß[1] [N: 3,31 g]	21,1 g
Fett	29,8 g
Organische Säuren	0,7 g
Mineralstoffe	5,5 g

Einzelne Inhaltsstoffe in 100 g essbarem Anteil

Mineralstoffe

Natrium	785 mg
Kalium	130 mg
Magnesium	40 mg
Calcium	525 mg
Mangan	190 µg
Eisen	180 µg
Kupfer	140 µg
Zink	4100 µg
Chrom	1 µg
Phosphor	360 mg
Chlorid	1210 mg
Fluorid	50 µg
Selen	2 µg

Vitamine

Vit. A[2]	290 µg
Gesamtcarotinoide[3]	180 µg
Vit. E[4]	770 µg
Vit. B_1	45 µg
Vit. B_2	500 µg
Nicotinamid	810 µg
Pantothensäure	2 mg
Vit. B_6	180 µg
Biotin	3 µg
Folsäure	40 µg
Vit. B_{12}	590 ng

Aminosäuren

Arginin	1650 mg
Histidin	990 mg
Isoleucin	1190 mg
Leucin	2140 mg
Lysin	2380 mg
Methionin	520 mg
Phenylalanin	1220 mg
Threonin	920 mg
Tryptophan	210 mg
Tyrosin	1020 mg
Valin	1460 mg

Lipide

Palmitinsäure	8660 mg
Stearinsäure	3050 mg
Ölsäure	6480 mg
Linolsäure	550 mg
Linolensäure	220 mg
Cholesterin	90 mg

Sonstige Inhaltstoffe

Milchsäure	720 mg

[1] Eiweißgehalt nach der EU-Richtlinie zur Nährwertkennzeichnung (Faktor 6,25): 20,7 g
[2] Retinol 260 µg
[3] β-Carotin 180 µg
[4] Gesamttocopherol 770 µg, α-Tocopherol 770 µg

Emmentaler, 45% Fett i.Tr.

Energiegehalt

der verdaulichen Bestandteile	kJ:	1652
aus 100 g essbarem Anteil	kcal:	398

Hauptbestandteile in 100 g essbarem Anteil

Wasser	35,1 g	Organische Säuren	0,5 g
Eiweiß[1] [N: 4,53 g]	28,9 g	Mineralstoffe	3,9 g
Fett	31,2 g		

Einzelne Inhaltsstoffe in 100 g essbarem Anteil

Mineralstoffe

Natrium	275 mg
Kalium	95 mg
Magnesium	35 mg
Calcium	1030 mg
Mangan	30 µg
Eisen	345 µg
Kupfer	1500 µg
Zink	4600 µg
Nickel	20 µg
Chrom	5 µg
Phosphor	625 mg
Chlorid	420 mg
Fluorid	60 µg
Selen	11 µg

Vitamine

Vit. A[2]	290 µg
Gesamtcarotinoide[3]	120 µg
Vit. D	1 µg
Vit. E[4]	535 µg
Vit. K	3 µg
Vit. B_1	50 µg
Vit. B_2	300 µg
Nicotinamid	180 µg
Pantothensäure	400 µg
Vit. B_6	110 µg
Biotin	3 µg
Folsäure	9 µg
Vit. B_{12}	3 µg
Vit. C	500 µg

Aminosäuren

Arginin	980 mg
Histidin	930 mg
Isoleucin	1490 mg
Leucin	2730 mg
Lysin	2470 mg
Methionin	830 mg
Phenylalanin	1560 mg
Threonin	1120 mg
Tryptophan	460 mg
Tyrosin	1700 mg
Valin	1950 mg

Lipide

Palmitinsäure	8330 mg
Stearinsäure	2590 mg
Ölsäure	5430 mg
Linolsäure	510 mg
Linolensäure	310 mg
Cholesterin	90 mg

Sonstige Inhaltsstoffe

Milchsäure	450 mg

[1] Eiweißgehalt nach der EU-Richtlinie zur Nährwertkennzeichnung (Faktor 6,25): 28,3 g
[2] Retinol 270 µg
[3] β-Carotin 120 µg
[4] Gesamttocopherol 535 µg, α-Tocopherol 535 µg

Fetakäse, 45% Fett i.Tr.

Energiegehalt

der verdaulichen Bestandteile	kJ:	972
aus 100 g essbarem Anteil	kcal:	234

Hauptbestandteile in 100 g essbarem Anteil

Wasser	59,1 g	Kohlenhydrate	0,5 g
Eiweiß[1] [N: 2,67 g]	17,0 g	Organische Säuren	0,4 g
Fett	18,1 g	Mineralstoffe	5,2 g

Einzelne Inhaltsstoffe in 100 g essbarem Anteil

Mineralstoffe

Natrium	1300 mg
Kalium	150 mg
Magnesium	19 mg
Calcium	430 mg
Mangan	35 µg
Eisen	650 µg
Kupfer	80 µg
Zink	2900 µg
Phosphor	335 mg
Chlorid	1900 mg

Vitamine

Vit. A[2]	230 µg
Gesamtcarotinoide[3]	110 µg
Vit. D	380 ng
Vit. E[4]	560 µg
Vit. B_1	40 µg
Vit. B_2	300 µg
Nicotinamid	200 µg
Pantothensäure	500 µg
Vit. B_6	100 µg
Folsäure	30 µg
Vit. B_{12}	2 µg

Aminosäuren

Isoleucin	970 mg
Leucin	1800 mg
Lysin	1400 mg
Threonin	780 mg
Tryptophan	240 mg
Valin	1200 mg

Kohlenhydrate

Lactose	525 mg

Lipide

Palmitinsäure	3900 mg
Stearinsäure	1510 mg
Ölsäure	3440 mg
Linolsäure	440 mg
Linolensäure	220 mg
Cholesterin	45 mg

Sonstige Inhaltsstoffe

Milchsäure	400 mg

1 Eiweißgehalt nach der EU-Richtlinie zur Nährwertkennzeichnung (Faktor 6,25): 16,7 g
2 Retinol 210 µg
3 β-Carotin 110 µg
4 Gesamttocopherol 560 µg, α-Tocopherol 560 µg

Fetakäse verschiedener Fettstufen

Energiegehalte, Hauptbestandteile und wichtige Inhaltsstoffe in 100 g essbarem Anteil

Fett i. Tr.	kJ	kcal	Wasser (g)	Eiweiß (g)	Fett (g)	Lactose (g)	Cholesterin (mg)
40%	919	221	63,0	18,4 [18,0]*	16,0	0,5	40
45%	972	234	59,1	17,0 [16,7]*	18,1	0,5	45
50%	1094	264	58,0	16,1 [15,8]*	21,8	0,5	50
55%	1199	290	56,0	15,1 [14,8]*	25,1	0,5	60

* Eiweißgehalt nach der EU-Richtlinie zur Nährwertkennzeichnung (Faktor 6,25)

Frischkäse, Rahmfrischkäse, 50% Fett i.Tr.

Energiegehalt

der verdaulichen Bestandteile	kJ:	1177
aus 100 g essbarem Anteil	kcal:	284

Hauptbestandteile in 100 g essbarem Anteil

Wasser	57,0 g	Kohlenhydrate	3,4 g
Eiweiß[1] [N: 2,16 g]	13,8 g	Organische Säuren	0,9 g
Fett	23,6 g	Mineralstoffe	1,3 g

Einzelne Inhaltsstoffe in 100 g essbarem Anteil

Mineralstoffe

Kalium	120 mg
Magnesium	9 mg
Calcium	100 mg
Eisen	680 µg
Phosphor	170 mg

Vitamine

Vit. A[2]	250 µg
Gesamtcarotinoide[3]	110 µg
Vit. E[4]	700 µg
Vit. B_1	55 µg
Vit. B_2	285 µg
Nicotinamid	140 µg
Pantothensäure	545 µg
Vit. B_6	75 µg
Biotin	6 µg
Vit. B_{12}	660 ng
Vit. C	0 µg

Aminosäuren

Arginin	520 mg
Histidin	450 mg
Isoleucin	850 mg
Leucin	1400 mg
Lysin	1210 mg
Methionin	410 mg
Phenylalanin	720 mg
Threonin	660 mg
Tryptophan	150 mg
Tyrosin	660 mg
Valin	890 mg

Kohlenhydrate

Lactose	3,41 g

Lipide

Palmitinsäure	7130 mg
Stearinsäure	2730 mg
Ölsäure	5670 mg
Linolsäure	600 mg
Linolensäure	150 mg
Cholesterin	75 mg

Sonstige Inhaltsstoffe

Milchsäure	890 mg

[1] Eiweißgehalt nach der EU-Richtlinie zur Nährwertkennzeichnung (Faktor 6,25): 13,5 g
[2] Retinol 230 µg
[3] β-Carotin 110 µg
[4] Gesamttocopherol 700 µg, α-Tocopherol 700 µg

Frischkäse, Doppelrahmfrischkäse, mind. 60%, höchst. 85% Fett i.Tr.

Energiegehalt

der verdaulichen Bestandteile	kJ:	1407
aus 100 g essbarem Anteil	kcal:	340

Hauptbestandteile in 100 g essbarem Anteil

Wasser	52,8 g	Kohlenhydrate	2,6 g
Eiweiß[1] [N: 1,77 g]	11,3 g	Organische Säuren	0,4 g
Fett	31,5 g	Mineralstoffe	1,4 g

Einzelne Inhaltsstoffe in 100 g essbarem Anteil

Mineralstoffe

Natrium	375 mg
Kalium	95 mg
Magnesium	7 mg
Calcium	80 mg
Eisen	550 µg
Phosphor	135 mg

Vitamine

Vit. A[2]	325 µg
Gesamtcarotinoide[3]	150 µg
Vit. E[4]	700 µg
Vit. B_1	45 µg
Vit. B_2	230 µg
Nicotinamid	110 µg
Pantothensäure	440 µg
Vit. B_6	60 µg
Biotin	4 µg
Vit. B_{12}	530 ng
Vit. C	0 µg

Aminosäuren

Arginin	520 mg
Histidin	520 mg
Isoleucin	700 mg
Leucin	1180 mg
Lysin	1200 mg
Methionin	340 mg
Phenylalanin	590 mg
Threonin	540 mg
Tryptophan	150 mg
Tyrosin	590 mg
Valin	730 mg

Kohlenhydrate

Lactose	2,56 g

Lipide

Palmitinsäure	9520 mg
Stearinsäure	3650 mg
Ölsäure	7570 mg
Linolsäure	800 mg
Linolensäure	200 mg
Cholesterin	105 mg

Sonstige Inhaltsstoffe

Milchsäure	440 mg

1 Eiweißgehalt nach der EU-Richtlinie zur Nährwertkennzeichnung (Faktor 6,25): 11,1 g
2 Retinol 300 µg
3 β-Carotin 150 µg
4 Gesamttocopherol 700 µg, α-Tocopherol 700 µg

Gorgonzola

Energiegehalt

der verdaulichen Bestandteile	kJ:	1492
aus 100 g essbarem Anteil	kcal:	360

Hauptbestandteile in 100 g essbarem Anteil

Wasser	42,4 g	Fett	31,2 g
Eiweiß[1] [N: 3,04 g]	19,4 g	Organische Säuren	0,6 g

Einzelne Inhaltsstoffe in 100 g essbarem Anteil

Mineralstoffe

Calcium	610 mg
Eisen	300 µg
Phosphor	355 mg

Vitamine

Vit. B_1	50 µg
Vit. B_2	430 µg
Nicotinamid	320 µg
Vit. B_6	110 µg
Biotin	2 µg
Folsäure	30 µg
Vit. B_{12}	1 µg

Lipide

Palmitinsäure	7840 mg
Stearinsäure	3510 mg
Ölsäure	7130 mg
Linolsäure	765 mg
Linolensäure	120 mg

Sonstige Inhaltstoffe

Milchsäure	620 mg

[1] Eiweißgehalt nach der EU-Richtlinie zur Nährwertkennzeichnung (Faktor 6,25): 19,0 g

Gouda, 45% Fett i.Tr.

Energiegehalt

der verdaulichen Bestandteile aus 100 g essbarem Anteil	kJ:	1386
	kcal:	334

Hauptbestandteile in 100 g essbarem Anteil

Wasser	46,0 g
Eiweiß[1] [N: 4,00 g]	25,5 g
Fett	25,4 g
Organische Säuren	1,0 g
Mineralstoffe	2,1 g

Einzelne Inhaltsstoffe in 100 g essbarem Anteil

Mineralstoffe

Natrium	510 mg
Kalium	75 mg
Magnesium	30 mg
Calcium	820 mg
Eisen	500 µg
Kupfer	70 µg
Zink	3900 µg
Phosphor	445 mg
Chlorid	790 mg
Jodid	4 µg

Vitamine

Vit. A[2]	260 µg
Vit. D	1 µg
Vit. B_1	30 µg
Vit. B_2	200 µg
Nicotinamid	100 µg
Pantothensäure	340 µg
Vit. B_6	80 µg
Folsäure	20 µg
Vit. C	1 mg

Aminosäuren

Arginin	980 mg
Histidin	1050 mg
Isoleucin	1340 mg
Leucin	2620 mg
Lysin	2790 mg
Methionin	740 mg
Phenylalanin	1460 mg
Threonin	950 mg
Tryptophan	350 mg
Tyrosin	1480 mg
Valin	1850 mg

Lipide

Palmitinsäure	7880 mg
Stearinsäure	2540 mg
Ölsäure	5530 mg
Linolsäure	305 mg
Linolensäure	265 mg
Cholesterin	115 mg

Sonstige Inhaltsstoffe

Milchsäure	1 g

[1] Eiweißgehalt nach der EU-Richtlinie zur Nährwertkennzeichnung (Faktor 6,25): 25,0 g
[2] Retinol 260 µg

Gruyère 45% Fett i.Tr.

Energiegehalt

der verdaulichen Bestandteile	kJ:	1655
aus 100 g essbarem Anteil	kcal:	399

Hauptbestandteile in 100 g essbarem Anteil

Wasser	35,6 g	Organische Säuren	0,8 g
Eiweiß[1] [N: 4,22 g]	26,9 g	Mineralstoffe	4,6 g
Fett	32,1 g		

Einzelne Inhaltsstoffe in 100 g essbarem Anteil

Mineralstoffe

Natrium	590 mg
Kalium	85 mg
Magnesium	35 mg
Calcium	880 mg
Mangan	30 µg
Eisen	350 µg
Kupfer	1300 µg
Zink	4100 µg
Phosphor	580 mg
Selen	2 µg

Vitamine

Vit. B_1	18 µg
Vit. B_2	320 µg
Nicotinamid	140 µg
Pantothensäure	520 µg
Vit. B_6	130 µg
Biotin	1 µg
Folsäure	10 µg
Vit. B_{12}	2 µg

Aminosäuren

Arginin	805 mg
Histidin	800 mg
Isoleucin	1340 mg
Leucin	2450 mg
Lysin	2190 mg
Methionin	1550 mg
Phenylalanin	1430 mg
Threonin	1490 mg
Tryptophan	420 mg
Tyrosin	1580 mg
Valin	1740 mg

Lipide

Palmitinsäure	7760 mg
Stearinsäure	2320 mg
Ölsäure	8570 mg
Linolsäure	1300 mg
Linolensäure	430 mg

Sonstige Inhaltsstoffe

Milchsäure	840 mg

[1] Eiweißgehalt nach der EU-Richtlinie zur Nährwertkennzeichnung (Faktor 6,25): 26,4 g

Hüttenkäse, Cottage, 20% Fett i.Tr.

Energiegehalt

der verdaulichen Bestandteile	kJ:	428
aus 100 g essbarem Anteil	kcal:	102

Hauptbestandteile in 100 g essbarem Anteil

Wasser	78,5 g	Kohlenhydrate	3,3 g
Eiweiß[1] [N: 1,93 g]	12,3 g	Organische Säuren	0,3 g
Fett	4,3 g	Mineralstoffe	1,3 g

Einzelne Inhaltsstoffe in 100 g essbarem Anteil

Mineralstoffe

Natrium	230 mg
Kalium	90 mg
Magnesium	8 mg
Calcium	95 mg
Eisen	300 µg
Kupfer	17 µg
Zink	355 µg
Phosphor	150 mg
Chlorid	355 mg
Fluorid	17 µg

Vitamine

Vit. A[2]	25 µg
Gesamtcarotinoide[3]	14 µg
Vit. D	90 ng
Vit. E[4]	70 µg
Vit. K	400 ng
Vit. B_1	30 µg
Vit. B_2	250 µg
Nicotinamid	110 µg
Pantothensäure	570 µg
Vit. B_6	60 µg
Vit. B_{12}	2 µg

Aminosäuren

Isoleucin	720 mg
Leucin	1300 mg
Lysin	1100 mg
Threonin	580 mg
Tryptophan	180 mg
Valin	860 mg

Kohlenhydrate

Lactose	3,3 g

Lipide

Palmitinsäure	1310 mg
Stearinsäure	500 mg
Ölsäure	1010 mg
Linolsäure	100 mg
Linolensäure	40 mg
Cholesterin	16 mg

Sonstige Inhaltsstoffe

Milchsäure	300 mg

[1] Eiweißgehalt nach der EU-Richtlinie zur Nährwertkennzeichnung (Faktor 6,25): 12,1 g
[2] Retinol 20 µg
[3] β-Carotin 14 µg
[4] Gesamttocopherol 70 µg, α-Tocopherol 70 µg

Kochkäse, 20% Fett i.Tr.

Energiegehalt

der verdaulichen Bestandteile	kJ:	522
aus 100 g essbarem Anteil	kcal:	125

Hauptbestandteile in 100 g essbarem Anteil

Wasser	73,0 g
Eiweiß[1] [N: 2,16 g]	13,8 g
Fett	5,9 g
Kohlenhydrate	3,7 g
Organische Säuren	0,5 g

Einzelne Inhaltsstoffe in 100 g essbarem Anteil

Mineralstoffe

Natrium	400 mg
Kalium	100 mg
Magnesium	18 mg
Calcium	180 mg
Mangan	10 µg
Eisen	300 µg
Kupfer	60 µg
Zink	1 mg
Phosphor	270 mg
Chlorid	600 mg

Vitamine

Vit. A[2]	65 µg
Gesamtcarotinoide[3]	40 µg
Vit. E[4]	190 µg
Vit. B_1	40 µg
Vit. B_2	350 µg
Nicotinamid	200 µg
Pantothensäure	500 µg
Vit. B_6	70 µg
Vit. B_{12}	2 µg

Aminosäuren

Isoleucin	800 mg
Leucin	1400 mg
Lysin	1200 mg
Threonin	700 mg
Tryptophan	200 mg
Valin	940 mg

Kohlenhydrate

Lactose	3,7 g

Lipide

Palmitinsäure	1800 mg
Stearinsäure	710 mg
Ölsäure	1800 mg
Linolsäure	240 mg
Cholesterin	14 mg

Sonstige Inhaltsstoffe

Milchsäure	500 mg

[1] Eiweißgehalt nach der EU-Richtlinie zur Nährwertkennzeichnung (Faktor 6,25): 13,5 g
[2] Retinol 60 µg
[3] β-Carotin 40 µg
[4] Gesamttocopherol 190 µg, α-Tocopherol 190 µg

Kochkäse verschiedener Fettstufen

Energiegehalte, Hauptbestandteile und wichtige Inhaltsstoffe in 100 g essbarem Anteil

Fett i. Tr.	kJ	kcal	Wasser (g)	Eiweiß (g)	Fett (g)	Lactose (g)	Milchsäure (g)	Cholesterin (mg)
10%	432	103	75,0	14,7 [14,4]*	3,0	3,8	0,5	7
20%	522	125	73,0	13,8 [13,5]*	5,9	3,7	0,5	14
40%	788	189	67,0	12,0 [11,8]*	13,9	3,7	0,5	30

* Eiweißgehalt nach der EU-Richtlinie zur Nährwertkennzeichnung (Faktor 6,25)

Limburger, 20% Fett i.Tr.

Energiegehalt

der verdaulichen Bestandteile	kJ:	771
aus 100 g essbarem Anteil	kcal:	184

Hauptbestandteile in 100 g essbarem Anteil

Wasser	58,5 g
Eiweiß[1] [N: 4,14 g]	26,4 g
Fett	8,6 g
Organische Säuren	0,3 g
Mineralstoffe	4,3 g

Einzelne Inhaltsstoffe in 100 g essbarem Anteil

Mineralstoffe

Natrium	710 mg
Kalium	145 mg
Magnesium	25 mg
Calcium	610 mg
Kupfer	125 µg
Zink	2400 µg
Mangan	30 µg
Eisen	350 µg
Phosphor	285 mg
Chlorid	1090 mg

Vitamine

Vit. A[2]	165 µg
Vit. D	180 ng
Vit. E[3]	280 µg
Vit. B_1	60 µg
Vit. B_2	400 µg
Nicotinamid	70 µg
Pantothensäure	1400 µg
Vit. B_6	100 µg
Biotin	9 µg
Folsäure	70 µg
Vit. B_{12}	2 µg

Aminosäuren

Arginin	960 mg
Histidin	860 mg
Isoleucin	1790 mg
Leucin	2570 mg
Lysin	1940 mg
Methionin	690 mg
Phenylalanin	1410 mg
Threonin	980 mg
Tryptophan	360 mg
Tyrosin	1260 mg
Valin	1890 mg

Lipide

Palmitinsäure	2430 mg
Stearinsäure	800 mg
Ölsäure	1940 mg
Linolsäure	115 mg
Linolensäure	40 mg
Cholesterin	20 mg

Sonstige Inhaltsstoffe

Milchsäure	280 mg
Purine	30 mg

1 Eiweißgehalt nach der EU-Richtlinie zur Nährwertkennzeichnung (Faktor 6,25): 25,9 g
2 Retinol 165 µg
3 Gesamttocopherol 280 µg, α-Tocopherol 280 µg

Limburger,
40% Fett i.Tr.

Energiegehalt

der verdaulichen Bestandteile	kJ:	1114
aus 100 g essbarem Anteil	kcal:	268

Hauptbestandteile in 100 g essbarem Anteil

Wasser	51,7 g
Eiweiß[1] [N: 3,51 g]	22,4 g
Fett	19,7 g
Organische Säuren	0,3 g
Mineralstoffe	4,2 g

Einzelne Inhaltsstoffe in 100 g essbarem Anteil

Mineralstoffe

Natrium	710 mg
Kalium	130 mg
Magnesium	20 mg
Calcium	535 mg
Mangan	30 µg
Eisen	600 µg
Kupfer	110 µg
Zink	2 mg
Phosphor	255 mg
Chlorid	1090 mg

Vitamine

Vit. A[2]	380 µg
Vit. D	390 ng
Vit. E[3]	600 µg
Vit. B_1	50 µg
Vit. B_2	350 µg
Nicotinamid	60 µg
Pantothensäure	1200 µg
Vit. B_6	85 µg
Biotin	7 µg
Folsäure	60 µg
Vit. B_{12}	2 µg
Vit. C	Spuren

Aminosäuren

Arginin	820 mg
Histidin	730 mg
Isoleucin	1520 mg
Leucin	2190 mg
Lysin	1650 mg
Methionin	590 mg
Phenylalanin	1200 mg
Threonin	840 mg
Tryptophan	310 mg
Tyrosin	1080 mg
Valin	1610 mg

Lipide

Palmitinsäure	5570 mg
Stearinsäure	1840 mg
Ölsäure	4450 mg
Linolsäure	265 mg
Linolensäure	100 mg
Cholesterin	45 mg

Sonstige Inhaltsstoffe

Milchsäure	285 mg

[1] Eiweißgehalt nach der EU-Richtlinie zur Nährwertkennzeichnung (Faktor 6,25): 21,9 g
[2] Retinol 380 µg
[3] Gesamttocopherol 600 µg, α-Tocopherol 600 µg

Mozzarella,
aus Kuhmilch

Energiegehalt

der verdaulichen Bestandteile	kJ:	944
aus 100 g essbarem Anteil	kcal:	227

Hauptbestandteile in 100 g essbarem Anteil

Wasser	60,1 g	Fett	16,1 g
Eiweiß[1] [N: 3,12 g]	19,9 g	Organische Säuren	0,8 g

Einzelne Inhaltsstoffe in 100 g essbarem Anteil

Mineralstoffe

Natrium	500 mg
Kalium	100 mg
Magnesium	25 mg
Calcium	630 mg
Mangan	20 µg
Eisen	200 µg
Kupfer	50 µg
Phosphor	430 mg
Chlorid	700 mg
Fluorid	60 µg
Jodid	15 µg

Vitamine

Vit. A[2]	240 µg
Gesamtcarotinoide[3]	120 µg
Vit. D	400 ng
Vit. E[4]	590 µg
Vit. B_1	30 µg
Vit. B_2	270 µg
Nicotinamid	140 µg
Vit. B_6	60 µg
Biotin	2 µg
Folsäure	10 µg
Vit. B_{12}	2 µg

Aminosäuren

Isoleucin	1100 mg
Leucin	1900 mg
Lysin	1500 mg
Threonin	860 mg
Tryptophan	260 mg
Valin	1300 mg

Lipide

Palmitinsäure	5080 mg
Stearinsäure	2030 mg
Ölsäure	4050 mg
Linolsäure	350 mg
Linolensäure	140 mg
Cholesterin	45 mg

Sonstige Inhaltsstoffe

Milchsäure	800 mg
Salicylsäure	20 µg

[1] Eiweißgehalt nach der EU-Richtlinie zur Nährwertkennzeichnung (Faktor 6,25): 19,5 g
[2] Retinol 220 µg
[3] β-Carotin 120 µg
[4] Gesamttocopherol 590 µg, α-Tocopherol 590 µg

Münsterkäse, 45% Fett i.Tr.

Energiegehalt

der verdaulichen Bestandteile aus 100 g essbarem Anteil	kJ:	1205
	kcal:	290

Hauptbestandteile in 100 g essbarem Anteil

Wasser	52,1 g
Eiweiß[1] [N: 3,39 g]	21,6 g
Fett	22,6 g
Organische Säuren	0,1 g
Mineralstoffe	3,7 g

Einzelne Inhaltsstoffe in 100 g essbarem Anteil

Mineralstoffe

Natrium	1020 mg
Kalium	135 mg
Magnesium	25 mg
Calcium	310 mg
Mangan	30 µg
Eisen	410 µg
Kupfer	70 µg
Zink	2810 µg
Phosphor	240 mg
Chlorid	1500 mg

Vitamine

Vit. A[2]	340 µg
Vit. B_1	10 µg
Vit. B_2	320 µg
Nicotinamid	105 µg
Pantothensäure	190 µg
Vit. B_6	55 µg
Folsäure	12 µg
Vit. B_{12}	1 µg

Aminosäuren

Arginin	810 mg
Histidin	770 mg
Isoleucin	1060 mg
Leucin	2090 mg
Lysin	1980 mg
Methionin	530 mg
Phenylalanin	1140 mg
Threonin	820 mg
Tryptophan	300 mg
Tyrosin	1030 mg
Valin	1370 mg

Lipide

Palmitinsäure	6820 mg
Stearinsäure	2160 mg
Ölsäure	4795 mg
Linolsäure	300 mg
Linolensäure	130 mg
Cholesterin	95 mg

Sonstige Inhaltsstoffe

Milchsäure	70 mg

[1] Eiweißgehalt nach der EU-Richtlinie zur Nährwertkennzeichnung (Faktor 6,25): 21,2 g
[2] Retinol 340 µg

Münsterkäse,
50% Fett i.Tr.

Energiegehalt

der verdaulichen Bestandteile	kJ:	1330
aus 100 g essbarem Anteil	kcal:	321

Hauptbestandteile in 100 g essbarem Anteil

Wasser	49,1 g
Eiweiß[1] [N: 3,28 g]	20,9 g
Fett	26,3 g
Organische Säuren	0,1 g
Mineralstoffe	3,7 g

Einzelne Inhaltsstoffe in 100 g essbarem Anteil

Mineralstoffe

Natrium	900 mg
Kalium	135 mg
Magnesium	25 mg
Calcium	230 mg
Mangan	30 µg
Eisen	410 µg
Kupfer	70 µg
Zink	2800 µg
Phosphor	170 mg
Chlorid	1200 mg

Vitamine

Vit. A[2]	400 µg
Vit. B_1	10 µg
Vit. B_2	320 µg
Nicotinamid	105 µg
Pantothensäure	190 µg
Vit. B_6	55 µg
Folsäure	12 µg
Vit. B_{12}	1 µg

Aminosäuren

Arginin	790 mg
Histidin	740 mg
Isoleucin	1030 mg
Leucin	2020 mg
Lysin	1770 mg
Methionin	510 mg
Phenylalanin	1110 mg
Threonin	790 mg
Tryptophan	290 mg
Tyrosin	1000 mg
Valin	1320 mg

Lipide

Palmitinsäure	7930 mg
Stearinsäure	2510 mg
Ölsäure	5575 mg
Linolsäure	350 mg
Linolensäure	150 mg
Cholesterin	95 mg

Sonstige Inhaltsstoffe

Milchsäure	70 mg

[1] Eiweißgehalt nach der EU-Richtlinie zur Nährwertkennzeichnung (Faktor 6,25): 20,5 g
[2] Retinol 400 µg

Parmesan

Energiegehalt

der verdaulichen Bestandteile	kJ:	1561
aus 100 g essbarem Anteil	kcal:	375

Hauptbestandteile in 100 g essbarem Anteil

Wasser	29,6 g	Kohlenhydrate	0,1 g
Eiweiß[1] [N: 5,58 g]	35,6 g	Mineralstoffe	5,5 g
Fett	25,8 g		

Einzelne Inhaltsstoffe in 100 g essbarem Anteil

Mineralstoffe

Natrium	705 mg
Kalium	130 mg
Magnesium	40 mg
Calcium	1180 mg
Eisen	1 mg
Kupfer	360 µg
Zink	3 mg
Phosphor	745 mg
Chlorid	955 mg

Vitamine

Vit. A[2]	360 µg
Gesamtcarotinoide[3]	115 µg
Vit. D	650 ng
Vit. E[4]	680 µg
Vit. B_1	20 µg
Vit. B_2	620 µg
Nicotinamid	170 µg
Pantothensäure	530 µg
Vit. B_6	95 µg
Biotin	3 µg
Folsäure	20 µg
Vit. B_{12}	2 µg

Aminosäuren

Arginin	1330 mg
Histidin	1200 mg
Isoleucin	1930 mg
Leucin	3500 mg
Lysin	2980 mg
Methionin	960 mg
Phenylalanin	1910 mg
Threonin	1450 mg
Tryptophan	490 mg
Tyrosin	1750 mg
Valin	2520 mg

Kohlenhydrate

Lactose	55 mg

Lipide

Palmitinsäure	7080 mg
Stearinsäure	2080 mg
Ölsäure	5780 mg
Linolsäure	365 mg
Linolensäure	185 mg
Cholesterin	70 mg

[1] Eiweißgehalt nach der EU-Richtlinie zur Nährwertkennzeichnung (Faktor 6,25): 34,9 g
[2] Retinol 340 µg
[3] β-Carotin 115 µg
[4] Gesamttocopherol 680 µg, α-Tocopherol 680 µg

Provolone

Energiegehalt

der verdaulichen Bestandteile	kJ:	1516
aus 100 g essbarem Anteil	kcal:	365

Hauptbestandteile in 100 g essbarem Anteil

Wasser	39,6 g	Fett	28,9 g
Eiweiß[1] [N: 4,12 g]	26,3 g	Mineralstoffe	5,9 g

Einzelne Inhaltsstoffe in 100 g essbarem Anteil

Mineralstoffe

Magnesium	30 mg
Calcium	880 mg
Eisen	500 µg
Kupfer	240 µg
Zink	4 mg
Phosphor	575 mg

Vitamine

Vit. B_1	19 µg
Vit. B_2	320 µg
Nicotinamid	160 µg

Lipide

Palmitinsäure	8670 mg
Stearinsäure	2970 mg
Ölsäure	6960 mg
Linolsäure	570 mg
Linolensäure	300 mg

[1] Eiweißgehalt nach der EU-Richtlinie zur Nährwertkennzeichnung (Faktor 6,25): 25,8 g

Romadur, 30% Fett i.Tr.

Energiegehalt

der verdaulichen Bestandteile	kJ:	916
aus 100 g essbarem Anteil	kcal:	220

Hauptbestandteile in 100 g essbarem Anteil

Wasser	57,2 g	Organische Säuren	0,5 g
Eiweiß[1] [N: 3,72 g]	23,7 g	Mineralstoffe	4,6 g
Fett	13,7 g		

Einzelne Inhaltsstoffe in 100 g essbarem Anteil

Mineralstoffe

Natrium	710 mg
Kalium	115 mg
Magnesium	20 mg
Calcium	375 mg
Mangan	30 µg
Eisen	600 µg
Kupfer	70 µg
Zink	2 mg
Phosphor	315 mg
Chlorid	1090 mg

Vitamine

Vit. A[2]	160 µg
Vit. B_1	50 µg
Vit. B_2	350 µg
Nicotinamid	200 µg
Folsäure	50 µg
Vit. B_{12}	2 µg

Aminosäuren

Isoleucin	1400 mg
Leucin	2600 mg
Lysin	2100 mg
Threonin	1100 mg
Tryptophan	350 mg
Valin	1700 mg

Lipide

Palmitinsäure	4200 mg
Stearinsäure	1700 mg
Ölsäure	4200 mg
Linolsäure	560 mg
Cholesterin	35 mg

Sonstige Inhaltsstoffe

Milchsäure	500 mg

[1] Eiweißgehalt nach der EU-Richtlinie zur Nährwertkennzeichnung (Faktor 6,25): 23,2 g
[2] Retinol 160 µg

Käse

Romadur verschiedener Fettstufen

Energiegehalte, Hauptbestandteile und wichtige Inhaltsstoffe in 100 g essbarem Anteil

Fett i. Tr.	kJ	kcal	Wasser (g)	Eiweiß (g)	Fett (g)	Milchsäure (g)	Cholesterin (mg)
20%	753	180	60,3	23,9 [23,4]*	9,2	0,5	20
30%	916	220	57,2	23,7 [23,2]*	13,7	0,5	35
40%	1143	275	51,8	23,1 [22,6]*	20,1	0,5	45
45%	1222	294	51,0	21,2 [20,8]*	23,1	0,5	55
50%	1297	313	50,0	20,0 [19,6]*	25,7	0,5	60
60%	1579	382	44,0	17,0 [16,7]*	34,7	0,5	80

* Eiweißgehalt nach der EU-Richtlinie zur Nährwertkennzeichnung (Faktor 6,25)

Roquefort

Energiegehalt

der verdaulichen Bestandteile	kJ:	1500
aus 100 g essbarem Anteil	kcal:	362

Hauptbestandteile in 100 g essbarem Anteil

Wasser	39,4 g
Eiweiß[1] [N: 3,37 g]	21,5 g
Fett	30,6 g
Organische Säuren	0,2 g
Mineralstoffe	6,4 g

Einzelne Inhaltsstoffe in 100 g essbarem Anteil

Mineralstoffe

Natrium	1500 mg
Kalium	90 mg
Magnesium	30 mg
Calcium	660 mg
Mangan	60 µg
Eisen	600 µg
Kupfer	120 µg
Zink	3 mg
Phosphor	390 mg
Chlorid	2300 mg

Vitamine

Vit. A[2]	320 µg
Gesamtcarotinoide[3]	50 µg
Vit. D	700 ng
Vit. E[4]	600 µg
Vit. B_1	40 µg
Vit. B_2	590 µg
Nicotinamid	730 µg
Pantothensäure	1730 µg
Vit. B_6	120 µg
Folsäure	50 µg
Vit. B_{12}	600 ng

Aminosäuren

Isoleucin	1300 mg
Leucin	2200 mg
Lysin	1600 mg
Threonin	1100 mg
Tryptophan	270 mg
Valin	1200 mg

Lipide

Palmitinsäure	7060 mg
Stearinsäure	2690 mg
Ölsäure	5940 mg
Linolsäure	630 mg
Linolensäure	525 mg
Cholesterin	70 mg

Sonstige Inhaltstoffe

Milchsäure	180 mg

[1] Eiweißgehalt nach der EU-Richtlinie zur Nährwertkennzeichnung (Faktor 6,25): 21,1 g
[2] Retinol 310 µg
[3] β-Carotin 50 µg
[4] Gesamttocopherol 600 µg, α-Tocopherol 600 µg

Sauermilchkäse, Harzer-, Mainzer-, Hand-, Stangenkäse, höchst. 10% Fett i.Tr.

Energiegehalt

der verdaulichen Bestandteile	kJ:	540
aus 100 g essbarem Anteil	kcal:	127

Hauptbestandteile in 100 g essbarem Anteil

Wasser	64,0 g	Organische Säuren	0,3 g
Eiweiß[1] [N: 4,70 g]	30,0 g	Mineralstoffe	4,7 g
Fett	0,7 g		

Einzelne Inhaltsstoffe in 100 g essbarem Anteil

Mineralstoffe

Natrium	785 mg
Kalium	105 mg
Magnesium	13 mg
Calcium	125 mg
Mangan	7 µg
Eisen	290 µg
Kupfer	80 µg
Zink	2 mg
Phosphor	265 mg
Chlorid	1210 mg

Vitamine

Vit. A[2]	12 µg
Gesamtcarotinoide	10 µg
Vit. D	10 ng
Vit. E[3]	20 µg
Vit. B_1	30 µg
Vit. B_2	360 µg
Nicotinamid	700 µg
Pantothensäure	600 µg
Vit. B_6	30 µg
Folsäure	3 µg
Vit. B_{12}	2 µg

Aminosäuren

Arginin	1280 mg
Histidin	1310 mg
Isoleucin	1660 mg
Leucin	3040 mg
Lysin	2940 mg
Methionin	520 mg
Phenylalanin	1660 mg
Threonin	1420 mg
Tryptophan	280 mg
Tyrosin	1800 mg
Valin	2080 mg

Lipide

Palmitinsäure	210 mg
Stearinsäure	80 mg
Ölsäure	210 mg
Linolsäure	30 mg

Sonstige Inhaltsstoffe

Milchsäure	320 mg

1 Eiweißgehalt nach der EU-Richtlinie zur Nährwertkennzeichnung (Faktor 6,25): 29,4 g
2 Retinol 10 µg
3 Gesamttocopherol 20 µg, α-Tocopherol 20 µg

Schichtkäse, 20% Fett i.Tr.

Energiegehalt

der verdaulichen Bestandteile	kJ:	460
aus 100 g essbarem Anteil	kcal:	110

Hauptbestandteile in 100 g essbarem Anteil

Wasser	78,0 g	Kohlenhydrate	3,6 g
Eiweiß[1] [N: 1,87 g]	11,9 g	Organische Säuren	0,9 g
Fett	5,0 g	Mineralstoffe	0,8 g

Einzelne Inhaltsstoffe in 100 g essbarem Anteil

Mineralstoffe

Natrium	40 mg
Kalium	120 mg
Magnesium	11 mg
Calcium	100 mg
Mangan	7 µg
Eisen	100 µg
Kupfer	16 µg
Zink	500 µg
Phosphor	180 mg
Chlorid	60 mg
Fluorid	16 µg

Vitamine

Vit. A[2]	55 µg
Gesamtcarotinoide[3]	30 µg
Vit. D	90 ng
Vit. E[4]	130 µg
Vit. B_1	30 µg
Vit. B_2	290 µg
Nicotinamid	100 µg
Pantothensäure	680 µg
Vit. B_6	60 µg
Vit. B_{12}	1 µg

Aminosäuren

Isoleucin	630 mg
Leucin	1100 mg
Lysin	900 mg
Threonin	530 mg
Tryptophan	160 mg
Valin	740 mg

Kohlenhydrate

Lactose	3,6 g

Lipide

Palmitinsäure	1300 mg
Stearinsäure	530 mg
Ölsäure	1300 mg
Linolsäure	180 mg
Cholesterin	16 mg

Sonstige Inhaltsstoffe

Milchsäure	890 mg

1 Eiweißgehalt nach der EU-Richtlinie zur Nährwertkennzeichnung (Faktor 6,25): 11,7 g
2 Retinol 50 µg
3 β-Carotin 30 µg
4 Gesamttocopherol 130 µg, α-Tocopherol 130 µg

Schichtkäse verschiedener Fettstufen

Energiegehalte, Hauptbestandteile und wichtige Inhaltsstoffe in 100 g essbarem Anteil

Fett i. Tr.	kJ	kcal	Wasser (g)	Eiweiß (g)	Fett (g)	Lactose (g)	Milchsäure (g)	Mineralstoffe (g)	Cholesterin (mg)
10%	381	90	78,6	12,7 [12,4]*	2,4	3,8	0,9	1,0	7
20%	460	110	78,0	11,9 [11,7]*	5,0	3,6	0,9	0,8	16
40%	665	160	73,3	10,8 [10,6]*	11,3	3,2	0,7	0,7	40

* Eiweißgehalt nach der EU-Richtlinie zur Nährwertkennzeichnung (Faktor 6,25)

Schmelzkäse, 45% Fett i.Tr.

Energiegehalt

der verdaulichen Bestandteile	kJ:	1225
aus 100 g essbarem Anteil	kcal:	295

Hauptbestandteile in 100 g essbarem Anteil

Wasser	51,1 g	Kohlenhydrate	6,3 g
Eiweiß[1] [N: 2,26 g]	14,4 g	Mineralstoffe	4,6 g
Fett	23,6 g		

Einzelne Inhaltsstoffe in 100 g essbarem Anteil

Mineralstoffe

Natrium	1260 mg
Kalium	65 mg
Magnesium	30 mg
Calcium	545 mg
Mangan	50 µg
Eisen	1 mg
Kupfer	460 µg
Zink	3 mg
Nickel	13 µg
Phosphor	945 mg
Chlorid	725 mg
Jodid	5 µg

Vitamine

Vit. A[2]	300 µg
Vit. D	3 µg
Vit. E[3]	670 µg
Vit. B_1	35 µg
Vit. B_2	380 µg
Nicotinamid	220 µg
Pantothensäure	520 µg
Vit. B_6	70 µg
Biotin	4 µg
Folsäure	4 µg
Vit. B_{12}	250 ng

Aminosäuren

Isoleucin	890 mg
Leucin	1600 mg
Lysin	1300 mg
Threonin	720 mg
Tryptophan	220 mg
Valin	1100 mg

Kohlenhydrate

Lactose	6,3 g

Lipide

Palmitinsäure	6330 mg
Stearinsäure	1630 mg
Ölsäure	4010 mg
Linolsäure	290 mg
Linolensäure	110 mg
Cholesterin	50 mg

[1] Eiweißgehalt nach der EU-Richtlinie zur Nährwertkennzeichnung (Faktor 6,25): 14,1 g
[2] Retinol 300 µg
[3] Gesamttocopherol 670 µg, α-Tocopherol 670 µg

Käse

Schmelzkäse verschiedener Fettstufen

Energiegehalte, Hauptbestandteile und wichtige Inhaltsstoffe in 100 g essbarem Anteil

Fett i. Tr.	kJ	kcal	Wasser (g)	Eiweiß (g)	Fett (g)	Lactose (g)	Cholesterin (mg)
20%	787	188	60,0	17,0* [16,7]	10,0	7,5	25
45%	1225	295	51,1	14,4* [14,1]	23,6	6,3	50
60%	1407	340	50,6	13,2 [12,9]*	30,4	3,4	75

* Eiweißgehalt nach der EU-Richtlinie zur Nährwertkennzeichnung (Faktor 6,25)

Speisequark, 20% Fett i.Tr.

Energiegehalt

der verdaulichen Bestandteile	kJ:	456
aus 100 g essbarem Anteil	kcal:	109

Hauptbestandteile in 100 g essbarem Anteil

Wasser	78,0 g	Kohlenhydrate	2,7 g
Eiweiß[1] [N: 1,96 g]	12,5 g	Organische Säuren	0,7 g
Fett	5,1 g	Mineralstoffe	0,8 g

Einzelne Inhaltsstoffe in 100 g essbarem Anteil

Mineralstoffe

Natrium	35 mg
Kalium	85 mg
Magnesium	11 mg
Calcium	85 mg
Mangan	60 µg
Eisen	370 µg
Kupfer	14 µg
Zink	500 µg
Nickel	1 µg
Chrom	1 µg
Phosphor	165 mg
Chlorid	130 mg
Fluorid	25 µg
Jodid	4 µg
Selen	5 µg

Vitamine

Vit. A[2]	45 µg
Gesamtcarotinoide[3]	25 µg
Vit. D	85 ng
Vit. E[4]	120 µg
Vit. B_1	35 µg
Vit. B_2	270 µg
Nicotinamid	140 µg
Pantothensäure	680 µg
Vit. B_6	90 µg
Biotin	6 µg
Folsäure	16 µg
Vit. B_{12}	810 ng
Vit. C	600 µg

Aminosäuren

Arginin	500 mg
Histidin	380 mg
Isoleucin	790 mg
Leucin	1290 mg
Lysin	1050 mg
Methionin	390 mg
Phenylalanin	650 mg
Threonin	580 mg
Tryptophan	160 mg
Tyrosin	650 mg
Valin	830 mg

Kohlenhydrate

Lactose	2,7 g

Lipide

Palmitinsäure	1430 mg
Stearinsäure	560 mg
Ölsäure	1200 mg
Linolsäure	105 mg
Linolensäure	30 mg
Cholesterin	17 mg

Sonstige Inhaltsstoffe

Milchsäure	740 mg

[1] Eiweißgehalt nach der EU-Richtlinie zur Nährwertkennzeichnung (Faktor 6,25): 12,2 g
[2] Retinol 40 µg
[3] β-Carotin 25 µg
[4] Gesamttocopherol 120 µg, α-Tocopherol 120 µg

Speisequark verschiedener Fettstufen

Energiegehalte, Hauptbestandteile und wichtige Inhaltsstoffe in 100 g essbarem Anteil

Fett i. Tr.	kJ	kcal	Wasser (g)	Eiweiß (g)	Fett (g)	Lactose (g)	Milchsäure (g)	Mineralstoffe (g)	Cholesterin (mg)
mager	305	72	81,3	13,5 [13,2]*	0,3	3,2	0,8	0,9	1
20%	456	109	78,0	12,5 [12,2]*	5,1	2,7	0,7	0,8	17
40%	664	160	73,5	11,1 [10,9]*	11,4	2,6	0,7	0,8	35

* Eiweißgehalt nach der EU-Richtlinie zur Nährwertkennzeichnung (Faktor 6,25)

Tilsiter, 45% Fett i.Tr.

Energiegehalt

der verdaulichen Bestandteile	kJ:	1485
aus 100 g essbarem Anteil	kcal:	358

Hauptbestandteile in 100 g essbarem Anteil

Wasser	40,1 g
Eiweiß[1] [N: 4,12 g]	26,3 g
Fett	27,7 g
Organische Säuren	1,0 g
Mineralstoffe	4,9 g

Einzelne Inhaltsstoffe in 100 g essbarem Anteil

Mineralstoffe

Natrium	575 mg
Kalium	60 mg
Magnesium	30 mg
Calcium	845 mg
Mangan	45 µg
Eisen	120 µg
Kupfer	70 µg
Zink	3600 µg
Phosphor	510 mg
Chlorid	880 mg

Vitamine

Vit. A[2]	120 µg
Vit. B_1	60 µg
Vit. B_2	360 µg
Nicotinamid	210 µg
Pantothensäure	350 µg
Vit. B_{12}	2 µg
Vit. C	1 mg

Aminosäuren

Arginin	800 mg
Histidin	740 mg
Isoleucin	1340 mg
Leucin	2380 mg
Lysin	2040 mg
Methionin	655 mg
Phenylalanin	1370 mg
Threonin	980 mg
Tryptophan	370 mg
Tyrosin	1510 mg
Valin	1660 mg

Lipide

Palmitinsäure	8000 mg
Stearinsäure	2400 mg
Ölsäure	6160 mg
Linolsäure	465 mg
Linolensäure	210 mg
Cholesterin	60 mg

Sonstige Inhaltsstoffe

Milchsäure	1,0 g

[1] Eiweißgehalt nach der EU-Richtlinie zur Nährwertkennzeichnung (Faktor 6,25): 25,8 g
[2] Retinol 120 µg

Tilsiter- und Trapistenkäse verschiedener Fettstufen sowie weitere Schnittkäse

Energiegehalte, Hauptbestandteile und wichtige Inhaltsstoffe in 100 g essbarem Anteil

Käseart	Fett i. Tr.	kJ	kcal	Wasser (g)	Eiweiß (g)	Fett (g)	Milchsäure (g)	Cholesterin (mg)
Tilsiter	30%	1135	272	46,2	28,7 [28,1]*	17,2	0,8	40
Tilsiter	45%	1485	358	40,1	26,3 [25,8]*	27,7	1,0	60
Trapistenkäse	45%	1431	345	44,0	25,1 [24,6]*	26,8	1,0	60
Trapistenkäse	50%	1548	373	42,0	23,5 [23,0]*	30,7	1,0	70
Steppenkäse	45%	1360	327	46,0	24,1 [23,6]*	25,4	0,8	60

* Eiweißgehalt nach der EU-Richtlinie zur Nährwertkennzeichnung (Faktor 6,25)

Ziegenkäse, 45% Fett i.Tr.

Energiegehalt

der verdaulichen Bestandteile	kJ:	1166
aus 100 g essbarem Anteil	kcal:	281

Hauptbestandteile in 100 g essbarem Anteil

Wasser	54,0 g	Fett	21,8 g
Eiweiß[1] [N: 3,29 g]	21,0 g	Organische Säuren	0,2 g

Einzelne Inhaltsstoffe in 100 g essbarem Anteil

Mineralstoffe

Natrium	800 mg
Kalium	230 mg
Magnesium	25 mg
Calcium	430 mg
Mangan	50 µg
Eisen	400 µg
Kupfer	200 µg
Zink	3 mg
Phosphor	400 mg
Chlorid	1200 mg

Vitamine

Vit. A[2]	250 µg
Vit. D	1 µg
Vit. E	600 µg
Vit. B_1	50 µg
Vit. B_2	500 µg
Nicotinamid	3500 µg
Pantothensäure	1200 µg
Vit. B_6	200 µg
Folsäure	8 µg
Vit. B_{12}	3 µg

Aminosäuren

Isoleucin	1400 mg
Leucin	2400 mg
Lysin	2100 mg
Threonin	1400 mg
Tryptophan	300 mg
Valin	1700 mg

Lipide

Palmitinsäure	5600 mg
Stearinsäure	2700 mg
Ölsäure	6100 mg
Linolsäure	550 mg
Cholesterin	35 mg

Sonstige Inhaltsstoffe

Milchsäure	200 mg

[1] Eiweißgehalt nach der EU-Richtlinie zur Nährwertkennzeichnung (Faktor 6,25): 20,6 g
[2] Retinol 250 µg

3 Hühnerei

Hühnerei, Gesamtinhalt

Energiegehalt

der verdaulichen Bestandteile	kJ:	648
aus 100 g essbarem Anteil	kcal:	156

Hauptbestandteile in 100 g essbarem Anteil

Wasser	74,4 g	Kohlenhydrate	0,7 g
Eiweiß [N: 2,05 g]	12,8 g	Mineralstoffe	1,0 g
Fett	11,3 g		

Einzelne Inhaltsstoffe in 100 g essbarem Anteil

Mineralstoffe

Natrium	145 mg
Kalium	145 mg
Magnesium	12 mg
Calcium	55 mg
Mangan	70 µg
Eisen	2000 µg
Kupfer	65 µg
Zink	1300 µg
Nickel	9 µg
Chrom	3 µg
Phosphor	215 mg
Chlorid	180 mg
Fluorid	110 µg
Jodid	10 µg
Selen	10 µg

Vitamine

Vit. A[1]	270 µg
Gesamtcarotinoide[2]	13 µg
Vit. D	3 µg
Vit. E[3]	2000 µg
Vit. K	9 µg
Vit. B_2	410 µg
Nicotinamid	85 µg
Pantothensäure	1600 µg
Vit. B_6	75 µg
Biotin	25 µg
Folsäure	65 µg
Vit. B_{12}	2 µg
Vit. C	0 µg

Aminosäuren

Arginin	890 mg
Histidin	330 mg
Isoleucin	930 mg
Leucin	1260 mg
Lysin	890 mg
Methionin	450 mg
Phenylalanin	800 mg
Threonin	710 mg
Tryptophan	230 mg
Tyrosin	590 mg
Valin	1120 mg

Kohlenhydrate

Glucose	340 mg

Lipide

Palmitinsäure	2390 mg
Stearinsäure	725 mg
Ölsäure	4230 mg
Linolsäure	1660 mg
Linolensäure	100 mg
Arachidonsäure	70 mg
Cholesterin	395 mg
Lecithin[4]	2700 mg

[1] Retinol 270 µg
[2] β-Carotin 13 µg
[3] Gesamttocopherol 2300 µg, α-Tocopherol 1900 µg
[4] Gesamtphospholipide 3510 mg

Hühnereigelb, Flüssigeigelb

Energiegehalt

der verdaulichen Bestandteile	kJ:	1459
aus 100 g essbarem Anteil	kcal:	353

Hauptbestandteile in 100 g essbarem Anteil

Wasser	50,0 g	Kohlenhydrate	0,3 g
Eiweiß [N: 2,58 g]	16,1 g	Mineralstoffe	1,7 g
Fett	31,9 g		

Einzelne Inhaltsstoffe in 100 g essbarem Anteil

Mineralstoffe	
Natrium	50 mg
Kalium	140 mg
Magnesium	16 mg
Calcium	140 mg
Mangan	125 µg
Eisen	7200 µg
Zink	3800 µg
Nickel	14 µg
Chrom	6 µg
Phosphor	590 mg
Chlorid	180 mg
Fluorid	30 µg
Jodid	12 µg
Selen	19 µg
Vitamine	
Vit. A[1]	885 µg
Gesamtcarotinoide[2]	30 µg
Vit. D	6 µg
Vit. E[3]	5700 µg
Vit. B_1	290 µg
Vit. B_2	400 µg
Nicotinamid	65 µg
Pantothensäure	3700 µg
Vit. B_6	300 µg
Biotin	55 µg
Folsäure	160 µg
Vit. B_{12}	2 µg
Vit. C	0 µg
Aminosäuren	
Arginin	1280 mg
Histidin	440 mg
Isoleucin	1090 mg
Leucin	1630 mg
Lysin	1300 mg
Methionin	470 mg
Phenylalanin	790 mg
Threonin	1010 mg
Tryptophan	290 mg
Tyrosin	780 mg
Valin	1240 mg
Kohlenhydrate	
Glucose	210 mg
Lipide	
Palmitinsäure	6900 mg
Stearinsäure	2140 mg
Ölsäure	11,7 g
Linolsäure	4750 mg
Linolensäure	260 mg
Arachidonsäure	210 mg
Docosahexaensäure	180 mg
Cholesterin	1260 mg
Lecithin[4]	6790 mg

[1] Retinol 880 µg
[2] β-Carotin 30 µg
[3] Gesamttocopherol 6500 µg, α-Tocopherol 5400 µg
[4] Gesamtphospholipide 10,3 g

Hühnereiweiß,
Flüssigeiweiß

Energiegehalt

der verdaulichen Bestandteile	kJ:	202
aus 100 g essbarem Anteil	kcal:	47

Hauptbestandteile in 100 g essbarem Anteil

Wasser	87,3 g	Kohlenhydrate	0,7 g
Eiweiß [N: 1,78 g]	11,1 g	Mineralstoffe	0,7 g
Fett	0,03 g		

Einzelne Inhaltsstoffe in 100 g essbarem Anteil

Mineralstoffe

Natrium	170 mg
Kalium	155 mg
Magnesium	12 mg
Calcium	11 mg
Mangan	40 µg
Eisen	200 µg
Zink	20 µg
Nickel	6 µg
Chrom	2 µg
Phosphor	20 mg
Fluorid	14–150 µg
Jodid	7 µg
Selen	5 µg

Vitamine

Vit. A	0 µg
Vit. D	0 µg
Vit. B_1	20 µg
Vit. B_2	320 µg
Nicotinamid	90 µg
Pantothensäure	140 µg
Vit. B_6	12 µg
Biotin	7 µg
Folsäure	9 µg
Vit. B_{12}	Spuren
Vit. C	200 µg

Aminosäuren

Arginin	680 mg
Histidin	280 mg
Isoleucin	740 mg
Leucin	1080 mg
Lysin	740 mg
Methionin	470 mg
Phenylalanin	760 mg
Threonin	580 mg
Tryptophan	200 mg
Tyrosin	460 mg
Valin	980 mg

Kohlenhydrate

Glucose	410 mg

Lipide

Cholesterin	0 mg

Hühnerei, Hühnereiprodukte

Energiegehalte, Hauptbestandteile und wichtige Inhaltsstoffe in 100 g essbarem Anteil

Lebensmittel	kJ	kcal	Wasser (g)	Eiweiß (g)	Fett (g)	Kohlenhydrate (g)	Cholesterin (mg)
Gesamtinhalt	648	156	74,4	12,8	11,3	0,7	395
Flüssigeigelb	1459	353	50,0	16,1	31,9	0,3	1260
Flüssigeiweiß	202	47	87,3	11,1	0,03	0,7	0
Trockenvollei	2369	570	6,1	46,0	41,8	2,4	1440
Trockeneigelb	2769	669	3,4	31,7	59,3	2,1	2430
Trockeneiweiß	1456	343	9,0	77,3	0,1	8,1	0

4 Fette und Öle

Butter,
Süß- u. Sauerrahmbutter

Energiegehalt

der verdaulichen Bestandteile	kJ:	3101
aus 100 g essbarem Anteil	kcal:	754

Hauptbestandteile in 100 g essbarem Anteil

Wasser	15,3 g	Kohlenhydrate	0,6 g
Eiweiß [N: 0,11 g]	0,7 g	Mineralstoffe	0,1 g
Fett	83,2 g		

Einzelne Inhaltsstoffe in 100 g essbarem Anteil

Mineralstoffe

Natrium	5 mg
Kalium	16 mg
Magnesium	3 mg
Calcium	13 mg
Mangan	3–40 µg
Eisen	25–200 µg
Kupfer	2–15 µg
Zink	230 µg
Nickel	2 µg
Chrom	6 µg
Phosphor	20 mg
Chlorid	25 mg
Fluorid	70 µg
Jodid	3 µg
Selen	1 µg

Vitamine

Vit. A[1]	655 µg
Gesamtcarotinoide[2]	380 µg
Vit. D	1 µg
Vit. E[3]	2000 µg
Vit. K	7 µg
Vit. B_1	5 µg
Vit. B_2	20 µg
Nicotinamid	35 µg
Pantothensäure	45 µg
Vit. B_6	5 µg
Biotin	Spuren
Folsäure	Spuren
Vit. B_{12}	Spuren
Vit. C	200 µg

Aminosäuren

Arginin	25 mg
Histidin	19 mg
Isoleucin	45 mg
Leucin	75 mg
Lysin	55 mg
Methionin	19 mg
Phenylalanin	35 mg
Threonin	35 mg
Tryptophan	9 mg
Tyrosin	35 mg
Valin	50 mg

Kohlenhydrate

Lactose	570 mg

Lipide

Palmitinsäure	22,5 g
Stearinsäure	8480 mg
Ölsäure	18,5 g
Linolsäure	1230 mg
Linolensäure	440 mg
Arachidonsäure	115 mg
Cholesterin	240 mg

1 Retinol 590 µg
2 β-Carotin 380 µg
3 Gesamttocopherol 2000 µg, α-Tocopherol 2000 µg

Halbfettmargarine

Energiegehalt

der verdaulichen Bestandteile	kJ:	1495
aus 100 g essbarem Anteil	kcal:	364

Hauptbestandteile in 100 g essbarem Anteil

Wasser	57,9 g	Kohlenhydrate	0,4 g
Eiweiß [N: 0,08 g]	0,5 g	Mineralstoffe	1,2 g
Fett	40,0 g		

Einzelne Inhaltsstoffe in 100 g essbarem Anteil

Mineralstoffe

Natrium	390 mg
Kalium	7 mg
Magnesium	500 µg
Calcium	12 mg
Mangan	Spuren
Eisen	30 µg
Kupfer	3 µg
Phosphor	8 mg
Chlorid	615 mg

Vitamine

Vit. A[1]	585 µg
Gesamtcarotinoide[2]	500 µg
Vit. D	3 µg
Vit. E	6 mg

Lipide

Palmitinsäure	5710 mg
Stearinsäure	2390 mg
Ölsäure	12,7 g
Linolsäure	12,2 g
Linolensäure	1640 mg

[1] Retinol 500 µg
[2] β-Carotin 500 µg

Fette und Öle

Pflanzenmargarine

Energiegehalt

der verdaulichen Bestandteile	kJ:	2970
aus 100 g essbarem Anteil	kcal:	722

Hauptbestandteile in 100 g essbarem Anteil

Wasser	19,1 g	Kohlenhydrate	0,4 g
Eiweiß [N: 0,03 g]	0,2 g	Mineralstoffe	0,3 g
Fett	80,0 g		

Einzelne Inhaltsstoffe in 100 g essbarem Anteil

Mineralstoffe

Natrium	100 mg
Chlorid	160 mg

Vitamine

Vit. A[1]	610 µg
Gesamtcarotinoide[2]	650 µg
Vit. D	3 µg
Vit. E	16 mg

Lipide

Palmitinsäure	16,0 g
Stearinsäure	4,4 g
Ölsäure	25,4 g
Linolsäure	17,6 g
Linolensäure	2,6 g

[1] Retinol 500 µg
[2] β-Carotin 650 µg

Standardmargarine

Energiegehalt

der verdaulichen Bestandteile	kJ:	2970
aus 100 g essbarem Anteil	kcal:	722

Hauptbestandteile in 100 g essbarem Anteil

Wasser	19,2 g	Kohlenhydrate	0,4 g
Eiweiß [N: 0,03 g]	0,2 g	Mineralstoffe	0,3 g
Fett	80,0 g		

Einzelne Inhaltsstoffe in 100 g essbarem Anteil

Mineralstoffe

Natrium	100 mg
Chlorid	160 mg

Vitamine

Vit. A[1]	640 µg
Gesamtcarotinoide[2]	650 µg
Vit. D	3 µg
Vit. E	10 mg

Lipide

Palmitinsäure	12,2 g
Stearinsäure	7800 mg
Ölsäure	26,8 g
Linolsäure	17,6 g
Linolensäure	1900 mg

[1] Retinol 530 µg
[2] β-Carotin 650 µg

Fette und Öle

Energiegehalte und wichtige Inhaltsstoffe in 100 g essbarem Anteil

	kJ	kcal	Palmitinsäure (mg)	Stearinsäure (mg)
tierische:				
Butter	3101	754	22500	8480
Butterschmalz	3686	897	26500	9710
Gänsefett	3700	900	20600	6200
Haifischöl[1)]	3682	896	27800	4200
Hammelfett (Hammeltalg)	3074	747	18700	22200
Heringsöl[2)]	3700	900	13000	1400
Hühnerfett	3700	900	19400	8100
Pottwalöl[3)]	3682	896	11000	950
Rindertalg	3682	896	25000	17700
Schweineschmalz	3700	900	23700	13200
pflanzliche:				
Baumwollsaatöl	3700	900	22000	3600
Erdnussöl	3700	900	9850	3050
Illipefett	3700	900	16400	43500
Kakaobutter	3700	900	24900	34400
Kokosfett[4)]	3700	900	8600	2600
Kürbiskernöl	3700	900	11600	5370
Leinöl	3700	900	5950	3600
Maiskeimöl	3700	900	10900	1820
Mohnöl	3700	900	9600	1900
Olivenöl	3700	900	10800	2750
Palmkernfett[5)]	3700	900	8100	2400
Palmöl	3700	900	41600	4750
Rapsöl (Rüböl)	3700	900	4610	1520
Safloröl (Distelöl)	3700	900	6340	2360
Sesamöl	3700	900	8100	4300
Sheafett	3700	900	3800	36200
Sojaöl	3700	900	10400	3620
Sonnenblumenöl	3700	900	6150	4410
Traubenkernöl	3700	900	5900	3000
Walnussöl	3700	900	7130	2100
Weizenkeimöl	3700	900	16400	790
Margarine:				
Halbfettmargarine	1495	364	5710	2390
Pflanzenmargarine	2970	722	16000	4400
Standardmargarine	2970	722	12200	7800

1) Arachidons.: 5080 mg; Eicosapentaens.: 3500 mg; Docosahexaens.: 16400 mg
2) Eicosens.: 14100 mg; C22:1-S.: 18300 mg; Eicosapentaens.: 6200 mg; Docosahexaens.: 5700 mg
3) Eicosensäure: 16000 mg; C22:1-Säure: 8100 mg
4) Laurinsäure: 44900 mg; Myristinsäure: 17200 mg
5) Laurinsäure: 44800 mg; Myristinsäure: 15300 mg

Fette und Öle

Energiegehalte und wichtige Inhaltsstoffe in 100 g

Ölsäure (mg)	Linolsäure (mg)	Linolensäure (mg)	Cholesterin (mg)	Vitamin E (mg)
18500	1230	440	240	2
22000	1780	525	285	3,6
54900	9350	1190		
16200	270			
32300	3340		110	
14900	2400	900		
37000	26300	1710	105	
31000	480			
36700	2520	445	95	1,3
40600	9100	1000	85	1,6
17800	48800	740	2	38
53700[5]	21600[6]	0–1300	1	10
31100	1500	100		
32000	1990	295	3	1,1
6700	1650		0,5	2,1
27100	49400	480	3	
18200	13900	54200	4	5,8
25800	55300	930	2	34
10600	72800	1000	Spuren	
69400	8280	855	1	12
13800	2400		2	
37100	10100	500	1	9,5
52600	22300	9150	2	23
10400	75100	470		44
40300	42700	0–1900	1	3,5
45200	6700	300	1	
18900	53100	7700	2	17
19900	63000	500	0,5	63
16300	65900	480	0,5	32
18300	55100	12900	1,5	3,3
13500	55700	7800	3	174
12700	12200	1640		6
25400	17600	2600		16
26800	17600	1900		10

[5],[6] nach Sorte und Herkunft unterschiedlich; aus Afrika s. oben - aus Argentinien: Ölsäure = 35500 mg; Linolsäure = 39100 mg

Fette und Öle

Tocopherole in Fetten und Ölen
Menge mg/100 g essbarem Anteil

Lebensmittel	Vit. E Aktivität	Gesamt-tocopherol	Tocopherole α	β	γ	δ
Tierische Fette						
Butterschmalz	3,6	3,6	3,6	–	–	–
Rindertalg	1,3	1,3	1,3	–	–	–
Schweineschmalz	1,6	1,7	1,6	–	0,1	–
Pflanzliche Fette u. Öle						
Baumwollsaatöl	38	65	35	–	30	–
Erdnussöl	10	16	10	0,4	5	1
Kakaobutter	1,1	5,6	0,5	0,2	5,0	–
Kokosfett[1]	2,1	4,1	1,7	0,3	0,2	0,3
Leinöl	5,8	54	0,5	–	53	0,8
Maiskeimöl[2]	34	106	26	1	73	3,3
Olivenöl	12	13	12	0,1	1,3	–
Palmöl[3]	9,5	29	7,4	–	–	–
Rapsöl (Rüböl)	23	65	18	–	46	1,2
Safloröl (Distelöl)	44	48	44	1,2	2,7	0,6
Sesamöl	3,5	29	0,4	1,4	25	2,1
Sojaöl	17	108	9,3	1,3	69	28
Sonnenblumenöl	63	66	61	2,2	2,7	–
Traubenkernöl	32	62	29	–	31	2
Walnussöl	3,3	32	0,4	–	28	3,8
Weizenkeimöl[4]	174	244	155	33	50	2,1

[1] Tocotrienole: α: 1,1 mg, β: 0,1 mg; γ: 0,4 mg
[2] Tocotrienole: α: 1,4 mg, γ: 2,0 mg
[3] Tocotrienole: α: 6,3 mg, β: 0,8 mg; γ: 11 mg; δ: 3,3 mg
[4] Tocotrienole: α: 3,6 mg

5 Fleisch und Fleischerzeugnisse

* Die Inhaltsstoffangaben der Schlachttierteile (u. a. Rind, Schwein) beziehen sich auf die im Einzelhandel der Bundesrepublik Deutschland verzehrsgerecht angebotene Ware.

Hammelfleisch,
Keule, Schlegel

Energiegehalt

der verdaulichen Bestandteile	kJ:	972
aus 100 g essbarem Anteil (Abfall: 16%)	kcal:	234

Hauptbestandteile in 100 g essbarem Anteil

Wasser	64,0 g	Fett	18,0 g
Eiweiß [N: 2,88 g]	18,0 g	Mineralstoffe	0,9 g

Einzelne Inhaltsstoffe in 100 g essbarem Anteil

Mineralstoffe

Natrium	80 mg
Kalium	380 mg
Magnesium	25 mg
Calcium	10 mg
Mangan	15 µg
Eisen	2500 µg
Kupfer	100 µg
Zink	3700 µg
Chrom	5 µg
Phosphor	215 mg
Jodid	2 µg
Selen	2 µg

Vitamine

Vit. B_1	160 µg
Vit. B_2	220 µg
Nicotinamid	5200 µg
Pantothensäure	590 µg
Vit. B_6	290 µg
Biotin	6 µg
Folsäure	3 µg
Vit. B_{12}	3 µg

Aminosäuren

Arginin	1280 mg
Histidin	550 mg
Isoleucin	1070 mg
Leucin	1600 mg
Lysin	1770 mg
Methionin	500 mg
Phenylalanin	810 mg
Threonin	960 mg
Tryptophan	260 mg
Tyrosin	680 mg
Valin	1040 mg

Lipide

Palmitinsäure	4150 mg
Stearinsäure	3080 mg
Ölsäure	6580 mg
Linolsäure	420 mg
Linolensäure	225 mg

Cholesterin	70 mg

Hammelfleisch, Kotelett

Energiegehalt

der verdaulichen Bestandteile	kJ:	1437
aus 100 g essbarem Anteil (Abfall: 19%)	kcal:	348

Hauptbestandteile in 100 g essbarem Anteil

Wasser	52,0 g	Fett	32,0 g
Eiweiß [N: 2,38 g]	14,9 g	Mineralstoffe	0,8 g

Einzelne Inhaltsstoffe in 100 g essbarem Anteil

Mineralstoffe

Natrium	90 mg
Kalium	345 mg
Calcium	9 mg
Eisen	2200 µg
Phosphor	140 mg

Vitamine

Vit. B_1	130 µg
Vit. B_2	180 µg
Nicotinamid	4300 µg

Aminosäuren

Arginin	1060 mg
Histidin	460 mg
Isoleucin	890 mg
Leucin	1330 mg
Lysin	1470 mg
Methionin	410 mg
Phenylalanin	670 mg
Threonin	800 mg
Tryptophan	210 mg
Tyrosin	570 mg
Valin	860 mg

Lipide

Palmitinsäure	7370 mg
Stearinsäure	5480 mg
Ölsäure	11,7 g
Linolsäure	745 mg
Linolensäure	400 mg

Hammel, Fleischteile und Innereien

Energiegehalte, Hauptbestandteile und wichtige Inhaltsstoffe in 100 g essbarem Anteil

	kJ	kcal	Wasser (g)	Eiweiß (g)	Fett (g)	Mineralstoffe (g)	Cholesterin (mg)
Brust	1573	381	48,0	12,0	37,0		
Bug	1190	287	58,0	15,6	25,0	0,8	
Keule	972	234	64,0	18,0	18,0	0,9	70
Kotelett	1437	348	52,0	14,9	32,0	0,8	
Lende	806	194	66,7	18,7	13,2	1,2	
Muskelfleisch, Filet	473	112	75,0	20,4	3,4	1,1	70
Herz	656	157	72,0	16,8	10,0	1,0	130
Hirn	522	126	78,0	10,9	9,1	1,4	2200
Leber	559	133	70,4	21,2	4,0	1,4	310
Lunge	398	94	78,0	18,4	2,3	1,1	215
Milz	454	108	76,2	18,0	4,0	1,5	
Niere	392	93	78,5	16,5	3,0	1,3	365
Zunge	777	187	69,2	13,5	14,8	0,8	145

Lammfleisch, Muskelfleisch

Energiegehalt

der verdaulichen Bestandteile aus 100 g essbarem Anteil	kJ:	491
	kcal:	117

Hauptbestandteile in 100 g essbarem Anteil

Wasser	74,3 g	Fett	3,7 g
Eiweiß [N: 3,33 g]	20,8 g	Mineralstoffe	1,2 g

Einzelne Inhaltsstoffe in 100 g essbarem Anteil

Mineralstoffe

Natrium	65 mg
Kalium	290 mg
Magnesium	20 mg
Calcium	3 mg
Eisen	1600 µg
Kupfer	170 µg
Zink	2900 µg
Nickel	3 µg
Fluorid	4 µg
Selen	4 µg

Vitamine

Vit. B_1	150 µg
Vit. B_2	370 µg
Nicotinamid	6200 µg
Pantothensäure	480 µg
Vit. B_6	130 µg
Vit. B_{12}	3 µg

Aminosäuren

Arginin	1390 mg
Histidin	600 mg
Isoleucin	1020 mg
Leucin	1690 mg
Lysin	1890 mg
Methionin	530 mg
Phenylalanin	820 mg
Threonin	890 mg
Tryptophan	200 mg
Tyrosin	820 mg
Valin	1120 mg

Lipide

Palmitinsäure	560 mg
Stearinsäure	530 mg
Ölsäure	1080 mg
Linolsäure	90 mg
Linolensäure	50 mg
Cholesterin	65 mg

Sonstige Inhaltsstoffe

Purine	180 mg

Kalbfleisch,
Filet

Energiegehalt

der verdaulichen Bestandteile	kJ:	402
aus 100 g essbarem Anteil	kcal:	95

Hauptbestandteile in 100 g essbarem Anteil

Wasser	76,7 g	Fett	1,4 g
Eiweiß [N: 3,30 g]	20,6 g	Mineralstoffe	1,1 g

Einzelne Inhaltsstoffe in 100 g essbarem Anteil

Mineralstoffe

Natrium	95 mg
Kalium	350 mg
Calcium	12 mg
Phosphor	200 mg
Fluorid	20 µg

Vitamine

Vit. B_1	150 µg
Vit. B_2	300 µg
Nicotinamid	6500 µg

Aminosäuren

Arginin	1400 mg
Histidin	740 mg
Lysin	1710 mg
Methionin	470 mg
Phenylalanin	840 mg
Threonin	930 mg
Tryptophan	350 mg

Lipide

Palmitinsäure	295 mg
Stearinsäure	135 mg
Ölsäure	505 mg
Linolsäure	105 mg
Linolensäure	100 mg
Arachidonsäure	55 mg

Cholesterin	70 mg

Sonstige Inhaltsstoffe

Bindegewebseiweiß	2100 mg
Purine	140 mg

Kalbfleisch,
Keule, Schlegel

Energiegehalt

der verdaulichen Bestandteile	kJ:	485
aus 100 g essbarem Anteil (Abfall: 22%)	kcal:	115

Hauptbestandteile in 100 g essbarem Anteil

Wasser	74,2 g	Fett	3,6 g
Eiweiß [N: 3,31 g]	20,7 g	Mineralstoffe	1,1 g

Einzelne Inhaltsstoffe in 100 g essbarem Anteil

Mineralstoffe

Natrium	85 mg
Kalium	345 mg
Magnesium	16 mg
Calcium	13 mg
Mangan	30 µg
Eisen	2300 µg
Kupfer	250 µg
Phosphor	200 mg
Chlorid	80 mg
Fluorid	20 µg
Jodid	3 µg

Vitamine

Vit. A	Spuren
Vit. B_1	150 µg
Vit. B_2	270 µg
Nicotinamid	6600 µg
Pantothensäure	910 µg
Vit. B_6	400 µg
Folsäure	5 µg
Vit. B_{12}	1 µg

Aminosäuren

Arginin	1340 mg
Histidin	660 mg
Isoleucin	1090 mg
Leucin	1520 mg
Lysin	1730 mg
Methionin	470 mg
Phenylalanin	840 mg
Threonin	900 mg
Tryptophan	280 mg
Tyrosin	750 mg
Valin	1070 mg

Lipide

Palmitinsäure	785 mg
Stearinsäure	295 mg
Ölsäure	1180 mg
Linolsäure	200 mg
Linolensäure	35 mg
Cholesterin	70 mg

Sonstige Inhaltsstoffe

Bindegewebseiweiß	2300 mg
Purine	150 mg

Kalbfleisch,
Kalbsrücken, Kotelett

Energiegehalt

der verdaulichen Bestandteile	kJ:	452
aus 100 g essbarem Anteil (Abfall: 22%)	kcal:	107

Hauptbestandteile in 100 g essbarem Anteil

Wasser	74,9 g	Fett	2,6 g
Eiweiß [N: 3,34 g]	20,9 g	Mineralstoffe	1,1 g

Einzelne Inhaltsstoffe in 100 g essbarem Anteil

Mineralstoffe

Natrium	95 mg
Kalium	370 mg
Magnesium	16 mg
Calcium	13 mg
Mangan	30 µg
Eisen	2100 µg
Kupfer	250 µg
Zink	2300 µg
Phosphor	195 mg
Chlorid	75 mg
Fluorid	20 µg
Jodid	3 µg

Vitamine

Vit. A	Spuren
Vit. B_1	140 µg
Vit. B_2	260 µg
Nicotinamid	6500 µg
Pantothensäure	850 µg
Vit. B_6	400 µg
Folsäure	5 µg
Vit. B_{12}	2 µg

Lipide

Palmitinsäure	580 mg
Stearinsäure	220 mg
Ölsäure	870 mg
Linolsäure	145 mg
Linolensäure	25 mg
Cholesterin	70 mg

Sonstige Inhaltsstoffe

Bindegewebseiweiß	2570 mg
Purine	140 mg

Kalbsbries
(Thymusdrüse)

Energiegehalt

der verdaulichen Bestandteile aus 100 g essbarem Anteil

kJ:	418
kcal:	99

Hauptbestandteile in 100 g essbarem Anteil

Wasser	77,5 g	Fett	3,4 g
Eiweiß [N: 2,75 g]	17,2 g	Mineralstoffe	1,9 g

Einzelne Inhaltsstoffe in 100 g essbarem Anteil

Mineralstoffe

Natrium	85 mg
Kalium	385 mg
Calcium	500 µg
Eisen	2000 µg
Chlorid	120 mg

Vitamine

Vit. C	55 mg

Sonstige Inhaltsstoffe

Purine	1260 mg

Kalbsherz

Energiegehalt

der verdaulichen Bestandteile	kJ:	459
aus 100 g essbarem Anteil	kcal:	110

Hauptbestandteile in 100 g essbarem Anteil

Wasser	77,0 g	Fett	5,1 g
Eiweiß [N: 2,54 g]	15,9 g	Mineralstoffe	1,1 g

Einzelne Inhaltsstoffe in 100 g essbarem Anteil

Mineralstoffe

Natrium	105 mg
Kalium	265 mg
Magnesium	25 mg
Calcium	16 mg
Mangan	30 µg
Eisen	3700 µg
Kupfer	320 µg
Zink	200 µg
Phosphor	180 mg

Vitamine

Vit. A[1]	6 µg
Vit. E[2]	380 µg
Vit. B_1	550 µg
Vit. B_2	1000 µg
Nicotinamid	6600 µg
Pantothensäure	2800 µg
Vit. B_6	290 µg
Biotin	7 µg
Folsäure	3 µg
Vit. B_{12}	11 µg
Vit. C	5 mg

Aminosäuren

Arginin	1000 mg
Histidin	400 mg
Isoleucin	810 mg
Leucin	1420 mg
Lysin	1300 mg
Methionin	380 mg
Phenylalanin	720 mg
Threonin	730 mg
Tryptophan	210 mg
Tyrosin	590 mg
Valin	910 mg

Lipide

Linolsäure	330 mg
Linolensäure	Spuren

[1] Retinol 6 µg
[2] Gesamttocopherol 380 µg, α-Tocopherol 380 µg

Kalbsleber

Energiegehalt

der verdaulichen Bestandteile	kJ:	548
aus 100 g essbarem Anteil	kcal:	130

Hauptbestandteile in 100 g essbarem Anteil

Wasser	71,2 g	Kohlenhydrate	4,1 g
Eiweiß [N: 3,07 g]	19,2 g	Mineralstoffe	1,4 g
Fett	4,1 g		

Einzelne Inhaltsstoffe in 100 g essbarem Anteil

Mineralstoffe

Natrium	85 mg
Kalium	315 mg
Magnesium	19 mg
Calcium	9 mg
Mangan	280 µg
Eisen	7900 µg
Kupfer	5500 µg
Zink	8400 µg
Nickel	6 µg
Phosphor	305 mg
Chlorid	90 mg
Fluorid	19 µg
Selen	25 µg

Vitamine

Vit. A[1]	30 mg
Vit. D	330 ng
Vit. E[2]	240 µg
Vit. K	90 µg
Vit. B_1	280 µg
Vit. B_2	2600 µg
Nicotinamid	15 mg
Pantothensäure	7900 µg
Vit. B_6	170 µg
Biotin	75 µg
Folsäure	240 µg
Vit. B_{12}	60 µg
Vit. C	35 mg

Aminosäuren

Arginin	1210 mg
Histidin	680 mg
Isoleucin	1090 mg
Leucin	1940 mg
Lysin	1740 mg
Methionin	530 mg
Phenylalanin	1100 mg
Threonin	1050 mg
Tryptophan	310 mg
Tyrosin	730 mg
Valin	1390 mg

Kohlenhydrate

Glycogen	4100 mg

Lipide

Cholesterin	360 mg

Sonstige Inhaltsstoffe

Purine	460 mg

[1] Retinol 30 mg
[2] Gesamttocopherol 240 µg
α-Tocopherol 240 µg

Kalbslunge

Energiegehalt

der verdaulichen Bestandteile	kJ:	379
aus 100 g essbarem Anteil (Abfall: 24%)	kcal:	90

Hauptbestandteile in 100 g essbarem Anteil

Wasser	79,2 g	Fett	2,2 g
Eiweiß [N: 2,80 g]	17,5 g	Mineralstoffe	1,1 g

Einzelne Inhaltsstoffe in 100 g essbarem Anteil

Mineralstoffe

Natrium	155 mg
Kalium	305 mg
Calcium	5 mg
Eisen	5 mg

Vitamine

Vit. B_1	110 µg
Vit. B_2	360 µg
Nicotinamid	4000 µg
Pantothensäure	1000 µg
Vit. B_6	70 µg
Biotin	6 µg
Vit. B_{12}	3 µg
Vit. C	40 mg

Aminosäuren

Arginin	1070 mg
Histidin	400 mg
Isoleucin	770 mg
Leucin	1450 mg
Lysin	1350 mg
Methionin	320 mg
Phenylalanin	790 mg
Threonin	720 mg
Tryptophan	180 mg
Valin	1030 mg

Sonstige Inhaltsstoffe

Purine	145 mg

Kalbsniere

Energiegehalt

der verdaulichen Bestandteile	kJ:	521
aus 100 g essbarem Anteil (Abfall: 12%)	kcal:	124

Hauptbestandteile in 100 g essbarem Anteil

Wasser	75,0 g	Fett	6,4 g
Eiweiß [N: 2,67 g]	16,7 g	Mineralstoffe	1,1 g

Einzelne Inhaltsstoffe in 100 g essbarem Anteil

Mineralstoffe

Natrium	200 mg
Kalium	290 mg
Magnesium	18 mg
Calcium	10 mg
Mangan	50 µg
Eisen	12 mg
Kupfer	370 µg
Zink	1800 µg
Phosphor	260 mg
Fluorid	200 µg
Selen	40 µg

Vitamine

Vit. A[1]	210 µg
Vit. B_1	370 µg
Vit. B_2	2500 µg
Nicotinamid	6500 µg
Pantothensäure	4000 µg
Vit. B_6	500 µg
Biotin	80 µg
Folsäure	65 µg
Vit. B_{12}	25 µg
Vit. C	13 mg

Aminosäuren

Arginin	1040 mg
Histidin	420 mg
Isoleucin	810 mg
Leucin	1450 mg
Lysin	1210 mg
Methionin	340 mg
Phenylalanin	790 mg
Threonin	740 mg
Tryptophan	250 mg
Tyrosin	620 mg
Valin	980 mg

Lipide

Palmitinsäure	2160 mg
Stearinsäure	580 mg
Ölsäure	2560 mg
Linolsäure	60 mg
Linolensäure	60 mg
Cholesterin	380 mg

Sonstige Inhaltsstoffe

Purine	220 mg

[1] Retinol 210 µg

Kalb, Fleischteile und Innereien

Energiegehalte, Hauptbestandteile und wichtige Inhaltsstoffe in 100 g essbarem Anteil

	kJ	kcal	Wasser (g)	Eiweiß (g)	Fett (g)	Mineralstoffe (g)	Cholesterin (mg)	Purine (mg)
Brust	549	131	73,7	18,6	6,3	1,2		
Bug, Schulter	452	107	74,9	20,9	2,6	1,1	70	140
Filet	402	95	76,7	20,6	1,4	1,1	70	140
Hals	460	109	75,0	21,2	2,7	1,1	70	150
Haxe	424	100	75,6	21,0	1,8	1,1	70	150
Keule, Schlegel	485	115	74,2	20,7	3,6	1,1	70	150
Kotelett	452	107	74,9	20,9	2,6	1,1	70	140
Bries	418	99	77,5	17,2	3,4	1,9		1260
Gekröse	559	134	75,4	14,8	8,3	0,6		
Herz	459	110	77,0	15,9	5,1	1,1		
Leber*	548	130	71,2	19,2	4,1	1,4	360	460
Lunge	379	90	79,2	17,5	2,2	1,1		145
Milz	420	100	77,3	18,2	3,0	1,4		345
Niere	521	124	75,0	16,7	6,4	1,1	380	220
Zunge	720	173	70,4	17,1	11,6	0,9		

* Glycogen 4,1 g

Rindfleisch, Bug, Schulter

Energiegehalt

der verdaulichen Bestandteile	kJ:	540
aus 100 g essbarem Anteil	kcal:	129

Hauptbestandteile in 100 g essbarem Anteil

Wasser	73,1 g	Fett	5,3 g
Eiweiß [N: 3,23 g]	20,2 g	Mineralstoffe	1,0 g

Einzelne Inhaltsstoffe in 100 g essbarem Anteil

Mineralstoffe

Natrium	50 mg
Kalium	295 mg
Magnesium	19 mg
Calcium	4 mg
Mangan	10 µg
Eisen	2300 µg
Kupfer	75 µg
Zink	5200 µg
Chrom	2 µg
Phosphor	175 mg
Fluorid	20 µg
Selen	2 µg

Vitamine

Vit. A[1]	3 µg
Vit. B_1	90 µg
Vit. B_2	190 µg
Nicotinamid	5100 µg

Aminosäuren

Arginin	1400 mg
Histidin	770 mg
Isoleucin	1160 mg
Leucin	1890 mg
Lysin	1960 mg
Methionin	580 mg
Phenylalanin	960 mg
Threonin	1050 mg
Tryptophan	260 mg
Tyrosin	770 mg
Valin	1270 mg

Lipide

Palmitinsäure	1300 mg
Stearinsäure	730 mg
Ölsäure	2080 mg
Linolsäure	180 mg
Linolensäure	60 mg
Arachidonsäure	40 mg
Cholesterin	60 mg

Sonstige Inhaltsstoffe

Bindegewebseiweiß	1450 mg
Purine	110 mg

[1] Retinol 3 µg

Rindfleisch,
Filet

Energiegehalt

der verdaulichen Bestandteile	kJ:	508
aus 100 g essbarem Anteil	kcal:	121

Hauptbestandteile in 100 g essbarem Anteil

Wasser	73,4 g	Fett	4,0 g
Eiweiß [N: 3,39 g]	21,2 g	Mineralstoffe	1,2 g

Einzelne Inhaltsstoffe in 100 g essbarem Anteil

Mineralstoffe

Natrium	40 mg
Kalium	340 mg
Magnesium	20 mg
Calcium	3 mg
Mangan	20 µg
Eisen	2300 µg
Kupfer	75 µg
Zink	4400 µg
Phosphor	165 mg
Fluorid	100 µg

Vitamine

Vit. B_1	100 µg
Vit. B_2	130 µg
Nicotinamid	4600 µg
Pantothensäure	1000 µg
Vit. B_6	500 µg
Biotin	5 µg
Folsäure	10 µg
Vit. B_{12}	2 µg

Aminosäuren

Arginin	1470 mg
Histidin	810 mg
Isoleucin	1220 mg
Leucin	1980 mg
Lysin	2050 mg
Methionin	610 mg
Phenylalanin	1000 mg
Threonin	1110 mg
Tryptophan	270 mg
Tyrosin	810 mg
Valin	1330 mg

Lipide

Palmitinsäure	1000 mg
Stearinsäure	575 mg
Ölsäure	1520 mg
Linolsäure	115 mg
Linolensäure	40 mg
Arachidonsäure	30 mg
Cholesterin	50 mg

Sonstige Inhaltsstoffe

Bindegewebseiweiß	450 mg
Purine	110 mg

Rindfleisch, Hals, Kamm

Energiegehalt

der verdaulichen Bestandteile	kJ:	628
aus 100 g essbarem Anteil	kcal:	150

Hauptbestandteile in 100 g essbarem Anteil

Wasser	71,7 g	Fett	8,1 g
Eiweiß [N: 3,09 g]	19,3 g	Mineralstoffe	1,0 g

Einzelne Inhaltsstoffe in 100 g essbarem Anteil

Mineralstoffe

Natrium	45 mg
Kalium	295 mg
Magnesium	18 mg
Calcium	7 mg
Mangan	12 µg
Eisen	2100 µg
Kupfer	65 µg
Zink	5700 µg
Chrom	2 µg
Phosphor	160 mg

Vitamine

Vit. A[1]	3 µg
Vit. B_1	90 µg
Vit. B_2	190 µg
Nicotinamid	5200 µg

Aminosäuren

Arginin	1330 mg
Histidin	730 mg
Isoleucin	1110 mg
Leucin	1800 mg
Lysin	1860 mg
Methionin	550 mg
Phenylalanin	910 mg
Threonin	1000 mg
Tryptophan	250 mg
Tyrosin	730 mg
Valin	1210 mg

Lipide

Palmitinsäure	2190 mg
Stearinsäure	1010 mg
Ölsäure	3320 mg
Linolsäure	170 mg
Linolensäure	100 mg
Cholesterin	60 mg

Sonstige Inhaltsstoffe

Bindegewebseiweiß	1200 mg
Purine	120 mg

[1] Retinol 3 µg

Rindfleisch, Hochrippe, Rostbraten

Energiegehalt

der verdaulichen Bestandteile	kJ:	650
aus 100 g essbarem Anteil	kcal:	155

Hauptbestandteile in 100 g essbarem Anteil

Wasser	69,8 g	Fett	8,1 g
Eiweiß [N: 3,29 g]	20,6 g	Mineralstoffe	1,1 g

Einzelne Inhaltsstoffe in 100 g essbarem Anteil

Mineralstoffe

Natrium	55 mg
Kalium	315 mg
Magnesium	19 mg
Calcium	4 mg
Mangan	30 µg
Eisen	1900 µg
Kupfer	55 µg
Zink	4800 µg
Phosphor	150 mg
Chlorid	145 mg

Vitamine

Vit. A[1]	15 µg
Vit. B_1	65 µg
Vit. B_2	150 µg
Nicotinamid	4300 µg
Pantothensäure	260 µg
Vit. B_6	295 µg
Folsäure	1 µg

Aminosäuren

Arginin	1420 mg
Histidin	780 mg
Isoleucin	1180 mg
Leucin	1920 mg
Lysin	1990 mg
Methionin	590 mg
Phenylalanin	970 mg
Threonin	1070 mg
Tryptophan	260 mg
Tyrosin	790 mg
Valin	1290 mg

Lipide

Palmitinsäure	2190 mg
Stearinsäure	1010 mg
Ölsäure	3320 mg
Linolsäure	170 mg
Linolensäure	100 mg
Cholesterin	45 mg

Sonstige Inhaltsstoffe

Bindegewebseiweiß	800 mg
Purine	120 mg

[1] Retinol 15 µg

Rindfleisch,
Lende, Roastbeef

Energiegehalt

der verdaulichen Bestandteile	kJ:	549
aus 100 g essbarem Anteil	kcal:	131

Hauptbestandteile in 100 g essbarem Anteil

Wasser	72,0 g	Fett	4,5 g
Eiweiß [N: 3,60 g]	22,5 g	Mineralstoffe	1,1 g

Einzelne Inhaltsstoffe in 100 g essbarem Anteil

Mineralstoffe

Natrium	55 mg
Kalium	355 mg
Magnesium	25 mg
Calcium	3 mg
Eisen	2000 µg
Kupfer	80 µg
Zink	4100 µg
Phosphor	155 mg
Chlorid	115 mg

Vitamine

Vit. A[1]	15 µg
Vit. B_1	90 µg
Vit. B_2	160 µg
Nicotinamid	4900 µg
Pantothensäure	330 µg

Aminosäuren

Arginin	1550 mg
Histidin	860 mg
Isoleucin	1290 mg
Leucin	2100 mg
Lysin	2170 mg
Methionin	640 mg
Phenylalanin	1060 mg
Threonin	1170 mg
Tryptophan	290 mg
Tyrosin	860 mg
Valin	1410 mg

Lipide

Palmitinsäure	1090 mg
Stearinsäure	610 mg
Ölsäure	1740 mg
Linolsäure	140 mg
Linolensäure	50 mg
Arachidonsäure	35 mg
Cholesterin	50 mg

Sonstige Inhaltsstoffe

Bindegewebseiweiß	800 mg
Purine	110 mg

[1] Retinol 15 µg

Rindfleisch,
Oberschale

Energiegehalt

der verdaulichen Bestandteile	kJ:	518
aus 100 g essbarem Anteil	kcal:	123

Hauptbestandteile in 100 g essbarem Anteil

Wasser	73,7 g	Fett	4,5 g
Eiweiß [N: 3,31 g]	20,7 g	Mineralstoffe	1,1 g

Einzelne Inhaltsstoffe in 100 g essbarem Anteil

Mineralstoffe

Natrium	45 mg
Kalium	360 mg
Magnesium	25 mg
Calcium	6 mg
Mangan	11 µg
Eisen	2400 µg
Kupfer	85 µg
Zink	3700 µg
Chrom	1 µg
Phosphor	205 mg
Fluorid	20 µg

Vitamine

Vit. A[1]	5 µg
Vit. B_1	50 µg
Vit. B_2	95 µg
Nicotinamid	4700 µg
Pantothensäure	1 mg
Vit. B_6	345 µg
Biotin	5 µg
Folsäure	9 µg
Vit. B_{12}	2 µg

Aminosäuren

Arginin	1440 mg
Histidin	790 mg
Isoleucin	1170 mg
Leucin	1820 mg
Lysin	2160 mg
Methionin	610 mg
Phenylalanin	990 mg
Threonin	1080 mg
Tryptophan	280 mg
Tyrosin	840 mg
Valin	1230 mg

Lipide

Palmitinsäure	1230 mg
Stearinsäure	565 mg
Ölsäure	1870 mg
Linolsäure	95 mg
Cholesterin	50 mg

[1] Retinol 5 µg

Rinderherz

Energiegehalt

der verdaulichen Bestandteile	kJ:	508
aus 100 g essbarem Anteil	kcal:	121

Hauptbestandteile in 100 g essbarem Anteil

Wasser	75,5 g	Fett	6,0 g
Eiweiß [N: 2,69 g]	16,8 g	Mineralstoffe	1,1 g

Einzelne Inhaltsstoffe in 100 g essbarem Anteil

Mineralstoffe

Natrium	110 mg
Kalium	230 mg
Magnesium	18 mg
Calcium	7 mg
Mangan	35 µg
Eisen	4300 µg
Kupfer	315 µg
Zink	1400 µg
Phosphor	180 mg
Fluorid	60 µg
Jodid	30 µg
Selen	15 µg

Vitamine

Vit. A[1]	0–9 µg
Vit. E[2]	375 µg
Vit. B_1	510 µg
Vit. B_2	910 µg
Nicotinamid	7200 µg
Pantothensäure	2800 µg
Vit. B_6	280 µg
Biotin	7 µg
Folsäure	4 µg
Vit. B_{12}	10 µg
Vit. C	6 mg

Aminosäuren

Arginin	1200 mg
Histidin	500 mg
Isoleucin	1160 mg
Leucin	1830 mg
Lysin	1750 mg
Methionin	510 mg
Phenylalanin	880 mg
Threonin	920 mg
Tryptophan	220 mg
Tyrosin	650 mg
Valin	1110 mg

Lipide

Linolsäure	100 mg
Linolensäure	60 mg
Arachidonsäure	50 mg
Cholesterin	140 mg

Sonstige Inhaltsstoffe

Purine	255 mg

[1] Retinol 0 - 9 µg
[2] Gesamttocopherol 405 µg, α-Tocopherol 365 µg

Rinderleber

Energiegehalt

der verdaulichen Bestandteile	kJ:	547
aus 100 g essbarem Anteil	kcal:	130

Hauptbestandteile in 100 g essbarem Anteil

Wasser	70,3 g	Kohlenhydrate	5,3 g
Eiweiß [N: 3,12 g]	19,5 g	Mineralstoffe	1,5 g
Fett	3,4 g		

Einzelne Inhaltsstoffe in 100 g essbarem Anteil

Mineralstoffe

Natrium	115 mg
Kalium	330 mg
Magnesium	20 mg
Calcium	6 mg
Mangan	330 µg
Eisen	6900 µg
Kupfer	3200 µg
Zink	4800 µg
Nickel	19 µg
Chrom	5 µg
Phosphor	350 mg
Chlorid	70 mg
Fluorid	130 µg
Jodid	14 µg
Selen	20 µg

Vitamine

Vit. A[1]	18 mg
Vit. D	2 µg
Vit. E[2]	745 µg
Vit. K	75 µg
Vit. B_1	290 µg
Vit. B_2	2900 µg
Nicotinamid	15 mg
Pantothensäure	7300 µg
Vit. B_6	875 µg
Biotin	100 µg
Folsäure	590 µg
Vit. B_{12}	65 µg
Vit. C	30 mg

Aminosäuren

Arginin	1300 mg
Histidin	660 mg
Isoleucin	1150 mg
Leucin	1990 mg
Lysin	1750 mg
Methionin	600 mg
Phenylalanin	1170 mg
Threonin	1010 mg
Tryptophan	310 mg
Tyrosin +	770 mg
Valin	1470 mg

Kohlenhydrate

Glycogen	5300 mg

Lipide

Cholesterin	260 mg

Sonstige Inhaltsstoffe

Purine	250–550 mg*

* Beeinflusst von der Aufschlussmethode

[1] Retinol 18 mg

[2] Gesamttocopherol 755 µg, α-Tocopherol 745 µg

Rind, Fleischteile und Innereien

Energiegehalte, Hauptbestandteile und wichtige Inhaltsstoffe in 100 g essbarem Anteil

	kJ	kcal	Wasser (g)	Eiweiß (g)	Fett (g)	Mineralstoffe (g)	Cholesterin (mg)	Purin (mg)
Brust, Brustkern	834	200	66,4	18,6	14,0	1,0	70	90
Bug, Schulter	540	129	73,1	20,2	5,3	1,0	60	110
Filet	508	121	73,4	21,2	4,0	1,2	50	110
Hals, Kamm	628	150	71,7	19,3	8,1	1,0	60	120
Hochrippe, Rostbraten	650	155	69,8	20,6	8,1	1,1	45	120
Lende, Roastbeef	549	131	72,0	22,5	4,5	1,1	50	110
Oberschale	518	123	73,7	20,7	4,5	1,1	50	
Herz	508	121	75,5	16,8	6,0	1,1	140	255
Leber*	547	130	70,3	19,5	3,4	1,5	260	550
Lunge	415	99	77,5	18,1	2,9	1,0	235	400
Niere	471	112	76,1	16,6	5,1	1,2	360	270
Zunge	860	207	66,8	16,0	15,9	1,0	105	160

*5,3 g Kohlenhydrate sind hier zu berücksichtigen

Schweinefleisch,
Bug, Blatt, Schulter mit Schwarte

Energiegehalt

der verdaulichen Bestandteile	kJ:	908
aus 100 g essbarem Anteil	kcal:	219

Hauptbestandteile in 100 g essbarem Anteil

Wasser	65,0 g	Fett	16,5 g
Eiweiß [N: 2,80 g]	17,5 g	Mineralstoffe	1,0 g

Einzelne Inhaltsstoffe in 100 g essbarem Anteil

Mineralstoffe

Natrium	75 mg
Kalium	290 mg
Calcium	9 mg
Eisen	1800 µg
Phosphor	150 mg
Fluorid	80 mg

Vitamine

Vit. A[1]	9 µg
Vit. B_1	920 µg
Vit. B_2	210 µg
Nicotinamid	4500 µg
Vit. B_6	390 µg
Folsäure	1 µg
Vit. B_{12}	1 µg

Aminosäuren

Arginin	1220 mg
Histidin	790 mg
Isoleucin	1010 mg
Leucin	1540 mg
Lysin	1760 mg
Methionin	570 mg
Phenylalanin	780 mg
Threonin	1000 mg
Tryptophan	240 mg
Tyrosin	830 mg
Valin	1140 mg

Lipide

Palmitinsäure	4030 mg
Stearinsäure	2650 mg
Ölsäure	7380 mg
Linolsäure	940 mg
Linolensäure	290 mg
Cholesterin	70 mg

Sonstige Inhaltsstoffe

Bindegewebseiweiß	2000 mg
Purine	150 mg

[1] Retinol 9 µg

Schweinefleisch,
Filet

Energiegehalt

der verdaulichen Bestandteile	kJ:	448
aus 100 g essbarem Anteil	kcal:	106

Hauptbestandteile in 100 g essbarem Anteil

Wasser	74,8 g	Fett	2,0 g
Eiweiß [N: 3,52 g]	22,0 g	Mineralstoffe	1,2 g

Einzelne Inhaltsstoffe in 100 g essbarem Anteil

Mineralstoffe

Natrium	75 mg
Kalium	350 mg
Calcium	2 mg
Phosphor	175 mg

Aminosäuren

Arginin	1520 mg
Histidin	990 mg
Isoleucin	1270 mg
Leucin	1920 mg
Lysin	2200 mg
Methionin	720 mg
Phenylalanin	980 mg
Threonin	1250 mg
Tryptophan	300 mg
Tyrosin	910 mg
Valin	1420 mg

Lipide

Palmitinsäure	510 mg
Stearinsäure	240 mg
Ölsäure	850 mg
Linolsäure	100 mg
Linolensäure	20 mg
Cholesterin	55 mg

Sonstige Inhaltsstoffe

Bindegewebseiweiß	500 mg
Purine	150 mg

Schweinefleisch, Halsgrat, Kamm

Energiegehalt

der verdaulichen Bestandteile	kJ:	822
aus 100 g essbarem Anteil	kcal:	197

Hauptbestandteile in 100 g essbarem Anteil

Wasser	67,0 g	Fett	13,8 g
Eiweiß [N: 2,93 g]	18,3 g	Mineralstoffe	1,0 g

Einzelne Inhaltsstoffe in 100 g essbarem Anteil

Mineralstoffe

Natrium	75 mg
Kalium	250 mg
Calcium	5 mg
Mangan	50 µg
Eisen	1000 µg
Zink	2800 µg
Phosphor	140 mg
Fluorid	60 µg

Vitamine

Vit. B_1	920 µg
Vit. B_2	180 µg
Nicotinamid	3900 µg
Pantothensäure	650 µg
Vit. B_{12}	1 µg

Aminosäuren

Arginin	1270 mg
Histidin	830 mg
Isoleucin	1050 mg
Leucin	1600 mg
Lysin	1830 mg
Methionin	600 mg
Phenylalanin	810 mg
Threonin	1040 mg
Tryptophan	250 mg
Tyrosin	750 mg
Valin	1180 mg

Lipide

Palmitinsäure	3310 mg
Stearinsäure	2180 mg
Ölsäure	6060 mg
Linolsäure	770 mg
Linolensäure	240 mg
Cholesterin	65 mg

Sonstige Inhaltsstoffe

Bindegewebseiweiß	950 mg
Purine	140 mg

Schweinefleisch, Kotelett, mit Knochen

Energiegehalt

der verdaulichen Bestandteile	kJ:	560
aus 100 g essbarem Anteil (Abfall: 20%)	kcal:	133

Hauptbestandteile in 100 g essbarem Anteil

Wasser	72,1 g	Fett	5,2 g
Eiweiß [N: 3,46 g]	21,6 g	Mineralstoffe	1,2 g

Einzelne Inhaltsstoffe in 100 g essbarem Anteil

Mineralstoffe

Natrium	65 mg
Kalium	315 mg
Magnesium	25 mg
Calcium	11 mg
Mangan	60 µg
Eisen	1800 µg
Zink	1400 µg
Nickel	2 µg
Chrom	10 µg
Phosphor	150 mg
Fluorid	50 µg

Vitamine

Vit. A[1]	9 µg
Vit. B_1	820 µg
Vit. B_2	200 µg
Nicotinamid	4300 µg
Pantothensäure	530 µg
Vit. B_6	555 µg
Biotin	6 µg
Folsäure	2 µg

Aminosäuren

Arginin	1500 mg
Histidin	970 mg
Isoleucin	1240 mg
Leucin	1890 mg
Lysin	2160 mg
Methionin	710 mg
Phenylalanin	960 mg
Threonin	1230 mg
Tryptophan	300 mg
Tyrosin	890 mg
Valin	1400 mg

Lipide

Palmitinsäure	1270 mg
Stearinsäure	610 mg
Ölsäure	2270 mg
Linolsäure	310 mg
Linolensäure	75 mg
Cholesterin	55 mg

Sonstige Inhaltsstoffe

Bindegewebseiweiß	1200 mg
Purine	145 mg

[1] Retinol 9 µg

Schweinefleisch, Oberschale, Schnitzelfleisch

Energiegehalt

der verdaulichen Bestandteile	kJ:	448
aus 100 g essbarem Anteil	kcal:	106

Hauptbestandteile in 100 g essbarem Anteil

Wasser	74,8 g	Fett	1,9 g
Eiweiß [N: 3,55 g]	22,2 g	Mineralstoffe	1,2 g

Einzelne Inhaltsstoffe in 100 g essbarem Anteil

Mineralstoffe

Natrium	70 mg
Kalium	290 mg
Magnesium	20 mg
Calcium	9 mg
Mangan	40 µg
Eisen	1700 µg
Kupfer	300 µg
Zink	2600 µg
Phosphor	170 mg
Fluorid	60 µg

Vitamine

Vit. B_1	800 µg
Vit. B_2	190 µg
Nicotinamid	4300 µg
Pantothensäure	680 µg
Vit. B_6	390 µg
Biotin	5 µg
Folsäure	9 µg
Vit. B_{12}	1 µg

Aminosäuren

Arginin	1540 mg
Histidin	1000 mg
Isoleucin	1280 mg
Leucin	1650 mg
Lysin	2220 mg
Methionin	730 mg
Phenylalanin	990 mg
Threonin	1260 mg
Tryptophan	300 mg
Tyrosin	910 mg
Valin	1440 mg

Lipide

Palmitinsäure	470 mg
Stearinsäure	220 mg
Ölsäure	840 mg
Linolsäure	110 mg
Linolensäure	30 mg
Cholesterin	50 mg

Sonstige Inhaltsstoffe

Bindegewebseiweiß	600 mg
Purine	160 mg

Schweinefleisch,
Hintereisbein, Hinterhaxe

Energiegehalt

der verdaulichen Bestandteile	kJ:	774
aus 100 g essbarem Anteil (Abfall: 23%)	kcal:	186

Hauptbestandteile in 100 g essbarem Anteil

Wasser	67,9 g	Fett	12,2 g
Eiweiß [N: 3,04 g]	19,0 g	Mineralstoffe	1,0 g

Einzelne Inhaltsstoffe in 100 g essbarem Anteil

Mineralstoffe

Natrium	60 mg
Kalium	245 mg
Magnesium	18 mg
Calcium	11 mg
Eisen	1500 µg
Phosphor	90 mg

Vitamine

Vit. B_1	320 µg
Vit. B_2	190 µg
Nicotinamid	3300 µg

Aminosäuren

Arginin	1310 mg
Histidin	850 mg
Isoleucin	1090 mg
Leucin	1660 mg
Lysin	1900 mg
Methionin	620 mg
Phenylalanin	840 mg
Threonin	1080 mg
Tryptophan	260 mg
Tyrosin	780 mg
Valin	1230 mg

Lipide

Palmitinsäure	2930 mg
Stearinsäure	1930 mg
Ölsäure	5360 mg
Linolsäure	680 mg
Linolensäure	210 mg

Cholesterin	70 mg

Sonstige Inhaltsstoffe

Bindegewebseiweiß	3300 mg
Purine	120 mg

Schweinehirn

Energiegehalt

der verdaulichen Bestandteile	kJ:	513
aus 100 g essbarem Anteil (Abfall: 2%)	kcal:	123

Hauptbestandteile in 100 g essbarem Anteil

Wasser	78,0 g	Fett	9,0 g
Eiweiß [N: 1,70 g]	10,6 g	Mineralstoffe	1,5 g

Einzelne Inhaltsstoffe in 100 g essbarem Anteil

Mineralstoffe

Natrium	155 mg
Kalium	310 mg
Magnesium	20 mg
Calcium	10 mg
Mangan	50 µg
Eisen	3600 µg
Kupfer	540 µg
Zink	1600 µg
Phosphor	400 mg
Selen	17 µg

Vitamine

Vit. A[1]	9 µg
Vit. B_1	160 µg
Vit. B_2	280 µg
Nicotinamid	4300 µg
Pantothensäure	2800 µg
Vit. B_{12}	3 µg
Vit. C	18 mg

Aminosäuren

Arginin	560 mg
Histidin	290 mg
Isoleucin	560 mg
Leucin	930 mg
Lysin	920 mg
Methionin	220 mg
Phenylalanin	550 mg
Threonin	530 mg
Tryptophan	160 mg
Valin	650 mg

Lipide

Cholesterin	2550 mg

Sonstige Inhaltsstoffe

Purine	85 mg

[1] Retinol 9 µg

Schweineleber

Energiegehalt

der verdaulichen Bestandteile		kJ:	549
aus 100 g essbarem Anteil	(Abfall: 7%)	kcal:	131

Hauptbestandteile in 100 g essbarem Anteil

Wasser	71,9 g	Kohlenhydrate	0,9 g
Eiweiß [N: 3,31 g]	20,7 g	Mineralstoffe	1,4 g
Fett	4,9 g		

Einzelne Inhaltsstoffe in 100 g essbarem Anteil

Mineralstoffe

Natrium	75 mg
Kalium	365 mg
Magnesium	25 mg
Calcium	8 mg
Mangan	310 µg
Eisen	18 mg
Kupfer	1300 µg
Zink	6500 µg
Nickel	7 µg
Chrom	4 µg
Phosphor	405 mg
Chlorid	70 mg
Fluorid	290 µg
Jodid	14 µg
Selen	55 µg

Vitamine

Vit. A[1]	35 mg
Vit. D	Spuren
Vit. E[2]	600 µg
Vit. K	55 µg
Vit. B_1	310 µg
Vit. B_2	3200 µg
Nicotinamid	16 mg
Pantothensäure	6800 µg
Vit. B_6	590 µg
Biotin	25 µg
Folsäure	135 µg
Vit. B_{12}	40 µg
Vit. C	25 mg

Aminosäuren

Arginin	1360 mg
Histidin	680 mg
Isoleucin	1340 mg
Leucin	2120 mg
Lysin	1830 mg
Methionin	630 mg
Phenylalanin	1130 mg
Threonin	1070 mg
Tryptophan	310 mg
Tyrosin	780 mg
Valin	1450 mg

Kohlenhydrate

Glycogen	925 mg

Lipide

Palmitinsäure	575 mg
Stearinsäure	900 mg
Ölsäure	535 mg
Linolsäure	460 mg
Linolensäure	18 mg
Arachidonsäure	490 mg
Eicosapentaensäure	175 mg
Docosahexaensäure	210 mg
Cholesterin	355 mg

Sonstige Inhaltsstoffe

Bindegewebseiweiß	850 mg
Purine	515 mg

[1] Retinol 35 mg
[2] Gesamttocopherol 760 µg, α-Tocopherol 560 µg

Fleisch und Fleischerzeugnisse

Schweinelunge

Energiegehalt

der verdaulichen Bestandteile	kJ:	477
aus 100 g essbarem Anteil (Abfall: 13%)	kcal:	114

Hauptbestandteile in 100 g essbarem Anteil

Wasser	78,9 g	Fett	6,7 g
Eiweiß [N: 2,16 g]	13,5 g	Mineralstoffe	0,9 g

Einzelne Inhaltsstoffe in 100 g essbarem Anteil

Mineralstoffe

Natrium	150 mg
Kalium	245 mg
Calcium	3 mg
Eisen	5000 µg
Phosphor	230 mg
Selen	19 µg

Vitamine

Vit. B_1	60 µg
Vit. B_2	210 µg
Nicotinamid	3400 µg
Pantothensäure	900 µg
Vit. C	13 mg

Aminosäuren

Arginin	690 mg
Histidin	310 mg
Isoleucin	600 mg
Leucin	1000 mg
Lysin	100 mg
Methionin	230 mg
Phenylalanin	550 mg
Threonin	510 mg
Tryptophan	120 mg
Valin	790 mg

Lipide

Cholesterin	315 mg

Sonstige Inhaltsstoffe

Purine	435 mg

Schweineniere

Energiegehalt

der verdaulichen Bestandteile	kJ:	428
aus 100 g essbarem Anteil	kcal:	102

Hauptbestandteile in 100 g essbarem Anteil

Wasser	77,7 g	Fett	3,8 g
Eiweiß [N: 2,70 g]	16,9 g	Mineralstoffe	1,3 g

Einzelne Inhaltsstoffe in 100 g essbarem Anteil

Mineralstoffe

Natrium	175 mg
Kalium	245 mg
Magnesium	17 mg
Calcium	7 mg
Mangan	150 µg
Eisen	7300 µg
Kupfer	775 µg
Zink	2700 µg
Nickel	7 µg
Chrom	1 µg
Phosphor	255 mg
Chlorid	190 mg
Selen	205 µg

Vitamine

Vit. A[1]	60 µg
Vit. E[2]	455 µg
Vit. B_1	340 µg
Vit. B_2	1800 µg
Nicotinamid	8400 µg
Pantothensäure	3100 µg
Vit. B_6	550 µg
Biotin	30–130 µg
Folsäure	95 µg
Vit. B_{12}	15 µg
Vit. C	16 mg

Aminosäuren

Arginin	970 mg
Histidin	430 mg
Isoleucin	910 mg
Leucin	1440 mg
Lysin	1250 mg
Methionin	360 mg
Phenylalanin	810 mg
Threonin	740 mg
Tryptophan	250 mg
Tyrosin	610 mg
Valin	1010 mg

Lipide

Palmitinsäure	605 mg
Stearinsäure	440 mg
Ölsäure	530 mg
Linolsäure	455 mg
Linolensäure	13 mg
Arachidonsäure	350 mg
Eicosapentaensäure	135 mg
Docosahexaensäure	105 mg
Cholesterin	385 mg

Sonstige Inhaltsstoffe

Bindegewebseiweiß	900 mg
Purine	335 mg

[1] Retinol 60 µg

[2] Gesamttocopherol 460 µg, α-Tocopherol 450 µg

Schwein, Fleischteile und Innereien

Energiegehalte, Hauptbestandteile und wichtige Inhaltsstoffe in 100 g essbarem Anteil

	kJ	kcal	Wasser (g)	Eiweiß (g)	Fett (g)	Mineralstoffe (g)	Cholesterin (mg)	Purine (mg)
Bauch	1083	261	60,3	17,8	21,1	0,9	60	100
Bug, Blatt, Schulter	908	219	65,0	17,5	16,5	1,0	70	150
Eisbein, Hinterhaxe	774	186	67,9	19,0	12,2	1,0	70	120
Filet	448	106	74,8	22,0	2,0	1,2	55	150
Halsgrat, Kamm	822	197	67,0	18,3	13,8	1,0	65	140
Kotelett	560	133	72,1	21,6	5,2	1,2	55	145
Oberschale Schnitzelfleisch	448	106	74,8	22,2	1,9	1,2	50	160
Speck, Rückenspeck, frisch	3122	759	13,1	4,1	82,5	0,3		
Herz	384	91	78,6	16,9	2,6	1,1	155	530
Hirn	513	123	78,0	10,6	9,0	1,5	2550	85
Leber*	549	131	71,9	20,7	4,9	1,4	355	515
Lunge	477	114	78,9	13,5	6,7	0,9	315	435
Milz	426	101	77,4	17,2	3,6	1,4		515
Niere	428	102	77,7	16,9	3,8	1,3	385	335
Zunge	653	157	72,8	16,0	10,3	0,9	115	135

* 0,9 g Kohlenhydrate sind hier zu berücksichtigen

Kaninchenfleisch,
Durchschnitt, mit Knochen

Energiegehalt

der verdaulichen Bestandteile	kJ:	635
aus 100 g essbarem Anteil (Abfall: 21%)	kcal:	152

Hauptbestandteile in 100 g essbarem Anteil

Wasser	69,6 g	Fett	7,6 g
Eiweiß [N: 3,33 g]	20,8 g	Mineralstoffe	1,1 g

Einzelne Inhaltsstoffe in 100 g essbarem Anteil

Mineralstoffe

Natrium	45 mg
Kalium	350 mg
Magnesium	25 mg
Calcium	14 mg
Mangan	40 µg
Eisen	2700 µg
Kupfer	150 µg
Zink	1700 µg
Chrom	2 µg
Phosphor	215 mg
Chlorid	50 mg
Selen	10 µg

Vitamine

Vit. A[1]	300 ng
Vit. B_1	110 µg
Vit. B_2	65 µg
Nicotinamid	8600 µg
Vit. B_6	300 µg

Aminosäuren

Arginin	1170 mg
Histidin	470 mg
Isoleucin	1080 mg
Leucin	1630 mg
Lysin	1810 mg
Methionin	540 mg
Phenylalanin	790 mg
Threonin	1020 mg
Valin	1020 mg

Lipide

Cholesterin	85 mg

Sonstige Inhaltstoffe

Purine	130 mg

[1] Retinol 300 ng

Pferdefleisch,
Durchschnitt

Energiegehalt

der verdaulichen Bestandteile	kJ:	457
aus 100 g essbarem Anteil (Abfall: 25%)	kcal:	108

Hauptbestandteile in 100 g essbarem Anteil

Wasser	75,2 g	Kohlenhydrate	0,4 g
Eiweiß [N: 3,30 g]	20,6 g	Mineralstoffe	1,0 g
Fett	2,7 g		

Einzelne Inhaltsstoffe in 100 g essbarem Anteil

Mineralstoff

Natrium	45 mg
Kalium	375 mg
Magnesium	25 mg
Calcium	9 mg
Mangan	25 µg
Eisen	4800 µg
Kupfer	210 µg
Zink	4900 µg
Chrom	1 µg
Phosphor	215 mg
Chlorid	9 mg
Selen	3 µg

Vitamine

Vit. A[1]	20 µg
Vit. B_1	110 µg
Vit. B_2	150 µg
Nicotinamid	4600 µg
Vit. B_6	500 µg
Vit. B_{12}	3 µg

Aminosäuren

Arginin	1790 mg
Histidin	870 mg
Isoleucin	1050 mg
Leucin	1610 mg
Lysin	1570 mg
Methionin	1280 mg
Phenylalanin	720 mg
Threonin	910 mg
Tryptophan	120 mg
Valin	1090 mg

Kohlenhydrate

Glycogen	400 mg

Lipide

Palmitinsäure	740 mg
Stearinsäure	110 mg
Ölsäure	900 mg
Linolsäure	180 mg
Linolensäure	265 mg
Arachidonsäure	120 mg

Sonstige Inhaltsstoffe

Purine	200 mg

[1] Retinol 20 µg

Ziegenfleisch,
Durchschnitt

Energiegehalt

der verdaulichen Bestandteile	kJ:	624
aus 100 g essbarem Anteil (Abfall: 19%)	kcal:	149

Hauptbestandteile in 100 g essbarem Anteil

Wasser	70,0 g	Fett	7,9 g
Eiweiß [N: 3,12 g]	19,5 g	Mineralstoffe	1,0 g

Einzelne Inhaltsstoffe in 100 g essbarem Anteil

Mineralstoffe

Calcium	10 mg
Eisen	2 mg

Vitamine

Vit. A[1]	35 µg
Vit. B_1	150 µg
Vit. B_2	280 µg
Nicotinamid	4900 µg
Vit. B_6	300 µg

Lipide

Cholesterol	75 mg

[1] Retinol 35 µg

Fleisch und Fleischerzeugnisse

Corned Beef, amerikanisch

Energiegehalt

der verdaulichen Bestandteile	kJ:	874
aus 100 g essbarem Anteil	kcal:	209

Hauptbestandteile in 100 g essbarem Anteil

Wasser	59,3 g	Fett	12,0 g
Eiweiß [N: 4,05 g]	25,3 g	Mineralstoffe	3,4 g

Einzelne Inhaltsstoffe in 100 g essbarem Anteil

Mineralstoffe

Natrium	950 mg
Kalium	140 mg
Magnesium	15 mg
Calcium	14 mg
Eisen	4100 µg
Kupfer	240 µg
Zink	5600 µg
Phosphor	150 mg
Chlorid	1430 mg

Vitamine

Vit. B_1	20 µg
Vit. B_2	230 µg
Nicotinamid	3200 µg
Pantothensäure	400 µg
Vit. B_6	60 µg
Biotin	2 µg
Folsäure	2 µg
Vit. B_{12}	2 µg

Aminosäuren

Arginin	1630 mg
Histidin	890 mg
Isoleucin	1240 mg
Leucin	1920 mg
Lysin	2130 mg
Methionin	690 mg
Phenylalanin	910 mg
Threonin	1110 mg
Tryptophan	230 mg
Tyrosin	850 mg
Valin	1270 mg

Lipide

Palmitinsäure	3260 mg
Stearinsäure	1500 mg
Ölsäure	4940 mg
Linolsäure	250 mg

Corned Beef,
deutsch

Energiegehalt

der verdaulichen Bestandteile	kJ:	591
aus 100 g essbarem Anteil	kcal:	141

Hauptbestandteile in 100 g essbarem Anteil

Wasser	69,8 g	Fett	6,0 g
Eiweiß [N: 3,47 g]	21,7 g	Mineralstoffe	2,5 g

Einzelne Inhaltsstoffe in 100 g essbarem Anteil

Mineralstoffe

Natrium	835 mg
Kalium	130 mg
Calcium	35 mg
Phosphor	130 mg
Selen	8 µg

Vitamine

Vit. B_1	30 µg
Vit. B_2	100 µg
Nicotinamid	3100 µg
Vit. C*	8 mg

Aminosäuren

Histidin	760 mg
Isoleucin	1060 mg
Leucin	1650 mg
Lysin	1820 mg
Methionin	560 mg
Phenylalanin	780 mg
Threonin	960 mg
Tryptophan	190 mg
Valin	1090 mg

Lipide

Palmitinsäure	1480 mg
Stearinsäure	790 mg
Ölsäure	2470 mg
Linolsäure	235 mg
Linolensäure	50 mg

Sonstige Inhaltsstoffe

Purine	55 mg

* Als Zusatzstoff bei der Herstellung

Fleisch und Fleischerzeugnisse

Frühstücksfleisch,
Luncheon meat

Energiegehalt

der verdaulichen Bestandteile	kJ:	1190
aus 100 g essbarem Anteil	kcal:	287

Hauptbestandteile in 100 g essbarem Anteil

Wasser	55,3 g	Fett	25,4 g
Eiweiß [N: 2,35 g]	14,7 g	Mineralstoffe	3,0 g

Einzelne Inhaltsstoffe in 100 g essbarem Anteil

Mineralstoffe

Natrium	1060 mg
Kalium	210 mg
Magnesium	60 mg
Calcium	12 mg
Mangan	70 µg
Eisen	2200 µg
Kupfer	50 µg
Phosphor	220 mg
Chlorid	1160 mg
Selen	7 µg

Vitamine

Vit. B_1	50 µg
Vit. B_2	190 µg
Nicotinamid	4700 µg
Pantothensäure	200 µg
Folsäure	1 µg
Vit. B_{12}	3 µg
Vit. C	1 mg

Aminosäuren

Arginin	790 mg
Histidin	360 mg
Isoleucin	560 mg
Leucin	1030 mg
Lysin	1010 mg
Methionin	330 mg
Phenylalanin	540 mg
Threonin	550 mg
Tryptophan	120 mg
Tyrosin	460 mg
Valin	710 mg

Sonstige Inhaltsstoffe

Bindegewebseiweiß	1800 mg
Purine	70 mg

Gelatine,
Speisegelatine

Energiegehalt

der verdaulichen Bestandteile	kJ:	1435
aus 100 g essbarem Anteil	kcal:	338

Hauptbestandteile in 100 g essbarem Anteil

Wasser	14,0 g	Fett	0,1 g
Eiweiß [N: 13,5 g]	84,2 g	Mineralstoffe	1,7 g

Einzelne Inhaltsstoffe in 100 g essbarem Anteil

Mineralstoffe

Natrium	30 mg
Kalium	20 mg
Magnesium	11 mg
Calcium	11 mg
Eisen	0 mg
Phosphor	0 mg
Jodid	6 µg

Vitamine

Vit. A	0 µg
Vit. B_1	0 µg
Vit. B_2	0 µg
Nicotinamid	0 µg
Vit. B_6	6 µg

Aminosäuren

Arginin	7450 mg
Histidin	610 mg
Isoleucin	1370 mg
Leucin	2740 mg
Lysin	3800 mg
Methionin	760 mg
Phenylalanin	1980 mg
Threonin	1820 mg
Tryptophan	6 mg
Tyrosin	300 mg
Valin	2130 mg

Sonstige Inhaltsstoffe

Hydroxyprolin	11,1 g

Kassler, Schweinefleisch, gepökelt

Energiegehalt

der verdaulichen Bestandteile	kJ:	633
aus 100 g essbarem Anteil	kcal:	151

Hauptbestandteile in 100 g essbarem Anteil

Wasser	68,2 g	Fett	7,5 g
Eiweiß [N: 3,34 g]	20,9 g	Mineralstoffe	3,2 g

Einzelne Inhaltsstoffe in 100 g essbarem Anteil

Mineralstoffe

Natrium	960 mg
Kalium	325 mg
Calcium	6 mg
Eisen	2500 µg
Phosphor	160 mg

Aminosäuren

Arginin	1390 mg
Histidin	910 mg
Isoleucin	1150 mg
Leucin	1910 mg
Lysin	2170 mg
Methionin	570 mg
Phenylalanin	920 mg
Threonin	1050 mg
Tryptophan	270 mg
Tyrosin	880 mg
Valin	1290 mg

Lipide

Palmitinsäure	1800 mg
Stearinsäure	1180 mg
Ölsäure	3330 mg
Linolsäure	420 mg
Linolensäure	130 mg

Schweineschinken, gekocht,
Kochschinken

Energiegehalt

der verdaulichen Bestandteile aus 100 g essbarem Anteil	kJ:	529
	kcal:	125

Hauptbestandteile in 100 g essbarem Anteil

Wasser	70,3 g
Eiweiß [N: 3,60 g]	22,5 g
Fett	3,7 g
Organische Säuren	0,7 g
Mineralstoffe	2,8 g

Einzelne Inhaltsstoffe in 100 g essbarem Anteil

Mineralstoffe

Natrium	965 mg
Kalium	270 mg
Magnesium	25 mg
Calcium	15 mg
Eisen	2300 µg
Phosphor	135 mg
Chlorid	1700 mg

Vitamine

Vit. E[1]	330 µg
Vit. B_1	610 µg
Vit. B_2	210 µg
Nicotinamid	3700 µg
Pantothensäure	580 µg
Vit. B_6	360 µg
Folsäure	5 µg
Vit. B_{12}	1 µg
Vit. C*	35 mg

Aminosäuren

Arginin	1490 mg
Histidin	975 mg
Isoleucin	1230 mg
Leucin	2050 mg
Lysin	2320 mg
Methionin	610 mg
Phenylalanin	990 mg
Threonin	1130 mg
Tryptophan	295 mg
Tyrosin	945 mg
Valin	1390 mg

Lipide

Palmitinsäure	845 mg
Stearinsäure	420 mg
Ölsäure	1580 mg
Linolsäure	250 mg
Linolensäure	40 mg
Arachidonsäure	50 mg
Cholesterin	60 mg

Sonstige Inhaltsstoffe

Milchsäure	670 mg
Bindegewebseiweiß	800 mg
Purine	130 mg

* Als Zusatzstoff bei der Herstellung

[1] Gesamttocopherol 400 µg, α-Tocopherol 300 µg

Schweinebauch, geräuchert

Energiegehalt

der verdaulichen Bestandteile aus 100 g essbarem Anteil

kJ:	1538
kcal:	372

Hauptbestandteile in 100 g essbarem Anteil

Wasser	43,3 g	Fett	33,3 g
Eiweiß [N: 2,88 g]	18,0 g	Mineralstoffe	5,4–10,5 g

Einzelne Inhaltsstoffe in 100 g essbarem Anteil

Mineralstoffe

Natrium	1400 mg
Kalium	250 mg
Magnesium	20 mg
Calcium	10 mg
Eisen	2300 µg
Phosphor	205 mg
Chlorid	2100 mg

Vitamine

Vit. B_1	550 µg
Vit. B_2	210 µg
Nicotinamid	3500 µg
Vit. B_6	400 µg
Vit. B_{12}	Spuren

Aminosäuren

Arginin	1200 mg
Histidin	780 mg
Isoleucin	990 mg
Leucin	1640 mg
Lysin	1870 mg
Methionin	490 mg
Phenylalanin	790 mg
Threonin	900 mg
Tryptophan	230 mg
Tyrosin	760 mg
Valin	1110 mg

Lipide

Palmitinsäure	7550 mg
Stearinsäure	4220 mg
Ölsäure	14,3 g
Linolsäure	2830 mg
Linolensäure	510 mg
Arachidonsäure	130 mg

Sonstige Inhaltsstoffe

Purine	125 mg

Schweinespeck,
durchwachsen, geräuchert, Wammerl

Energiegehalt

der verdaulichen Bestandteile	kJ:	2560
aus 100 g essbarem Anteil	kcal:	621

Hauptbestandteile in 100 g essbarem Anteil

Wasser	20,0 g	Fett	65,0 g
Eiweiß [N: 1,46 g]	9,1 g	Mineralstoffe	5,0 g

Einzelne Inhaltsstoffe in 100 g essbarem Anteil

Mineralstoffe

Natrium	1770 mg
Kalium	225 mg
Calcium	9 mg
Eisen	800 µg
Phosphor	110 mg

Vitamine

Vit. B_1	430 µg
Vit. B_2	140 µg
Nicotinamid	2300 µg
Vit. B_6	350 µg
Vit. B_{12}	1 µg

Aminosäuren

Arginin	610 mg
Histidin	400 mg
Isoleucin	510 mg
Leucin	840 mg
Lysin	950 mg
Methionin	250 mg
Phenylalanin	400 mg
Threonin	460 mg
Tryptophan	120 mg
Tyrosin	390 mg
Valin	570 mg

Lipide

Palmitinsäure	15,4 g
Stearinsäure	11,6 g
Ölsäure	28,2 g
Linolsäure	2920 mg
Linolensäure	220 mg
Arachidonsäure	250 mg

Fleisch und Fleischerzeugnisse

Dosenwürstchen
(Brühwürste)

Energiegehalt

der verdaulichen Bestandteile	kJ:	1268
aus 100 g essbarem Anteil	kcal:	307

Hauptbestandteile in 100 g essbarem Anteil

Wasser	56,6 g	Fett	28,3 g
Eiweiß [N: 2,08 g]	13,0 g	Mineralstoffe	2,1 g

Einzelne Inhaltsstoffe in 100 g essbarem Anteil

Mineralstoffe

Natrium	710 mg
Calcium	10 mg
Eisen	2700 µg
Phosphor	185 mg
Chlorid	1100 mg

Vitamine

Vit. B_1	30 µg
Vit. B_2	80 µg
Nicotinamid	3100 µg
Vit. C*	23 mg

Aminosäuren

Arginin	900 mg
Histidin	350 mg
Isoleucin	700 mg
Leucin	1000 mg
Lysin	1000 mg
Methionin	340 mg
Phenylalanin	530 mg
Threonin	450 mg
Tryptophan	130 mg
Tyrosin	430 mg
Valin	730 mg

* Als Zusatzstoff bei der Herstellung

Frankfurter Würstchen

Energiegehalt

der verdaulichen Bestandteile	kJ:	1114
aus 100 g essbarem Anteil	kcal:	269

Hauptbestandteile in 100 g essbarem Anteil

Wasser	58,4 g	Fett	24,4 g
Eiweiß [N: 1,98 g]	12,4 g	Mineralstoffe	2,6 g

Einzelne Inhaltsstoffe in 100 g essbarem Anteil

Mineralstoffe

Natrium	1150 mg
Kalium	155 mg
Calcium	8 mg
Eisen	1800 µg
Phosphor	105 mg
Chlorid	1200 mg
Selen	8 µg

Vitamine

Vit. A	0–6 µg
Vit. B_1	180 µg
Vit. B_2	190 µg
Nicotinamid	2300 µg
Pantothensäure	430 µg
Vit. B_6	140 µg
Vit. C*	20 mg

Aminosäuren

Arginin	910 mg
Histidin	350 mg
Isoleucin	640 mg
Leucin	940 mg
Lysin	1050 mg
Methionin	280 mg
Phenylalanin	480 mg
Threonin	540 mg
Tryptophan	110 mg
Tyrosin	430 mg
Valin	660 mg

Lipide

Cholesterin	55 mg

Sonstige Inhaltsstoffe

Bindegewebseiweiß	2100 mg
Purine	90 mg

* Als Zusatzstoff bei der Herstellung

Leberpastete

Energiegehalt

der verdaulichen Bestandteile	kJ:	1300
aus 100 g essbarem Anteil	kcal:	314

Hauptbestandteile in 100 g essbarem Anteil

Wasser	53,9 g	Fett	28,6 g
Eiweiß [N: 2,27 g]	14,2 g	Mineralstoffe	2,7 g

Einzelne Inhaltsstoffe in 100 g essbarem Anteil

Mineralstoffe

Natrium	740 mg
Kalium	175 mg
Magnesium	15 mg
Calcium	10 mg
Mangan	120 µg
Eisen	6900 µg
Kupfer	400 µg
Phosphor	190 mg

Vitamine

Vit. B_1	30 µg
Vit. B_2	600 µg
Nicotinamid	3300 µg
Pantothensäure	1200 µg
Folsäure	60 µg
Vit. B_{12}	3 µg
Vit. C*	10 mg

Aminosäuren

Arginin	890 mg
Histidin	300 mg
Isoleucin	360 mg
Leucin	1050 mg
Lysin	840 mg
Methionin	280 mg
Phenylalanin	580 mg
Threonin	560 mg
Tryptophan	150 mg
Tyrosin	450 mg
Valin	770 mg

* Als Zusatzstoff bei der Herstellung

Leberwurst, grob

Energiegehalt

der verdaulichen Bestandteile	kJ:	1351
aus 100 g essbarem Anteil	kcal:	326

Hauptbestandteile in 100 g essbarem Anteil

Wasser	51,6 g
Eiweiß [N: 2,54 g]	15,9 g
Fett	29,2 g
Mineralstoffe	2,5 g

Einzelne Inhaltsstoffe in 100 g essbarem Anteil

Mineralstoffe

Natrium	810 mg
Kalium	145 mg
Calcium	40 mg
Eisen	5300 µg
Nickel	8 µg
Phosphor	155 mg

Vitamine

Vit. A[1]	8300 µg
Vit. E[2]	430 µg
Vit. B_1	210 µg
Vit. B_2	920 µg
Nicotinamid	3600 µg
Vit. C*	17 mg

Aminosäuren

Arginin	985 mg
Histidin	475 mg
Isoleucin	770 mg
Leucin	1330 mg
Lysin	1240 mg
Methionin	335 mg
Phenylalanin	720 mg
Threonin	690 mg
Tryptophan	180 mg
Tyrosin	485 mg
Valin	985 mg

Lipide

Palmitinsäure	6920 mg
Stearinsäure	3950 mg
Ölsäure	13,8 g
Linolsäure	1190 mg
Linolensäure	460 mg
Arachidonsäure	200 mg

Sonstige Inhaltsstoffe

Bindegewebseiweiß	1800 mg
Purine	165 mg

* Als Zusatzstoff bei der Herstellung

[1] Retinol 8300 µg
[2] Gesamttecopherol 500 µg, α-Tocopherol 400 µg

Mettwurst
(Braunschweiger Mettwurst)

Energiegehalt

der verdaulichen Bestandteile	kJ:	1613
aus 100 g essbarem Anteil	kcal:	390

Hauptbestandteile in 100 g essbarem Anteil

Wasser	44,9 g	Fett	37,2 g
Eiweiß [N: 2,22 g]	13,9 g	Mineralstoffe	3,4 g

Einzelne Inhaltsstoffe in 100 g essbarem Anteil

Mineralstoffe

Natrium	1090 mg
Kalium	215 mg
Calcium	13 mg
Eisen	1600 µg
Phosphor	160 mg

Vitamine

Vit. B_1	200 µg
Vit. B_2	150 µg
Vit. C*	30 mg

Aminosäuren

Arginin	980 mg
Histidin	330 mg
Isoleucin	670 mg
Leucin	1100 mg
Lysin	785 mg
Methionin	275 mg
Phenylalanin	630 mg
Threonin	475 mg
Tryptophan	175 mg
Valin	815 mg

Sonstige Inhaltsstoffe

Bindegewebseiweiß	2000 mg
Purine	75 mg

* Als Zusatzstoff bei der Herstellung

Salami, deutsche

Energiegehalt

der verdaulichen Bestandteile	kJ:	1578
aus 100 g essbarem Anteil	kcal:	381

Hauptbestandteile in 100 g essbarem Anteil

Wasser	40,0 g	Fett	33,0 g
Eiweiß [N: 3,36 g]	21,0 g	Mineralstoffe	4,7 g

Einzelne Inhaltsstoffe in 100 g essbarem Anteil

Mineralstoffe

Natrium	2080 mg
Kalium	225 mg
Calcium	35 mg
Phosphor	165 mg
Chlorid	2390 mg
Selen	7 µg

Vitamine

Vit. E[1]	775 µg
Vit. B_1	180 µg
Vit. B_2	200 µg
Nicotinamid	2600 µg
Vit. B_{12}	1 µg
Vit. C*	30 mg

Aminosäuren

Arginin	1460 mg
Histidin	565 mg
Isoleucin	1010 mg
Leucin	1510 mg
Lysin	1690 mg
Methionin	450 mg
Phenylalanin	770 mg
Threonin	860 mg
Tryptophan	175 mg
Tyrosin	685 mg
Valin	1050 mg

Sonstige Inhaltsstoffe

Bindegewebseiweiß	2500 mg
Purine	105 mg

* Als Zusatzstoff bei der Herstellung

[1] Gesamttocopherol 860 µg, α-Tocopherol 740 µg

Wiener Würstchen

Energiegehalt

der verdaulichen Bestandteile	kJ:	1188
aus 100 g essbarem Anteil	kcal:	287

Hauptbestandteile in 100 g essbarem Anteil

Wasser	58,8 g	Fett	26,4 g
Eiweiß [N: 1,98 g]	12,4 g	Mineralstoffe	2,4 g

Einzelne Inhaltsstoffe in 100 g essbarem Anteil

Mineralstoffe

Natrium	940 mg
Kalium	205 mg
Calcium	13 mg
Eisen	2400 µg
Phosphor	170 mg

Vitamine

Vit. B_1	100 µg
Vit. B_2	120 µg
Nicotinamid	3100 µg
Vit. C*	25 mg

Aminosäuren

Arginin	855 mg
Histidin	330 mg
Isoleucin	675 mg
Leucin	955 mg
Lysin	955 mg
Methionin	325 mg
Phenylalanin	510 mg
Threonin	430 mg
Tryptophan	125 mg
Tyrosin	410 mg
Valin	690 mg

Lipide

Palmitinsäure	6280 mg
Stearinsäure	4640 mg
Ölsäure	11,4 g
Linolsäure	1250 mg
Linolensäure	95 mg

Cholesterin	60 mg

Sonstige Inhaltsstoffe

Bindegewebseiweiß	2200 mg
Purine	80 mg

* Als Zusatzstoff bei der Herstellung

Wurstsorten

Energiegehalte, Hauptbestandteile und wichtige Inhaltsstoffe in 100 g essbarem Anteil

	kJ	kcal	Wasser (g)	Eiweiß (g)	Fett (g)	Mineralstoffe (g)	Natrium (mg)	Vit. B_1 (µg)	Vit. B_2 (µg)	Purine (mg)	I* (g)
Bierschinken	724	174	67,5	17,8	11,4	2,9	755			85	1,2
Blutwurst (mit Speck)	1279	309	55,9	12,1	29,0	2,5	680	75	130	55	2,1
Blutwurst, (Thüringer Art)	742	178	66,2	19,9	10,9	2,7					3,6
Bockwurst	1145	277	59,1	12,3	25,3	2,7	700				2,3
Bratwurst, poln.	1263	304	49,7	21,2	24,4	4,0					2,4
Cervelatwurst	1633	394	41,6	20,3	34,8		1260	100	200		
Dosenwürstchen	1268	307	56,6	13,0	28,3	2,1	710	30	80		
Fleischkäse (Leberkäse)	1228	297	57,0	12,4	27,5	2,6	600	50	150		2,0
Fleischwurst	1168	282	59,5	12,1	26,0	2,4	830			80	2,2
Frankfurter Würstchen	1114	269	58,4	12,4	24,4	2,6	1150	180	190	90	2,1
Gelbwurst	1187	287	58,3	11,3	26,9	2,4	640	50-310	120		1,7
Göttinger (Blasenwurst)	1218	294	55,0	16,8	25,2	3,0					
Jagdwurst	877	211	64,4	16,3	16,2	2,7	820	110	120	110	1,5
Kalbsbratwurst	1117	270	62,0	11,3	25,0	1,6				90	
Kalbskäse	1141	276	60,0	12,7	25,0	2,3					2,0
Kalbsleberwurst	1420	344	50,9	14,1	31,9	2,4					1,7
Knackwurst	1164	282	59,8	11,9	26,0	2,3	1190				
Landjäger	1944	470	29,9	21,4	42,7	4,8					4,2
Leberpastete	1300	314	53,9	14,2	28,6	2,7	740	30	600		
Leberpressack	1461	353	49,7	16,1	32,1	1,9					
Leberwurst grob	1351	326	51,6	15,9	29,2	2,5	810	210	920	165	1,8
Lyoner	1198	289	58,4	11,5	27,1	2,5					1,7
Mettwurst (Braunschweiger)	1613	390	44,9	13,9	37,2	3,4	1090	200	150	75	2,0
Mortadella	1424	345	52,3	12,4	32,8	2,6	670	100	150	95	2,0
Plockwurst	1322	319	48,6	20,5	26,3	4,6					
Regensburger	1151	278	59,2	13,3	25,0	2,5					
Salami deutsche	1578	381	40,0	21,0	33,0	4,7	2080	180	200	105	2,5
Schweinsbratw.	1261	305	57,4	11,5	28,8	1,9	520	355	155	100	1,7
Weißwurst (Münchner W.)	1111	269	61,7	11,6	24,7	2,0	620	45	130	75	1,8
Wiener Würstchen	1188	287	58,8	12,4	26,4	2,4	940	100	120	80	2,2

I* = Bindegewebseiweiß

6 Wild und Geflügel

Hase, Durchschnitt

Energiegehalt

der verdaulichen Bestandteile	kJ:	478
aus 100 g essbarem Anteil (Abfall: 20%)	kcal:	113

Hauptbestandteile in 100 g essbarem Anteil

Wasser	73,3 g	Fett	3,0 g
Eiweiß [N: 3,46 g]	21,6 g	Mineralstoffe	1,0 g

Einzelne Inhaltsstoffe in 100 g essbarem Anteil

Mineralstoffe

Natrium	45 mg
Kalium	275 mg
Magnesium	25 mg
Calcium	14 mg
Mangan	40 µg
Eisen	2800 µg
Kupfer	215 µg
Zink	2200 µg
Phosphor	210 mg
Selen	17 µg

Vitamine

Vit. B_1	90 µg
Vit. B_2	60 µg
Nicotinamid	8100 µg
Pantothensäure	800 µg
Vit. B_6	300 µg
Biotin	Spuren
Folsäure	5 µg
Vit. B_{12}	1 µg

Aminosäuren

Tryptophan	240 mg

Lipide

Cholesterin	65 mg

Sonstige Inhaltsstoffe

Purine	105 mg

Hirsch,
Durchschnitt

Energiegehalt

der verdaulichen Bestandteile		kJ:	472
aus 100 g essbarem Anteil	(Abfall: 21%)	kcal:	112

Hauptbestandteile in 100 g essbarem Anteil

Wasser	74,7 g	Fett	3,3 g
Eiweiß [N: 3,30 g]	20,6 g	Mineralstoffe	1,1 g

Einzelne Inhaltsstoffe in 100 g essbarem Anteil

Mineralstoffe

Natrium	60 mg
Kalium	305 mg
Magnesium	20 mg
Calcium	10 mg
Mangan	20 µg
Eisen	2300 µg
Kupfer	170 µg
Zink	3200 µg
Phosphor	195 mg
Chlorid	40 mg

Vitamine

Vit. B_2	250 µg

Lipide

Cholesterin	65 mg

Rehfleisch,
Rücken

Energiegehalt

der verdaulichen Bestandteile	kJ:	514
aus 100 g essbarem Anteil (Abfall: 30%)	kcal:	122

Hauptbestandteile in 100 g essbarem Anteil

Wasser	72,2 g	Fett	3,6 g
Eiweiß [N: 3,58 g]	22,4 g	Mineralstoffe	1,2 g

Einzelne Inhaltsstoffe in 100 g essbarem Anteil

Mineralstoffe

Natrium	85 mg
Kalium	340 mg
Calcium	25 mg
Eisen	3 mg
Phosphor	220 mg
Chlorid	40 mg

Vitamine

Vit. E[1]	760 µg
Vit. B_2	250 µg

Sonstige Inhaltsstoffe

Purine	105 mg

[1] Gesamttocopherol 760 µg,
α-Tocopherol 760 µg

Wildschwein, Durchschnitt

Energiegehalt

der verdaulichen Bestandteile	kJ:	676
aus 100 g essbarem Anteil	kcal:	162

Hauptbestandteile in 100 g essbarem Anteil

Wasser	70,2 g	Fett	9,3 g
Eiweiß [N: 3,12 g]	19,5 g	Mineralstoffe	1,0 g

Einzelne Inhaltsstoffe in 100 g essbarem Anteil

Mineralstoffe

Natrium	95 mg
Kalium	360 mg
Magnesium	20 mg
Calcium	10 mg
Mangan	30 µg
Eisen	1800 µg
Kupfer	110 µg
Zink	2300 µg
Nickel	10 µg
Phosphor	165 mg

Lipide

Palmitinsäure	2170 mg
Stearinsäure	940 mg
Ölsäure	4320 mg
Linolsäure	715 mg
Linolensäure	Spuren
Cholesterin	65 mg

Sonstige Inhaltsstoffe

Bindegewebseiweiß	2390 mg

Ente,
Durchschnitt

Energiegehalt

der verdaulichen Bestandteile	kJ:	944
aus 100 g essbarem Anteil (Abfall: 20%)	kcal:	227

Hauptbestandteile in 100 g essbarem Anteil

Wasser	63,7 g	Fett	17,2 g
Eiweiß [N: 2,90 g]	18,1 g	Mineralstoffe	1,0 g

Einzelne Inhaltsstoffe in 100 g essbarem Anteil

Mineralstoffe

Natrium	40 mg
Kalium	270 mg
Magnesium	20 mg
Calcium	14 mg
Mangan	45 µg
Eisen	2500 µg
Kupfer	240 µg
Zink	1800 µg
Phosphor	195 mg
Chlorid	85 mg

Vitamine

Vit. B_1	300 µg
Vit. B_2	200 µg
Nicotinamid	3500 µg

Aminosäuren

Arginin	1100 mg
Histidin	410 mg
Isoleucin	940 mg
Leucin	1400 mg
Lysin	1560 mg
Methionin	450 mg
Phenylalanin	710 mg
Threonin	790 mg
Valin	870 mg

Lipide

Palmitinsäure	4190 mg
Stearinsäure	1390 mg
Ölsäure	7320 mg
Linolsäure	2050 mg
Linolensäure	170 mg
Cholesterin	75 mg

Sonstige Inhaltsstoffe

Purine	140 mg

Fasan,
mit Haut ohne Knochen, Durchschnitt

Energiegehalt

der verdaulichen Bestandteile	kJ:	649
aus 100 g essbarem Anteil (Abfall: 14%)	kcal:	155

Hauptbestandteile in 100 g essbarem Anteil

Wasser	68,5 g	Fett	6,6 g
Eiweiß [N: 3,80 g]	23,8 g	Mineralstoffe	1,2 g

Einzelne Inhaltsstoffe in 100 g essbarem Anteil

Mineralstoffe

Natrium	30 mg
Kalium	315 mg
Magnesium	25 mg
Calcium	18 mg
Mangan	20 µg
Eisen	2000 µg
Kupfer	95 µg
Zink	1600 µg
Phosphor	245 mg

Vitamine

Vit. B_1	85 µg
Vit. B_2	135 µg
Nicotinamid	5100 µg
Pantothensäure	930 µg
Vit. B_6	660 µg
Vit. B_{12}	800 ng

Lipide

Palmitinsäure	1570 mg
Stearinsäure	460 mg
Ölsäure	2190 mg
Linolsäure	580 mg
Linolensäure	70 mg

Gans,
Durchschnitt mit Haut

Energiegehalt

der verdaulichen Bestandteile	kJ:	1414
aus 100 g essbarem Anteil (Abfall: 37%)	kcal:	342

Hauptbestandteile in 100 g essbarem Anteil

Wasser	52,4 g	Fett	31,0 g
Eiweiß [N: 2,51 g]	15,7 g	Mineralstoffe	0,9 g

Einzelne Inhaltsstoffe in 100 g essbarem Anteil

Mineralstoffe

Natrium	85 mg
Kalium	420 mg
Magnesium	25 mg
Calcium	12 mg
Mangan	50 µg
Eisen	1900 µg
Kupfer	330 µg
Zink	1300 µg
Phosphor	185 mg
Chlorid	120 mg
Jodid	4 µg

Vitamine

Vit. A[1]	65 µg
Vit. B_1	120 µg
Vit. B_2	260 µg
Nicotinamid	6400 µg
Vit. B_6	580 µg
Folsäure	4 µg

Aminosäuren

Arginin	980 mg
Histidin	440 mg
Isoleucin	740 mg
Leucin	1320 mg
Lysin	1240 mg
Methionin	380 mg
Phenylalanin	660 mg
Threonin	700 mg
Tryptophan	200 mg
Tyrosin	510 mg
Valin	970 mg

Lipide

Palmitinsäure	6390 mg
Stearinsäure	2140 mg
Ölsäure	15,4 g
Linolsäure	3070 mg
Linolensäure	190 mg
Cholesterin	85 mg

Sonstige Inhaltsstoffe

Purine	165 mg

[1] Retinol 65 µg

Huhn, Brathuhn, Durchschnitt

Energiegehalt

der verdaulichen Bestandteile	kJ:	694
aus 100 g essbarem Anteil (Abfall: 26%)	kcal:	166

Hauptbestandteile in 100 g essbarem Anteil

Wasser	69,4 g	Fett	9,6 g
Eiweiß [N: 3,18 g]	19,9 g	Mineralstoffe	1,2 g

Einzelne Inhaltsstoffe in 100 g essbarem Anteil

Mineralstoffe

Natrium	85 mg
Kalium	260 mg
Magnesium	19 mg
Calcium	13 mg
Mangan	15 µg
Eisen	730 µg
Kupfer	40 µg
Zink	995 µg
Nickel	4 µg
Chrom	3 µg
Phosphor	165 mg
Chlorid	85 mg
Fluorid	35 µg
Selen	10 µg

Vitamine

Vit. A[1]	40 µg
Vit. E[2]	660 µg
Vit. B_1	85 µg
Vit. B_2	160 µg
Nicotinamid	6800 µg
Pantothensäure	960 µg
Vit. B_6	500 µg
Biotin	2 µg
Folsäure	12 µg
Vit. B_{12}	400 ng
Vit. C	2500 µg

Aminosäuren

Arginin	1390 mg
Histidin	610 mg
Isoleucin	1290 mg
Leucin	1780 mg
Lysin	2040 mg
Methionin	640 mg
Phenylalanin	910 mg
Threonin	1010 mg
Tryptophan	280 mg
Tyrosin	760 mg
Valin	1180 mg

Lipide

Palmitinsäure	1880 mg
Stearinsäure	630 mg
Ölsäure	2700 mg
Linolsäure	1880 mg
Linolensäure	110 mg
Arachidonsäure	225 mg
Eicosapentaensäure	7 mg
Docosahexaensäure	105 mg
Cholesterin	100 mg

Sonstige Inhaltsstoffe

Purine	115 mg

[1] Retinol 40 µg
[2] Gesamttocopherol 735 µg, α-Tocopherol 645 µg

Huhn, Suppenhuhn, Durchschnitt

Energiegehalt

der verdaulichen Bestandteile	kJ:	1066
aus 100 g essbarem Anteil (Abfall: 27%)	kcal:	257

Hauptbestandteile in 100 g essbarem Anteil

Wasser	60,0 g	Fett	20,3 g
Eiweiß [N: 2,96 g]	18,5 g	Mineralstoffe	0,9 g

Einzelne Inhaltsstoffe in 100 g essbarem Anteil

Mineralstoffe

Kalium	180 mg
Magnesium	17 mg
Calcium	11 mg
Mangan	20 µg
Eisen	1200 µg
Kupfer	55 µg
Zink	1300 µg
Chrom	5 µg
Phosphor	180 mg
Selen	11 µg

Vitamine

Vit. A[1]	30 µg
Vit. B_1	60 µg
Vit. B_2	170 µg
Nicotinamid	8800 µg

Aminosäuren

Arginin	1170 mg
Histidin	530 mg
Isoleucin	980 mg
Leucin	1340 mg
Lysin	1630 mg
Methionin	480 mg
Phenylalanin	730 mg
Threonin	790 mg
Tryptophan	230 mg
Tyrosin	650 mg
Valin	910 mg

Lipide

Palmitinsäure	4550 mg
Stearinsäure	1770 mg
Ölsäure	5750 mg
Linolsäure	4070 mg
Linolensäure	180 mg
Arachidonsäure	850 mg
Docosahexaensäure	460 mg

Sonstige Inhaltsstoffe

Purine	160 mg

[1] Retinol 30 µg

Huhn,
Brust (mit Haut)*

Energiegehalt

der verdaulichen Bestandteile		kJ:	607
aus 100 g essbarem Anteil	(Abfall: 28%)	kcal:	145

Hauptbestandteile in 100 g essbarem Anteil

Wasser	70,4 g	Fett	6,2 g
Eiweiß [N: 3,55 g]	22,2 g	Mineralstoffe	1,3 g

Einzelne Inhaltsstoffe in 100 g essbarem Anteil

Mineralstoffe

Natrium	65 mg
Kalium	265 mg
Calcium	14 mg
Eisen	1100 µg
Phosphor	210 mg
Selen	6 µg

Vitamine

Vit. E[1]	250 µg
Vit. B_1	70 µg
Vit. B_2	90 µg
Nicotinamid	11 mg
Pantothensäure	840 µg
Vit. B_6	530 µg
Folsäure	9 µg
Vit. B_{12}	400 ng

Aminosäuren

Arginin	1550 mg
Histidin	680 mg
Isoleucin	1430 mg
Leucin	1980 mg
Lysin	2270 mg
Methionin	710 mg
Phenylalanin	1010 mg
Threonin	1120 mg
Tryptophan	310 mg
Tyrosin	850 mg
Valin	1320 mg

Lipide

Palmitinsäure	1260 mg
Stearinsäure	520 mg
Ölsäure	1690 mg
Linolsäure	1090 mg
Linolensäure	60 mg
Arachidonsäure	160 mg
Eicosapentaensäure	6 mg
Docosahexaensäure	115 mg
Cholesterin	60 mg

Sonstige Inhaltsstoffe

Bindegewebseiweiß	1050 mg
Purine	175 mg

* ohne Haut in 100 g: Wasser 74,3 g, Eiweiß 23,9 g, Fett 0,7 g, Mineralstoffe 1,4 g

[1] Geamttocopherol 250 µg, α-Tocopherol 250 µg

Wild und Geflügel

Huhn,
Schlegel mit Haut, ohne Knochen

Energiegehalt

der verdaulichen Bestandteile	kJ:	724
aus 100 g essbarem Anteil	kcal:	174

Hauptbestandteile in 100 g essbarem Anteil

Wasser	69,5 g	Fett	11,2 g
Eiweiß [N: 2,91 g]	18,2 g	Mineralstoffe	1,1 g

Einzelne Inhaltsstoffe in 100 g essbarem Anteil

Mineralstoffe

Natrium	95 mg
Kalium	250 mg
Calcium	15 mg
Eisen	1800 µg
Phosphor	190 mg
Selen	7 µg

Vitamine

Vit. B_1	100 µg
Vit. B_2	240 µg
Nicotinamid	5600 µg
Pantothensäure	840 µg
Vit. B_6	245 µg
Folsäure	11 µg

Aminosäuren

Arginin	1270 mg
Histidin	560 mg
Isoleucin	1170 mg
Leucin	1620 mg
Lysin	1860 mg
Methionin	580 mg
Phenylalanin	830 mg
Threonin	920 mg
Tryptophan	260 mg
Tyrosin	700 mg
Valin	1070 mg

Lipide

Palmitinsäure	2270 mg
Stearinsäure	1200 mg
Ölsäure	2830 mg
Linolsäure	2040 mg
Linolensäure	80 mg
Arachidonsäure	330 mg
Docosahexaensäure	95 mg
Cholesterin	85 mg

Sonstige Inhaltstoffe

Purine	110 mg

Huhn,
Herz

Energiegehalt

der verdaulichen Bestandteile	kJ:	509
aus 100 g essbarem Anteil	kcal:	121

Hauptbestandteile in 100 g essbarem Anteil

Wasser	74,3 g	Fett	5,8 g
Eiweiß [N: 2,77 g]	17,3 g	Mineralstoffe	1,0 g

Einzelne Inhaltsstoffe in 100 g essbarem Anteil

Mineralstoffe

Natrium	110 mg
Kalium	260 mg
Calcium	20 mg
Eisen	1700 µg
Zink	3100 µg
Phosphor	165 mg

Vitamine

Vit. A[1]	9 µg
Vit. E[2]	1200 µg
Vit. K	720 µg
Vit. B_1	430 µg
Vit. B_2	1200 µg
Nicotinamid	6000 µg
Pantothensäure	2600 µg
Vit. B_{12}	4 µg
Vit. C	6 mg

Aminosäuren

Arginin	1090 mg
Histidin	440 mg
Isoleucin	880 mg
Leucin	1550 mg
Lysin	1420 mg
Methionin	410 mg
Phenylalanin	780 mg
Threonin	790 mg
Tryptophan	220 mg
Tyrosin	640 mg
Valin	1000 mg

Lipide

Palmitinsäure	910 mg
Stearinsäure	490 mg
Ölsäure	1280 mg
Linolsäure	1190 mg
Linolensäure	45 mg
Cholesterin	170 mg

1 Retinol 9 µg
2 Gesamttocopherol 1200 µg, α-Tocopherol 1200 µg

Wild und Geflügel

Huhn, Leber

Energiegehalt

der verdaulichen Bestandteile	kJ:	570
aus 100 g essbarem Anteil	kcal:	136

Hauptbestandteile in 100 g essbarem Anteil

Wasser	70,3 g	Kohlenhydrate	1,2 g
Eiweiß [N: 3,54 g]	22,1 g	Mineralstoffe	1,7 g
Fett	4,7 g		

Einzelne Inhaltsstoffe in 100 g essbarem Anteil

Mineralstoffe

Natrium	70 mg
Kalium	220 mg
Magnesium	13 mg
Calcium	18 mg
Mangan	290 µg
Eisen	7400 µg
Kupfer	320 µg
Zink	3200 µg
Phosphor	240 mg
Selen	55 µg

Vitamine

Vit. A[1]	35 mg
Vit. D	1 µg
Vit. E[2]	400 µg
Vit. K	80 µg
Vit. B_1	320 µg
Vit. B_2	2500 µg
Nicotinamid	12 mg
Pantothensäure	7200 µg
Vit. B_6	800 µg
Folsäure	380 µg
Vit. B_{12}	25 µg
Vit. C	30 mg

Aminosäuren

Arginin	1420 mg
Histidin	700 mg
Isoleucin	1510 mg
Leucin	2340 mg
Lysin	1960 mg
Methionin	640 mg
Phenylalanin	1230 mg
Threonin	1170 mg
Tryptophan	320 mg
Tyrosin	830 mg
Valin	1550 mg

Kohlenhydrate

Glycogen	1,2 g

Lipide

Palmitinsäure	890 mg
Stearinsäure	680 mg
Ölsäure	1010 mg
Linolsäure	490 mg
Linolensäure	12 mg
Arachidonsäure	150 mg
Eicosapentaensäure	25 mg
Docosahexaensäure	60 mg
Cholesterin	490 mg

Sonstige Inhaltsstoffe

Purine	245 mg

[1] Retinol 35 mg
[2] Geamttocopherol 400 µg, α-Tocopherol 400 µg

Truthahn,
Jungtier, Durchschnitt

Energiegehalt

der verdaulichen Bestandteile	kJ:	632
aus 100 g essbarem Anteil (Abfall: 27%)	kcal:	151

Hauptbestandteile in 100 g essbarem Anteil

Wasser	69,7 g	Fett	6,8 g
Eiweiß [N: 3,58 g]	22,4 g	Mineralstoffe	1,0 g

Einzelne Inhaltsstoffe in 100 g essbarem Anteil

Mineralstoffe

Natrium	65 mg
Kalium	315 mg
Magnesium	30 mg
Calcium	25 mg
Mangan	35 µg
Eisen	1500 µg
Kupfer	110 µg
Zink	2100 µg
Phosphor	240 mg
Chlorid	110 mg

Vitamine

Vit. B_1	80 µg
Vit. B_2	140 µg
Nicotinamid	8000 µg
Pantothensäure	840 µg
Folsäure	12 µg

Aminosäuren

Arginin	1410 mg
Histidin	610 mg
Isoleucin	1180 mg
Leucin	1710 mg
Lysin	2030 mg
Methionin	620 mg
Phenylalanin	900 mg
Threonin	950 mg
Tryptophan	190 mg
Tyrosin	330 mg
Valin	1110 mg

Lipide

Palmitinsäure	1240 mg
Stearinsäure	445 mg
Ölsäure	1970 mg
Linolsäure	1480 mg
Linolensäure	85 mg
Arachidonsäure	145 mg
Docosahexaensäure	17 mg

Sonstige Inhaltsstoffe

Purine	150 mg

Truthahn,
Brust ohne Haut

Energiegehalt

der verdaulichen Bestandteile	kJ:	447
aus 100 g essbarem Anteil	kcal:	105

Hauptbestandteile in 100 g essbarem Anteil

Wasser	73,7 g	Fett	1,0 g
Eiweiß [N: 3,86 g]	24,1 g	Mineralstoffe	1,2 g

Einzelne Inhaltsstoffe in 100 g essbarem Anteil

Mineralstoffe

Natrium	45 mg
Kalium	335 mg
Magnesium	20 mg
Mangan	30 µg
Eisen	1000 µg
Kupfer	130 µg
Zink	1800 µg

Vitamine

Vit. B_1	45 µg
Vit. B_2	80 µg
Nicotinamid	11 mg
Pantothensäure	590 µg
Vit. B_6	460 µg
Folsäure	7 µg
Vit. B_{12}	1 µg

Aminosäuren

Arginin	1570 mg
Histidin	840 mg
Isoleucin	1220 mg
Leucin	1850 mg
Lysin	2110 mg
Methionin	630 mg
Phenylalanin	880 mg
Threonin	970 mg
Tryptophan	220 mg
Tyrosin	360 mg
Valin	1240 mg

Lipide

Palmitinsäure	230 mg
Stearinsäure	130 mg
Ölsäure	210 mg
Linolsäure	180 mg
Arachidonsäure	55 mg

Cholesterin	45 mg

Truthahn,
Keule ohne Haut und Knochen

Energiegehalt

der verdaulichen Bestandteile	kJ:	482
aus 100 g essbarem Anteil	kcal:	114

Hauptbestandteile in 100 g essbarem Anteil

Wasser	74,7 g	Fett	3,6 g
Eiweiß [N: 3,28 g]	20,5 g	Mineralstoffe	1,1 g

Einzelne Inhaltsstoffe in 100 g essbarem Anteil

Mineralstoffe

Natrium	85 mg
Kalium	290 mg
Magnesium	17 mg
Mangan	50 µg
Eisen	2000 µg
Kupfer	160 µg
Zink	2400 µg

Vitamine

Vit. B_1	90 µg
Vit. B_2	180 µg
Nicotinamid	4700 µg
Pantothensäure	1100 µg

Aminosäuren

Arginin	1330 mg
Histidin	520 mg
Isoleucin	990 mg
Leucin	1560 mg
Lysin	1850 mg
Methionin	530 mg
Phenylalanin	770 mg
Threonin	820 mg
Tryptophan	160 mg
Tyrosin	290 mg
Valin	1020 mg

Lipide

Palmitinsäure	875 mg
Stearinsäure	505 mg
Ölsäure	755 mg
Linolsäure	795 mg
Arachidonsäure	170 mg
Cholesterin	70 mg

7 Fisch und Fischerzeugnisse

Brathering

Energiegehalt

der verdaulichen Bestandteile	kJ:	848
aus 100 g essbarem Anteil	kcal:	204

Hauptbestandteile in 100 g essbarem Anteil

Wasser	62,0 g	Fett	15,2 g
Eiweiß [N: 2,69 g]	16,8 g	Mineralstoffe	2,2 g

Einzelne Inhaltsstoffe in 100 g essbarem Anteil

Mineralstoffe

Natrium	585 mg
Kalium	185 mg
Calcium	35 mg
Eisen	1100 µg
Phosphor	240 mg
Fluorid	300 µg
Jodid	95 µg

Vitamine

Vit. A[1]	20 µg
Vit. B_1	10 µg
Vit. B_2	130 µg
Nicotinamid	3900 µg

Aminosäuren

Arginin	940 mg
Histidin	410 mg
Isoleucin	850 mg
Leucin	1270 mg
Lysin	1470 mg
Methionin	490 mg
Phenylalanin	620 mg
Threonin	730 mg
Tryptophan	170 mg
Tyrosin	460 mg
Valin	890 mg

Lipide

Cholesterin	85 mg

[1] Retinol 20 µg

Bückling

Energiegehalt

der verdaulichen Bestandteile	kJ:	934
aus 100 g essbarem Anteil	kcal:	224

Hauptbestandteile in 100 g essbarem Anteil

Wasser	62,0 g	Fett	15,5 g
Eiweiß [N: 3,39 g]	21,2 g	Mineralstoffe	1,3 g

Einzelne Inhaltsstoffe in 100 g essbarem Anteil

Mineralstoffe

Natrium	690 mg
Kalium	345 mg
Magnesium	30 mg
Calcium	35 mg
Eisen	1100 µg
Kupfer	330 µg
Phosphor	255 mg
Fluorid	360 µg
Jodid	70 µg

Vitamine

Vit. A[1]	30 µg
Vit. D	30 µg
Vit. E[2]	1600 µg
Vit. B_1	40 µg
Vit. B_2	250 µg
Nicotinamid	4300 µg
Pantothensäure	1000 µg
Vit. B_6	500 µg
Biotin	5 µg
Vit. B_{12}	10 µg

Aminosäuren

Arginin	1320 mg
Histidin	570 mg
Isoleucin	1060 mg
Leucin	1690 mg
Lysin	1940 mg
Methionin	630 mg
Phenylalanin	850 mg
Threonin	1010 mg
Tryptophan	220 mg
Tyrosin	650 mg
Valin	1180 mg

Lipide

Palmitinsäure	2040 mg
Stearinsäure	180 mg
Ölsäure	1830 mg
Linolsäure	220 mg
Linolensäure	200 mg
Arachidonsäure	50 mg
Eicosapentaensäure	965 mg
Docosahexaensäure	970 mg
Cholesterin	90 mg

[1] Retinol 30 µg

[2] Gesamttocopherol 1600 µg, α-Tocopherol 1600 µg

Fisch und Fischerzeugnisse

Flunder

Energiegehalt

der verdaulichen Bestandteile	kJ:	306
aus 100 g essbarem Anteil	kcal:	72

Hauptbestandteile in 100 g essbarem Anteil

Wasser	81,4 g	Fett	0,7 g
Eiweiß [N: 2,64 g]	16,5 g	Mineralstoffe	1,3 g

Einzelne Inhaltsstoffe in 100 g essbarem Anteil

Mineralstoffe

Natrium	150 mg
Kalium	290 mg
Magnesium	20 mg
Calcium	50 mg
Mangan	40 µg
Eisen	315 µg
Kupfer	45 µg
Zink	500 µg
Nickel	3 µg
Chrom	2 µg
Phosphor	200 mg
Fluorid	110 µg
Jodid	6 µg
Selen	35 µg

Vitamine

Vit. A[1]	10 µg
Vit. E[2]	360 µg
Vit. B_1	220 µg
Vit. B_2	210 µg
Nicotinamid	3400 µg
Vit. B_6	250 µg
Folsäure	11 µg
Vit. B_{12}	1 µg

Aminosäuren

Arginin	1160 mg
Histidin	450 mg
Isoleucin	920 mg
Leucin	1600 mg
Lysin	1820 mg
Methionin	580 mg
Phenylalanin	700 mg
Threonin	920 mg
Tryptophan	210 mg
Tyrosin	640 mg
Valin	1060 mg

Lipide

Palmitinsäure	130 mg
Stearinsäure	17 mg
Ölsäure	150 mg
Linolsäure	6 mg
Linolensäure	3 mg
Arachidonsäure	12 mg
Eicosapentaensäure	55 mg
Docosahexaensäure	60 mg
Cholesterin	50 mg

[1] Retinol 10 µg
[2] Gesamttocopherol 360 µg, α-Tocopherol 360 µg

Heilbutt
Weißer Heilbutt*

Energiegehalt

der verdaulichen Bestandteile	kJ:	405
aus 100 g essbarem Anteil	kcal:	96

Hauptbestandteile in 100 g essbarem Anteil

Wasser	76,1 g	Fett	1,7 g
Eiweiß [N: 3,22 g]	20,1 g	Mineralstoffe	1,3 g

Einzelne Inhaltsstoffe in 100 g essbarem Anteil

Mineralstoffe

Natrium	65 mg
Kalium	445 mg
Magnesium	30 mg
Calcium	14 mg
Mangan	12 µg
Eisen	550 µg
Kupfer	40 µg
Zink	405 µg
Chrom	1 µg
Phosphor	200 mg
Jodid	50 µg

Vitamine

Vit. A[1]	30 µg
Vit. D	5 µg
Vit. E[2]	850 µg
Vit. B_1	80 µg
Vit. B_2	70 µg
Nicotinamid	5900 µg
Pantothensäure	305 µg
Vit. B_6	420 µg
Biotin	3 µg
Folsäure	9 µg
Vit. B_{12}	1 µg

Aminosäuren

Arginin	1370 mg
Histidin	480 mg
Isoleucin	1270 mg
Leucin	1940 mg
Lysin	1560 mg
Methionin	800 mg
Phenylalanin	680 mg
Threonin	990 mg
Tryptophan	260 mg
Tyrosin	680 mg
Valin	1300 mg

Lipide

Palmitinsäure	195 mg
Stearinsäure	75 mg
Ölsäure	210 mg
Linolsäure	18 mg
Linolensäure	25 mg
Arachidonsäure	40 mg
Eicosapentaensäure	140 mg
Docosahexaensäure	370 mg
Cholesterin	25 mg

Sonstige Inhaltsstoffe

Purine	180 mg

* Schwarzer Heilbutt (Grönland H.): kJ 587; kcal 141; Wasser 75,7 g; Eiweiß 13,2 g [N: 2,12 g]; Fett 9,8 g; Mineralstoffe 1,0 g. Die einzelnen Inhaltsstoffe entsprechen proportional weitgehend denen des Weißen Heilbutt.

1 Retinol 30 µg
2 Gesamttocopherol 850 µg, α-Tocopherol 850 µg

Hering

Energiegehalt

der verdaulichen Bestandteile aus 100 g essbarem Anteil

kJ:	968
kcal:	233

Hauptbestandteile in 100 g essbarem Anteil

Wasser	62,4 g	Fett	17,8 g
Eiweiß [N: 2,91 g]	18,2 g	Mineralstoffe	1,5 g

Einzelne Inhaltsstoffe in 100 g essbarem Anteil

Mineralstoffe

Natrium	115 mg
Kalium	360 mg
Magnesium	30 mg
Calcium	35 mg
Mangan	20–120 µg
Eisen	1100 µg
Kupfer	125 µg
Zink	585 µg
Nickel	7 µg
Chrom	2 µg
Phosphor	250 mg
Chlorid	145 mg
Jodid	40 µg
Selen	45 µg

Vitamine

Vit. A[1]	40 µg
Vit. D	30 µg
Vit. E[2]	1500 µg
Vit. B_1	40 µg
Vit. B_2	220 µg
Nicotinamid	3800 µg
Pantothensäure	940 µg
Vit. B_6	450 µg
Biotin	5 µg
Folsäure	5 µg
Vit. B_{12}	9 µg

Aminosäuren

Arginin	1180 mg
Histidin	520 mg
Isoleucin	1040 mg
Leucin	1750 mg
Lysin	1750 mg
Methionin	660 mg
Phenylalanin	750 mg
Threonin	1040 mg
Tryptophan	210 mg
Tyrosin	670 mg
Valin	1210 mg

Lipide

Palmitinsäure	1870 mg
Stearinsäure	155 mg
Ölsäure	1730 mg
Linolsäure	150 mg
Linolensäure	60 mg
Arachidonsäure	35 mg
Eicosapentaensäure	2040 mg
Docosahexaensäure	680 mg
Cholesterin	75 mg

Sonstige Inhaltsstoffe

Purine	210 mg

[1] Retinol 40 µg

[2] Gesamttocopherol 1500 µg, α-Tocopherol 1500 µg

Hering
(Ostseehering)

Energiegehalt

der verdaulichen Bestandteile aus 100 g essbarem Anteil	kJ:	648
	kcal:	155

Hauptbestandteile in 100 g essbarem Anteil

Wasser	71,2 g	Fett	9,2 g
Eiweiß [N: 2,90 g]	18,1 g	Mineralstoffe	1,3 g

Einzelne Inhaltsstoffe in 100 g essbarem Anteil

Mineralstoffe

Natrium	75 mg
Kalium	310 mg
Magnesium	20 mg
Calcium	70 mg
Mangan	20 µg
Eisen	985 µg
Kupfer	12 µg
Zink	965 µg
Nickel	11 µg
Chrom	1 µg
Phosphor	210 mg
Fluorid	100 µg
Jodid	50 µg
Selen	18 µg

Vitamine

Vit. A[1]	10 µg
Vit. D	8 µg
Vit. E[2]	2000 µg
Vit. B_1	55 µg
Vit. B_2	240 µg
Nicotinamid	4300 µg
Folsäure	11 µg
Vit. B_{12}	11 µg

Aminosäuren

Arginin	1070 mg
Histidin	360 mg
Isoleucin	1150 mg
Leucin	1450 mg
Lysin	1480 mg
Methionin	400 mg
Phenylalanin	810 mg
Threonin	810 mg
Tryptophan	130 mg
Tyrosin	400 mg
Valin	920 mg

Lipide

Palmitinsäure	1820 mg
Stearinsäure	130 mg
Ölsäure	1740 mg
Linolsäure	400 mg
Linolensäure	210 mg
Arachidonsäure	60 mg
Eicosapentaensäure	740 mg
Docosahexaensäure	1170 mg

Cholesterin	45 mg

1 Retinol 10 µg
2 Gesamttocopherol 2000 µg, α-Tocopherol 2000 µg

Hering
mariniert, Bismarckhering

Energiegehalt

der verdaulichen Bestandteile	kJ:	873
aus 100 g essbarem Anteil	kcal:	210

Hauptbestandteile in 100 g essbarem Anteil

Wasser	62,2 g	Fett	16,0 g
Eiweiß [N: 2,64 g]	16,5 g	Mineralstoffe	2,8 g

Einzelne Inhaltsstoffe in 100 g essbarem Anteil

Mineralstoffe

Natrium	1090 mg
Kalium	75 mg
Magnesium	12 mg
Calcium	40 mg
Kupfer	120 µg
Zink	530 µg
Phosphor	150 mg
Chlorid	1520 mg
Fluorid	70 µg
Jodid	90 µg

Vitamine

Vit. A[1]	35 µg
Vit. D	13 µg
Vit. E[2]	1600 µg
Vit. B_1	50 µg
Vit. B_2	210 µg
Vit. B_6	150 µg

Aminosäuren

Arginin	1020 mg
Histidin	440 mg
Isoleucin	830 mg
Leucin	1310 mg
Lysin	1510 mg
Methionin	490 mg
Phenylalanin	660 mg
Threonin	790 mg
Tryptophan	170 mg
Tyrosin	510 mg
Valin	920 mg

Lipide

Palmitinsäure	1680 mg
Stearinsäure	140 mg
Ölsäure	1560 mg
Linolsäure	140 mg
Linolensäure	55 mg
Arachidonsäure	35 mg
Eicosapentaensäure	1830 mg
Docosahexaensäure	610 mg

[1] Retinol 35 µg
[2] Gesamttocopherol 1600 µg, α-Tocopherol 1600 µg

Kabeljau,
Dorsch

Energiegehalt

der verdaulichen Bestandteile	kJ:	323
aus 100 g essbarem Anteil	kcal:	76

Hauptbestandteile in 100 g essbarem Anteil

Wasser	80,5 g	Fett	0,6 g
Eiweiß [N: 2,83 g]	17,7 g	Mineralstoffe	1,2 g

Einzelne Inhaltsstoffe in 100 g essbarem Anteil

Mineralstoffe

Natrium	70 mg
Kalium	350 mg
Magnesium	25 mg
Calcium	25 mg
Mangan	17 µg
Eisen	320 µg
Kupfer	55 µg
Zink	400 µg
Nickel	4 µg
Chrom	1 µg
Phosphor	195 mg
Chlorid	160 mg
Fluorid	130 µg
Jodid	170 µg
Selen	30 µg

Vitamine

Vit. A[1]	7 µg
Vit. D	1 µg
Vit. E[2]	1000 µg
Vit. B_1	55 µg
Vit. B_2	45 µg
Nicotinamid	2300 µg
Pantothensäure	260 µg
Vit. B_6	200 µg
Biotin	2 µg
Folsäure	8 µg
Vit. B_{12}	1 µg

Aminosäuren

Arginin	1210 mg
Histidin	520 mg
Isoleucin	990 mg
Leucin	1690 mg
Lysin	2050 mg
Methionin	600 mg
Phenylalanin	840 mg
Threonin	970 mg
Tryptophan	240 mg
Tyrosin	710 mg
Valin	1090 mg

Lipide

Palmitinsäure	100 mg
Stearinsäure	25 mg
Ölsäure	70 mg
Linolsäure	15 mg
Linolensäure	4 mg
Arachidonsäure	17 mg
Eicosapentaensäure	70 mg
Docosahexaensäure	195 mg
Cholesterin	35 mg

Sonstige Inhaltsstoffe

Purine	110 mg

[1] Retinol 7 µg
[2] Gesamttocopherol 1000 µg, α-Tocopherol 1000 µg

Katfisch,
Steinbeißer

Energiegehalt

der verdaulichen Bestandteile	kJ:	343
aus 100 g essbarem Anteil	kcal:	81

Hauptbestandteile in 100 g essbarem Anteil

Wasser	80,3 g	Fett	2,0 g
Eiweiß [N: 2,53 g]	15,8 g	Mineralstoffe	1,2 g

Einzelne Inhaltsstoffe in 100 g essbarem Anteil

Mineralstoffe

Natrium	105 mg
Kalium	280 mg
Magnesium	25 mg
Calcium	20 mg
Eisen	1000 µg
Kupfer	13 µg
Zink	590 µg
Phosphor	180 mg
Chlorid	180 mg
Fluorid	6 µg

Vitamine

Vit. A[1]	18 µg
Vit. D	1 µg
Vit. B_1	200 µg
Vit. B_2	60 µg
Nicotinamid	2400 µg

Aminosäuren

Arginin	1010 mg
Histidin	360 mg
Isoleucin	1110 mg
Leucin	1430 mg
Lysin	1560 mg
Methionin	520 mg
Phenylalanin	710 mg
Threonin	930 mg
Tryptophan	150 mg
Tyrosin	540 mg
Valin	1090 mg

Lipide

Palmitinsäure	220 mg
Stearinsäure	40 mg
Ölsäure	390 mg
Linolsäure	40 mg
Linolensäure	25 mg
Arachidonsäure	35 mg
Eicosapentaensäure	180 mg
Docosahexaensäure	215 mg
Cholesterin	35 mg

[1] Retinol 18 µg

Kaviar echt
Rogen von Störarten (grauschwarz)

Energiegehalt

der verdaulichen Bestandteile	kJ:	1017
aus 100 g essbarem Anteil	kcal:	244

Hauptbestandteile in 100 g essbarem Anteil

Wasser	47,1 g	Fett	15,5 g
Eiweiß [N: 4,18 g]	26,1 g	Mineralstoffe	6,7 g

Einzelne Inhaltsstoffe in 100 g essbarem Anteil

Mineralstoffe

Natrium	1940 mg
Kalium	165 mg
Magnesium	3 mg
Calcium	50 mg
Mangan	50 µg
Eisen	1400 µg
Kupfer	110 µg
Zink	950 µg
Phosphor	300 mg
Jodid	25 µg

Vitamine

Vit. A[1]	560 µg
Vit. D	6 µg

Aminosäuren

Arginin	1770 mg
Histidin	820 mg
Isoleucin	1470 mg
Leucin	2300 mg
Lysin	2070 mg
Methionin	800 mg
Phenylalanin	1060 mg
Threonin	1350 mg
Tyrosin	1130 mg
Valin	1600 mg

Lipide

Cholesterin	300 mg

Sonstige Inhaltsstoffe

Purine	145 mg

[1] Retinol 560 µg

Köhler,*
„Seelachs“

Energiegehalt

der verdaulichen Bestandteile	kJ:	344
aus 100 g essbarem Anteil	kcal:	81

Hauptbestandteile in 100 g essbarem Anteil

Wasser	79,5 g	Fett	0,9 g
Eiweiß [N: 2,93 g]	18,3 g	Mineralstoffe	1,3 g

Einzelne Inhaltsstoffe in 100 g essbarem Anteil

Mineralstoffe

Natrium	80 mg
Kalium	375 mg
Calcium	14 mg
Eisen	1 mg
Phosphor	300 mg
Chlorid	300 mg
Jodid	200 µg
Selen	30 µg

Vitamine

Vit. A[1]	6 µg
Vit. B_1	90 µg
Vit. B_2	350 µg
Nicotinamid	4 mg
Vit. B_{12}	4 µg

Aminosäuren

Arginin	1180 mg
Histidin	460 mg
Isoleucin	1140 mg
Leucin	1750 mg
Lysin	2050 mg
Methionin	660 mg
Phenylalanin	780 mg
Threonin	1020 mg
Tryptophan	190 mg
Tyrosin	680 mg
Valin	1240 mg

Lipide

Palmitinsäure	125 mg
Stearinsäure	40 mg
Ölsäure	110 mg
Linolsäure	12 mg
Linolensäure	5 mg
Arachidonsäure	11 mg
Eicosapentaensäure	100 mg
Docosahexaensäure	340 mg
Cholesterin	40 mg

Sonstige Inhaltsstoffe

Purine	165 mg

* Verwertung als Frischfisch, tiefgefrorener Fisch, Stockfisch, Klippfisch (Norwegen) sowie hartgesalzen, geräuchert und gefärbt als „Seelachs in Öl“, Lachsersatz (Deutschland)

[1] Retinol 6 µg

Makrele

Energiegehalt

der verdaulichen Bestandteile	kJ:	758
aus 100 g essbarem Anteil	kcal:	182

Hauptbestandteile in 100 g essbarem Anteil

Wasser	68,0 g	Fett	11,9 g
Eiweiß [N: 2,99 g]	18,7 g	Mineralstoffe	1,3 g

Einzelne Inhaltsstoffe in 100 g essbarem Anteil

Mineralstoffe

Natrium	85 mg
Kalium	395 mg
Magnesium	30 mg
Calcium	12 mg
Mangan	30 µg
Eisen	1200 µg
Kupfer	115 µg
Zink	520 µg
Nickel	1 µg
Chrom	1 µg
Phosphor	245 mg
Chlorid	140 mg
Fluorid	30 µg
Jodid	50 µg
Selen	40 µg

Vitamine

Vit. A[1]	100 µg
Vit. D	4 µg
Vit. E[2]	1300 µg
Vit. K	5 µg
Vit. B_1	130 µg
Vit. B_2	360 µg
Nicotinamid	7500 µg
Pantothensäure	460 µg
Vit. B_6	630 µg
Biotin	4 µg
Folsäure	1 µg
Vit. B_{12}	9 µg

Aminosäuren

Arginin	1160 mg
Histidin	840 mg
Isoleucin	1090 mg
Leucin	1800 mg
Lysin	1730 mg
Methionin	640 mg
Phenylalanin	840 mg
Threonin	970 mg
Tryptophan	270 mg
Tyrosin	640 mg
Valin	1210 mg

Lipide

Palmitinsäure	1930 mg
Stearinsäure	680 mg
Ölsäure	1540 mg
Linolsäure	170 mg
Linolensäure	250 mg
Arachidonsäure	170 mg
Eicosapentaensäure	630 mg
Docosahexaensäure	1120 mg
Cholesterin	75 mg

Sonstige Inhaltsstoffe

Purine	145 mg

1 Retinol 100 µg

2 Gesamttocopherol 1300 µg, α-Tocopherol 1300 µg

Meeräsche

Energiegehalt

der verdaulichen Bestandteile	kJ:	506
aus 100 g essbarem Anteil	kcal:	120

Hauptbestandteile in 100 g essbarem Anteil

Wasser	74,1 g	Fett	4,3 g
Eiweiß [N: 3,26 g]	20,4 g	Mineralstoffe	1,2 g

Einzelne Inhaltsstoffe in 100 g essbarem Anteil

Mineralstoffe

Natrium	70 mg
Kalium	405 mg
Magnesium	30 mg
Calcium	55 mg
Mangan	50 µg
Eisen	1500 µg
Kupfer	8 µg
Zink	600 µg
Phosphor	215 mg
Jodid	330 µg
Selen	50 µg

Vitamine

Vit. A[1]	45 µg
Vit. E[2]	510 µg
Vit. B_1	60 µg
Vit. B_2	150 µg
Nicotinamid	3800 µg

Aminosäuren

Arginin	1360 mg
Histidin	610 mg
Isoleucin	1090 mg
Leucin	1950 mg
Lysin	2040 mg
Methionin	660 mg
Phenylalanin	860 mg
Threonin	1020 mg
Tryptophan	320 mg
Tyrosin	740 mg
Valin	1240 mg

Lipide

Palmitinsäure	865 mg
Stearinsäure	205 mg
Ölsäure	335 mg
Linolsäure	60 mg
Linolensäure	25 mg
Arachidonsäure	210 mg
Eicosapentaensäure	40 mg
Docosahexaensäure	355 mg
Cholesterin	80 mg

1 Retinol 45 µg
2 Gesamttocopherol 510 µg, α-Tocopherol 510 µg

Ölsardine, abgetropft

Energiegehalt

der verdaulichen Bestandteile	kJ:	924
aus 100 g essbarem Anteil	kcal:	222

Hauptbestandteile in 100 g essbarem Anteil

Wasser	55,6 g	Fett	13,9 g
Eiweiß [N: 3,86 g]	24,1 g	Mineralstoffe	3,6 g

Einzelne Inhaltsstoffe in 100 g essbarem Anteil

Mineralstoffe

Natrium	365 mg
Kalium	390 mg
Calcium	330 mg
Eisen	2700 µg
Kupfer	40 µg
Phosphor	430 mg
Fluorid	530 µg
Jodid	95 µg
Selen	13 µg

Vitamine

Vit. A[1]	50 µg
Vit. B_1	40 µg
Vit. B_2	300 µg
Nicotinamid	6500 µg
Pantothensäure	510 µg
Vit. B_6	220 µg
Biotin	9 µg
Folsäure	8 µg
Vit. B_{12}	160 ng

Aminosäuren

Arginin	1330 mg
Histidin	530 mg
Isoleucin	1120 mg
Leucin	1910 mg
Lysin	2240 mg
Methionin	740 mg
Phenylalanin	890 mg
Threonin	1130 mg
Tryptophan	210 mg
Tyrosin	730 mg
Valin	1300 mg

Lipide

Palmitinsäure	1950 mg
Stearinsäure	270 mg
Ölsäure	2710 mg
Linolsäure	300 mg
Linolensäure	150 mg
Arachidonsäure	90 mg
Eicosapentaensäure	1200 mg
Docosahexaensäure	1240 mg
Cholesterin	140 mg

Sonstige Inhaltsstoffe

Purine	480 mg

[1] Retinol 50 µg

Fisch und Fischerzeugnisse

Rotbarsch,* Goldbarsch

Energiegehalt

der verdaulichen Bestandteile	kJ:	443
aus 100 g essbarem Anteil	kcal:	105

Hauptbestandteile in 100 g essbarem Anteil

Wasser	76,9 g	Fett	3,6 g
Eiweiß [N: 2,91 g]	18,2 g	Mineralstoffe	1,1 g

Einzelne Inhaltsstoffe in 100 g essbarem Anteil

Mineralstoffe

Natrium	80 mg
Kalium	310 mg
Magnesium	30 mg
Calcium	20 mg
Eisen	690 µg
Phosphor	200 mg
Chlorid	165 mg
Jodid	100 µg
Selen	45 µg

Vitamine

Vit. A[1]	14 µg
Vit. D	2 µg
Vit. E[2]	1300 µg
Vit. B_1	110 µg
Vit. B_2	80 µg
Nicotinamid	2500 µg
Vit. B_{12}	4 µg

Aminosäuren

Arginin	1190 mg
Histidin	420 mg
Isoleucin	1140 mg
Leucin	1780 mg
Lysin	1900 mg
Methionin	640 mg
Phenylalanin	840 mg
Threonin	1010 mg
Tryptophan	200 mg
Tyrosin	560 mg
Valin	1040 mg

Lipide

Palmitinsäure	390 mg
Stearinsäure	130 mg
Ölsäure	605 mg
Linolsäure	100 mg
Linolensäure	50 mg
Arachidonsäure	240 mg
Eicosapentaensäure	260 mg
Docosahexaensäure	155 mg
Cholesterin	30 mg

Sonstige Inhaltsstoffe

Purine	240 mg

* Carotinoide der Nahrung (Astaxanthin, Cantaxanthin) verursachen die Rotfärbung der Haut und Schuppen.

[1] Retinol 14 µg

[2] Gesamttocopherol 1300 µg, α-Tocopherol 1300 µg

Salzhering,*
Pökelhering

Energiegehalt

der verdaulichen Bestandteile	kJ:	906
aus 100 g essbarem Anteil	kcal:	218

Hauptbestandteile in 100 g essbarem Anteil

Wasser	48,8 g	Fett	15,4 g
Eiweiß [N: 3,17 g]	19,8 g	Mineralstoffe	16,0 g

Einzelne Inhaltsstoffe in 100 g essbarem Anteil

Mineralstoffe

Natrium	5930 mg
Kalium	240 mg
Magnesium	40 mg
Calcium	110 mg
Eisen	20 mg
Kupfer	140 µg
Zink	1 mg
Phosphor	340 mg
Chlorid	9170 mg

Vitamine

Vit. A[1]	50 µg
Vit. D	10 µg
Vit. B_1	35 µg
Vit. B_2	290 µg
Nicotinamid	3 mg
Vit. B_6	220 µg
Vit. B_{12}	13 µg

Aminosäuren

Arginin	1120 mg
Isoleucin	1000 mg
Leucin	1500 mg
Lysin	1740 mg
Methionin	580 mg
Phenylalanin	740 mg
Threonin	860 mg
Tryptophan	200 mg
Tyrosin	540 mg
Valin	1060 mg

Lipide

Palmitinsäure	1620 mg
Stearinsäure	135 mg
Ölsäure	1500 mg
Linolsäure	130 mg
Linolensäure	55 mg
Arachidonsäure	25 mg
Eicosapentaensäure	1760 mg
Docosahexaensäure	585 mg
Cholesterin	60 mg

* Hartgesalzener Hering mit > 20% Salz im Fischgewebewasser.

1 Retinol 50 µg

Sardelle

Energiegehalt

der verdaulichen Bestandteile	kJ:	427
aus 100 g essbarem Anteil	kcal:	101

Hauptbestandteile in 100 g essbarem Anteil

Wasser	75,3 g	Fett	2,3 g
Eiweiß [N: 3,22 g]	20,1 g	Mineralstoffe	1,9 g

Einzelne Inhaltsstoffe in 100 g essbarem Anteil

Mineralstoffe

Kalium	280 mg
Calcium	80 mg
Eisen	4900 µg
Zink	1400 µg
Phosphor	235 mg

Vitamine

Vit. B_1	70 µg
Vit. B_2	270 µg
Nicotinamid	20 mg

Lipide

Palmitinsäure	365 mg
Stearinsäure	125 mg
Ölsäure	255 mg
Linolsäure	50 mg
Linolensäure	30 mg
Arachidonsäure	10 mg
Eicosapentaensäure	210 mg
Docosahexaensäure	290 mg

Sonstige Inhaltsstoffe

Purine	240 mg

Sardine

Energiegehalt

der verdaulichen Bestandteile	kJ:	496
aus 100 g essbarem Anteil	kcal:	118

Hauptbestandteile in 100 g essbarem Anteil

Wasser	74,5 g	Fett	4,5 g
Eiweiß [N: 3,10 g]	19,4 g	Mineralstoffe	1,6 g

Einzelne Inhaltsstoffe in 100 g essbarem Anteil

Mineralstoffe

Natrium	100 mg
Magnesium	25 mg
Calcium	85 mg
Eisen	2400 µg
Kupfer	170 µg
Nickel	20 µg
Phosphor	260 mg
Jodid	30 µg
Selen	60 µg

Vitamine

Vit. A[1]	20 µg
Vit. D	11 µg
Vit. E	290 µg
Vit. B_1	20 µg
Vit. B_2	250 µg
Nicotinamid	9700 µg
Vit. B_6	960 µg
Vit. B_{12}	140 ng

Aminosäuren

Arginin	1310 mg
Histidin	460 mg
Isoleucin	1190 mg
Leucin	1870 mg
Lysin	2280 mg
Methionin	640 mg
Phenylalanin	910 mg
Threonin	1120 mg
Tryptophan	240 mg
Tyrosin	810 mg
Valin	1450 mg

Lipide

Palmitinsäure	640 mg
Stearinsäure	250 mg
Ölsäure	560 mg
Linolsäure	90 mg
Linolensäure	45 mg
Arachidonsäure	8 mg
Eicosapentaensäure	580 mg
Docosahexaensäure	810 mg

Sonstige Inhaltsstoffe

Purine	345 mg

[1] Retinol 20 µg

Schellfisch

Energiegehalt

der verdaulichen Bestandteile	kJ:	327
aus 100 g essbarem Anteil	kcal:	77

Hauptbestandteile in 100 g essbarem Anteil

Wasser	80,2 g	Fett	0,6 g
Eiweiß [N: 2,86 g]	17,9 g	Mineralstoffe	1,2 g

Einzelne Inhaltsstoffe in 100 g essbarem Anteil

Mineralstoffe

Natrium	115 mg
Kalium	300 mg
Magnesium	25 mg
Calcium	18 mg
Mangan	20 µg
Eisen	610 µg
Kupfer	35 µg
Zink	275 µg
Phosphor	175 mg
Fluorid	35 µg
Jodid	245 µg
Selen	30 µg

Vitamine

Vit. A[1]	17 µg
Vit. E[2]	390 µg
Vit. B_1	50 µg
Vit. B_2	170 µg
Nicotinamid	3100 µg
Pantothensäure	220 µg
Biotin	3 µg
Folsäure	9 µg
Vit. B_{12}	1 µg

Aminosäuren

Arginin	1300 mg
Histidin	420 mg
Isoleucin	1090 mg
Leucin	1660 mg
Lysin	1930 mg
Methionin	650 mg
Phenylalanin	790 mg
Threonin	920 mg
Tryptophan	240 mg
Tyrosin	620 mg
Valin	1160 mg

Lipide

Palmitinsäure	90 mg
Stearinsäure	25 mg
Ölsäure	55 mg
Linolsäure	9 mg
Linolensäure	4 mg
Arachidonsäure	17 mg
Eicosapentaensäure	65 mg
Docosahexaensäure	150 mg
Cholesterin	35 mg

Sonstige Inhaltsstoffe

Purine	140 mg

[1] Retinol 17 µg
[2] Gesamttocopherol 390 µg, α-Tocopherol 390 µg

Scholle

Energiegehalt

der verdaulichen Bestandteile	kJ:	361
aus 100 g essbarem Anteil	kcal:	86

Hauptbestandteile in 100 g essbarem Anteil

Wasser	79,7 g	Fett	1,9 g
Eiweiß [N: 2,74 g]	17,1 g	Mineralstoffe	1,3 g

Einzelne Inhaltsstoffe in 100 g essbarem Anteil

Mineralstoffe

Natrium	105 mg
Kalium	310 mg
Magnesium	20 mg
Calcium	60 mg
Mangan	30 µg
Eisen	900 µg
Kupfer	40 µg
Zink	530 µg
Phosphor	200 mg
Chlorid	125 mg
Jodid	55 µg
Selen	35 µg

Vitamine

Vit. A	0–6 µg
Vit. B_1	210 µg
Vit. B_2	220 µg
Nicotinamid	4000 µg
Pantothensäure	800 µg
Vit. B_6	220 µg
Folsäure	11 µg
Vit. B_{12}	2 µg

Aminosäuren

Arginin	1150 mg
Histidin	380 mg
Isoleucin	1140 mg
Leucin	1600 mg
Lysin	1770 mg
Methionin	530 mg
Phenylalanin	730 mg
Threonin	910 mg
Tryptophan	190 mg
Tyrosin	590 mg
Valin	1110 mg

Lipide

Palmitinsäure	300 mg
Stearinsäure	80 mg
Ölsäure	150 mg
Linolsäure	40 mg
Linolensäure	6 mg
Arachidonsäure	55 mg
Eicosapentaensäure	250 mg
Docosahexaensäure	195 mg
Cholesterin	65 mg

Sonstige Inhaltsstoffe

Purine	95 mg

Seehecht, Hechtdorsch

Energiegehalt

der verdaulichen Bestandteile aus 100 g essbarem Anteil	kJ:	385
	kcal:	91

Hauptbestandteile in 100 g essbarem Anteil

Wasser	79,1 g	Fett	2,5 g
Eiweiß [N: 2,75 g]	17,2 g	Mineralstoffe	1,2 g

Einzelne Inhaltsstoffe in 100 g essbarem Anteil

Mineralstoffe

Natrium	100 mg
Kalium	295 mg
Calcium	40 mg
Kupfer	20 µg
Zink	285 µg
Phosphor	140 mg
Chlorid	240 mg
Selen	35 µg

Vitamine

Vit. B_1	100 µg
Vit. B_2	200 µg

Aminosäuren

Arginin	1070 mg
Histidin	520 mg
Isoleucin	1270 mg
Leucin	1440 mg
Lysin	1560 mg
Methionin	480 mg
Phenylalanin	650 mg
Threonin	980 mg
Tryptophan	230 mg
Tyrosin	800 mg
Valin	1100 mg

Lipide

Palmitinsäure	425 mg
Stearinsäure	65 mg
Ölsäure	380 mg
Linolsäure	55 mg
Linolensäure	35 mg
Arachidonsäure	35 mg
Eicosapentaensäure	235 mg
Docosahexaensäure	445 mg

Seezunge

Energiegehalt

der verdaulichen Bestandteile	kJ:	349
aus 100 g essbarem Anteil	kcal:	83

Hauptbestandteile in 100 g essbarem Anteil

Wasser	80,0 g	Fett	1,4 g
Eiweiß [N: 2,80 g]	17,5 g	Mineralstoffe	1,1 g

Einzelne Inhaltsstoffe in 100 g essbarem Anteil

Mineralstoffe

Natrium	100 mg
Kalium	310 mg
Magnesium	50 mg
Calcium	30 mg
Eisen	800 µg
Kupfer	40 µg
Zink	570 µg
Nickel	3 µg
Phosphor	195 mg
Chlorid	140 mg
Jodid	17 µg
Selen	25 µg

Vitamine

Vit. A	Spuren
Vit. B1	60 µg
Vit. B_2	100 µg
Nicotinamid	3000 µg

Aminosäuren

Arginin	1140 mg
Histidin	470 mg
Isoleucin	920 mg
Leucin	1660 mg
Lysin	1860 mg
Methionin	590 mg
Phenylalanin	760 mg
Threonin	1100 mg
Tryptophan	130 mg
Tyrosin	620 mg
Valin	1030 mg

Lipide

Palmitinsäure	260 mg
Stearinsäure	75 mg
Ölsäure	215 mg
Linolsäure	50 mg
Linolensäure	10 mg
Arachidonsäure	25 mg
Eicosapentaensäure	35 mg
Docosahexaensäure	160 mg
Cholesterin	50 mg

Sonstige Inhaltsstoffe

Purine	130 mg

Thunfisch

Energiegehalt

der verdaulichen Bestandteile	kJ:	939
aus 100 g essbarem Anteil	kcal:	226

Hauptbestandteile in 100 g essbarem Anteil

Wasser	61,5 g	Fett	15,5 g
Eiweiß [N: 3,44 g]	21,5 g	Mineralstoffe	1,1 g

Einzelne Inhaltsstoffe in 100 g essbarem Anteil

Mineralstoffe

Natrium	45 mg
Kalium	365 mg
Magnesium	50 mg
Calcium	40 mg
Mangan	30 µg
Eisen	1000 µg
Kupfer	50 µg
Zink	80 µg
Phosphor	200 mg
Fluorid	30 µg
Jodid	50 µg
Selen	80 µg

Vitamine

Vit. A[1]	450 µg
Vit. D	5 µg
Vit. E[2]	1200 µg
Vit. B_1	160 µg
Vit. B_2	160 µg
Nicotinamid	8500 µg
Pantothensäure	660 µg
Vit. B_6	460 µg
Folsäure	15 µg
Vit. B_{12}	4 µg

Aminosäuren

Arginin	1250 mg
Histidin	1090 mg
Isoleucin	1210 mg
Leucin	2170 mg
Lysin	2210 mg
Methionin	610 mg
Phenylalanin	1050 mg
Threonin	1180 mg
Tryptophan	300 mg
Tyrosin	970 mg
Valin	1420 mg

Lipide

Palmitinsäure	2830 mg
Stearinsäure	795 mg
Ölsäure	2610 mg
Linolsäure	235 mg
Linolensäure	215 mg
Arachidonsäure	245 mg
Eicosapentaensäure	1390 mg
Docosahexaensäure	2080 mg
Cholesterin	70 mg

Sonstige Inhaltsstoffe

Purine	255 mg

[1] Retinol 450 µg
[2] Gesamttocopherol 1200 µg, α-Tocopherol 1200 µg

Seefische und Seefisch-Erzeugnisse

Energiegehalte, Hauptbestandteile sowie wichtige Inhaltsstoffe in 100 g essbarem Anteil

	kJ	kcal	Wasser (g)	Eiweiß (g)	Fett (g)	Mineralstoffe (g)	Natrium (mg)	Cholesterin (mg)	Purin (mg)
Anglerfisch, Seeteufel	279	66	83,5	14,9	0,7	0,7	110	25	
Blauleng	322	76	80,8	17,4	0,7	1,1			
Brosme, Lumb	313	74	81,2	17,3	0,5	1,0	115	25	
Dornhai	751	181	71,5	12,6	14,5	0,9	17	25	
Grenadier	323	76	80,6	17,5	0,7	1,2			
Heringsmilch	459	109	74,2	20,9	2,8	2,2	120		
Heringsrogen	557	132	68,0	26,0	3,1	1,4	90		190
Kaviarersatz, Deutscher K.[1]	479	115	71,2	14,0	6,5	5,5	2110		
Kliesche, Scharbe	353	84	80,1	17,3	1,6	1,1	75		
Lengfisch	345	81	79,2	19,0	0,6	1,2	105		
Limande	329	78	81,0	17,4	0,9	0,8	80		
Makrele, geräuchert	925	222	62,3	20,7	15,5	1,3	260		140
Matjeshering[2]	1108	267	54,4	16,0	22,6	6,8	2500		220
Meerbarbe	416	98	76,3	20,1	2,0	1,7			
Petersfisch, Heringskönig	361	85	78,1	18,2	1,4	1,4			
Rochen	397	94	76,9	20,5	1,3	1,3	90		
Rotzunge	304	72	82,1	15,5	1,1	1,0	120		
Schillerlocken[3]	1254	302	52,5	21,3	24,1	2,1	625		
Schwertfisch	493	117	74,5	19,4	4,4	1,4	100	40	
Seelachs Alaska	314	74	81,2	16,7	0,8	1,1			
Sprotte	898	216	64,9	16,7	16,6	1,8			
Steinbutt	347	82	80,4	16,7	1,7	0,7	115	25	
Stint	359	85	80,0	17,4	1,7	0,9	155	70	
Stöcker	481	114	75,1	19,8	3,9	1,3	65		
Stockfisch	1439	339	15,2	79,2	2,5	3,1	500		
Stör	378	90	78,6	18,1	1,9	1,4			
Thunfisch in Öl	1178	283	52,5	23,8	20,9	2,3	290	30	290

1) Rogen von Seehasen (Lumpfisch); Zugabe von Salz, Geschmacks- und Farbstoffen
2) noch nicht geschlechtsreifer Hering, leicht gesalzen und gereift
3) geräucherte Bauchlappen des Dornhai

Aal

Energiegehalt

der verdaulichen Bestandteile	kJ:	1162
aus 100 g essbarem Anteil	kcal:	281

Hauptbestandteile in 100 g essbarem Anteil

Wasser	59,3 g	Fett	24,5 g
Eiweiß [N: 2,40 g]	15,0 g	Mineralstoffe	0,9 g

Einzelne Inhaltsstoffe in 100 g essbarem Anteil

Mineralstoffe

Natrium	65 mg
Kalium	260 mg
Magnesium	25 mg
Calcium	17 mg
Mangan	25 µg
Eisen	865 µg
Kupfer	85 µg
Zink	2000 µg
Nickel	9 µg
Chrom	10 µg
Phosphor	335 mg
Fluorid	30 µg
Jodid	4 µg
Selen	30 µg

Vitamine

Vit. A[1]	980 µg
Vit. D	20 µg
Vit. B_1	180 µg
Vit. B_2	320 µg
Nicotinamid	2600 µg
Vit. B_6	280 µg
Folsäure	13 µg
Vit. B_{12}	1 µg
Vit. C	1800 µg

Aminosäuren

Arginin	1100 mg
Histidin	460 mg
Isoleucin	920 mg
Leucin	1670 mg
Lysin	1360 mg
Methionin	530 mg
Phenylalanin	730 mg
Threonin	870 mg
Tryptophan	180 mg
Tyrosin	820 mg
Valin	1190 mg

Lipide

Palmitinsäure	3760 mg
Stearinsäure	645 mg
Ölsäure	6900 mg
Linolsäure	1230 mg
Linolensäure	660 mg
Arachidonsäure	125 mg
Eicosapentaensäure	260 mg
Docosahexaensäure	565 mg

Cholesterin	165 mg

[1] Retinol 980 µg

Aal, geräuchert

Energiegehalt

der verdaulichen Bestandteile	kJ:	1363
aus 100 g essbarem Anteil	kcal:	329

Hauptbestandteile in 100 g essbarem Anteil

Wasser	51,1 g	Fett	28,6 g
Eiweiß [N: 2,86 g]	17,9 g	Mineralstoffe	2,2 g

Einzelne Inhaltsstoffe in 100 g essbarem Anteil

Mineralstoffe

Natrium	500 mg
Kalium	245 mg
Magnesium	18 mg
Calcium	19 mg
Mangan	30 µg
Eisen	670 µg
Kupfer	125 µg
Zink	470 µg
Phosphor	250 mg
Chlorid	725 mg
Fluorid	180 µg
Jodid	5 µg

Vitamine

Vit. A[1]	940 µg
Vit. D	90 µg
Vit. B_1	190 µg
Vit. B_2	370 µg
Nicotinamid	3500 µg
Vit. B_6	160 µg
Vit. B_{12}	1 µg

Aminosäuren

Arginin	970 mg
Histidin	380 mg
Isoleucin	860 mg
Leucin	1410 mg
Lysin	1340 mg
Methionin	510 mg
Phenylalanin	670 mg
Threonin	820 mg
Tryptophan	180 mg
Tyrosin	620 mg
Valin	990 mg

Lipide

Palmitinsäure	4390 mg
Stearinsäure	750 mg
Ölsäure	8050 mg
Linolsäure	1440 mg
Linolensäure	770 mg
Arachidonsäure	145 mg
Eicosapentaensäure	305 mg
Docosahexaensäure	660 mg

Cholesterin	165 mg

Sonstige Inhaltsstoffe

Purine	80 mg

[1] Retinol 940 µg

Barsch,
Flussbarsch

Energiegehalt

der verdaulichen Bestandteile	kJ:	342
aus 100 g essbarem Anteil	kcal:	81

Hauptbestandteile in 100 g essbarem Anteil

Wasser	79,5 g	Fett	0,8 g
Eiweiß [N: 2,94 g]	18,4 g	Mineralstoffe	1,2 g

Einzelne Inhaltsstoffe in 100 g essbarem Anteil

Mineralstoffe

Natrium	45 mg
Kalium	330 mg
Magnesium	25 mg
Calcium	95 mg
Mangan	55 µg
Eisen	400 µg
Kupfer	30 µg
Zink	615 µg
Nickel	2 µg
Chrom	1 µg
Phosphor	230 mg
Fluorid	100 µg
Jodid	4 µg
Selen	25 µg

Vitamine

Vit. A[1]	7 µg
Vit. E[2]	1500 µg
Vit. B_1	75 µg
Vit. B_2	120 µg
Nicotinamid	1700 µg

Aminosäuren

Arginin	1240 mg
Histidin	710 mg
Isoleucin	1180 mg
Leucin	1800 mg
Lysin	2190 mg
Methionin	630 mg
Phenylalanin	860 mg
Threonin	1060 mg
Tryptophan	220 mg
Tyrosin	740 mg
Valin	1220 mg

Lipide

Palmitinsäure	105 mg
Stearinsäure	25 mg
Ölsäure	75 mg
Linolsäure	11 mg
Linolensäure	9 mg
Arachidonsäure	35 mg
Eicosapentaensäure	50 mg
Docosahexaensäure	125 mg
Cholesterin	70 mg

[1] Retinol 7 µg
[2] Gesamttocopherol 1500 µg, α-Tocopherol 1500 µg

Brasse,
Brachsen, Blei

Energiegehalt

der verdaulichen Bestandteile	kJ:	486
aus 100 g essbarem Anteil	kcal:	116

Hauptbestandteile in 100 g essbarem Anteil

Wasser	76,7 g	Fett	5,5 g
Eiweiß [N: 2,66 g]	16,6 g	Mineralstoffe	1,2 g

Einzelne Inhaltsstoffe in 100 g essbarem Anteil

Mineralstoffe

Natrium	30 mg
Kalium	445 mg
Magnesium	50 mg
Calcium	55 mg
Mangan	90 µg
Eisen	745 µg
Kupfer	40 µg
Zink	780 µg
Nickel	17 µg
Chrom	1 µg
Phosphor	245 mg
Fluorid	100 µg
Selen	45 µg

Vitamine

Vit. A[1]	4 µg
Vit. E[2]	2600 µg
Vit. B_1	80 µg
Vit. B_2	100 µg
Nicotinamid	5400 µg
Pantothensäure	210 µg
Vit. B_6	460 µg
Vit. B_{12}	2 µg

Aminosäuren

Histidin	330 mg
Methionin	400 mg
Tryptophan	130 mg
Tyrosin	510 mg

Lipide

Palmitinsäure	820 mg
Stearinsäure	230 mg
Ölsäure	910 mg
Linolsäure	75 mg
Linolensäure	90 mg
Eicosapentaensäure	460 mg
Docosahexaensäure	865 mg
Cholesterin	40 mg

[1] Retinol 4 µg
[2] Gesamttocopherol 2600 µg, α-Tocopherol 2600 µg

Fisch und Fischerzeugnisse

Forelle
Bachforelle, Regenbogenforelle

Energiegehalt

der verdaulichen Bestandteile	kJ:	431
aus 100 g essbarem Anteil	kcal:	102

Hauptbestandteile in 100 g essbarem Anteil

Wasser	76,3 g	Fett	2,7 g
Eiweiß [N: 3,12 g]	19,5 g	Mineralstoffe	1,3 g

Einzelne Inhaltsstoffe in 100 g essbarem Anteil

Mineralstoffe

Natrium	65 mg
Kalium	415 mg
Magnesium	25 mg
Calcium	12 mg
Mangan	15 µg
Eisen	440 µg
Kupfer	150 µg
Zink	515 µg
Nickel	2 µg
Chrom	2 µg
Phosphor	245 mg
Fluorid	30 µg
Jodid	3 µg
Selen	25 µg

Vitamine

Vit. A[1]	30 µg
Vit. E[2]	1700 µg
Vit. B_1	85 µg
Vit. B_2	75 µg
Nicotinamid	3400 µg
Pantothensäure	1700 µg
Vit. B_6	520 µg
Biotin	5 µg
Folsäure	9 µg

Aminosäuren

Arginin	1400 mg
Histidin	570 mg
Isoleucin	1070 mg
Leucin	1780 mg
Lysin	2020 mg
Methionin	660 mg
Phenylalanin	920 mg
Threonin	1080 mg
Tryptophan	240 mg
Tyrosin	680 mg
Valin	1250 mg

Lipide

Palmitinsäure	345 mg
Stearinsäure	100 mg
Ölsäure	495 mg
Linolsäure	230 mg
Linolensäure	40 mg
Arachidonsäure	25 mg
Eicosapentaensäure	140 mg
Docosahexaensäure	475 mg
Cholesterin	55 mg

Sonstige Inhaltsstoffe

Purine	295 mg

[1] Retinol 30 µg
[2] Gesamttocopherol 1700 µg, α-Tocopherol 1700 µg

Hecht

Energiegehalt

der verdaulichen Bestandteile	kJ:	346
aus 100 g essbarem Anteil	kcal:	82

Hauptbestandteile in 100 g essbarem Anteil

Wasser	79,6 g	Fett	0,9 g
Eiweiß [N: 2,94 g]	18,4 g	Mineralstoffe	1,1 g

Einzelne Inhaltsstoffe in 100 g essbarem Anteil

Mineralstoffe

Natrium	75 mg
Kalium	315 mg
Magnesium	30 mg
Calcium	30 mg
Mangan	30 µg
Eisen	460 µg
Kupfer	30 µg
Zink	790 µg
Nickel	13 µg
Chrom	3 µg
Phosphor	225 mg
Fluorid	80 µg
Selen	20 µg

Vitamine

Vit. A[1]	14 µg
Vit. E[2]	910 µg
Vit. B_1	85 µg
Vit. B_2	55 µg
Nicotinamid	1600 µg
Vit. B_6	150 µg
Folsäure	6 µg

Aminosäuren

Arginin	1480 mg
Histidin	350 mg
Isoleucin	950 mg
Leucin	2390 mg
Lysin	2150 mg
Methionin	660 mg
Phenylalanin	820 mg
Threonin	950 mg
Tryptophan	160 mg
Tyrosin	690 mg
Valin	930 mg

Lipide

Palmitinsäure	40 mg
Stearinsäure	16 mg
Ölsäure	60 mg
Linolsäure	30 mg
Linolensäure	45 mg
Arachidonsäure	50 mg
Eicosapentaensäure	65 mg
Docosahexaensäure	175 mg
Cholesterin	65 mg

Sonstige Inhaltstoffe

Purine	140 mg

1 Retinol 14 µg
2 Gesamttocopherol 910 µg, α-Tocopherol 910 µg

Karpfen

Energiegehalt

der verdaulichen Bestandteile	kJ:	484
aus 100 g essbarem Anteil	kcal:	115

Hauptbestandteile in 100 g essbarem Anteil

Wasser	75,8 g	Fett	4,8 g
Eiweiß [N: 2,88 g]	18,0 g	Mineralstoffe	1,2 g

Einzelne Inhaltsstoffe in 100 g essbarem Anteil

Mineralstoffe

Natrium	30 mg
Kalium	385 mg
Magnesium	50 mg
Calcium	65 mg
Mangan	55 µg
Eisen	700 µg
Kupfer	85 µg
Zink	900 µg
Nickel	25 µg
Phosphor	245 mg
Chlorid	50 mg
Fluorid	30 µg
Jodid	2 µg
Selen	7–130 µg

Vitamine

Vit. A[1]	45 µg
Vit. E	630 µg
Vit. B_1	70 µg
Vit. B_2	55 µg
Nicotinamid	1900 µg
Vit. B_6	150 µg
Vit. C	1 mg

Aminosäuren

Arginin	1270 mg
Histidin	420 mg
Isoleucin	1000 mg
Leucin	1680 mg
Lysin	2110 mg
Methionin	590 mg
Phenylalanin	890 mg
Threonin	1040 mg
Tryptophan	210 mg
Tyrosin	740 mg
Valin	1050 mg

Lipide

Palmitinsäure	770 mg
Stearinsäure	200 mg
Ölsäure	1600 mg
Linolsäure	420 mg
Linolensäure	150 mg
Arachidonsäure	120 mg
Eicosapentaensäure	195 mg
Docosahexaensäure	105 mg
Cholesterin	75 mg

Sonstige Inhaltsstoffe

Purine	160 mg

[1] Retinol 45 µg

Lachs,*
Salm

Energiegehalt

der verdaulichen Bestandteile	kJ:	842
aus 100 g essbarem Anteil	kcal:	202

Hauptbestandteile in 100 g essbarem Anteil

Wasser	65,5 g	Fett	13,6 g
Eiweiß [N: 3,18 g]	19,9 g	Mineralstoffe	1,0 g

Einzelne Inhaltsstoffe in 100 g essbarem Anteil

Mineralstoffe

Natrium	60 mg
Kalium	335 mg
Magnesium	25 mg
Calcium	15 mg
Mangan	14 µg
Eisen	580 µg
Kupfer	130 µg
Zink	510 µg
Nickel	2 µg
Phosphor	255 mg
Fluorid	30 µg
Jodid	35 µg
Selen	30 µg

Vitamine

Vit. A[1]	40 µg
Vit. D	16 µg
Vit. E[2]	2200 µg
Vit. B_1	170 µg
Vit. B_2	170 µg
Nicotinamid	7500 µg
Pantothensäure	1000 µg
Vit. B_6	980 µg
Biotin	7 µg
Folsäure	3 µg
Vit. B_{12}	3 µg
Vit. C	1 mg

Aminosäuren

Arginin	1330 mg
Histidin	660 mg
Isoleucin	1160 mg
Leucin	1770 mg
Lysin	2020 mg
Methionin	700 mg
Phenylalanin	910 mg
Threonin	1110 mg
Tryptophan	260 mg
Tyrosin	720 mg
Valin	1390 mg

Lipide

Palmitinsäure	1700 mg
Stearinsäure	355 mg
Ölsäure	2720 mg
Linolsäure	430 mg
Linolensäure	355 mg
Arachidonsäure	190 mg
Eicosapentaensäure	750 mg
Docosahexaensäure	1860 mg
Cholesterin	45 mg

Sonstige Inhaltsstoffe

Purine	170 mg

* Carotinoide der Nahrung verursachen Rotfärbung des Fleisches.

[1] Retinol 40 µg
[2] Gesamttocopherol 2200 µg, α-Tocopherol 2200 µg

Fisch und Fischerzeugnisse

Renke,
Maräne, Felchen

Energiegehalt

der verdaulichen Bestandteile	kJ:	421
aus 100 g essbarem Anteil	kcal:	100

Hauptbestandteile in 100 g essbarem Anteil

Wasser	77,7 g	Fett	3,2 g
Eiweiß [N: 2,85 g]	17,8 g	Mineralstoffe	1,1 g

Einzelne Inhaltsstoffe in 100 g essbarem Anteil

Mineralstoffe

Natrium	140 mg
Kalium	385 mg
Magnesium	30 mg
Calcium	19 mg
Mangan	40 µg
Eisen	1000 µg
Kupfer	145 µg
Zink	1500 µg
Nickel	2 µg
Chrom	1 µg
Phosphor	245 mg
Fluorid	100 µg
Selen	19 µg

Vitamine

Vit. A[1]	20 µg
Vit. E[2]	2700 µg
Folsäure	9 µg

Lipide

Palmitinsäure	470 mg
Stearinsäure	10 mg
Ölsäure	560 mg
Linolsäure	120 mg
Linolensäure	140 mg
Arachidonsäure	130 mg
Eicosapentaensäure	205 mg
Docosahexaensäure	230 mg

[1] Retinol 20 µg
[2] Gesamttocopherol 2700 µg, α-Tocopherol 2700 µg

Schleie

Energiegehalt

der verdaulichen Bestandteile	kJ:	327
aus 100 g essbarem Anteil	kcal:	77

Hauptbestandteile in 100 g essbarem Anteil

Wasser	76,5 g	Fett	0,7 g
Eiweiß [N: 2,83 g]	17,7 g	Mineralstoffe	1,8 g

Einzelne Inhaltsstoffe in 100 g essbarem Anteil

Mineralstoffe

Natrium	35 mg
Kalium	370 mg
Magnesium	50 mg
Calcium	60 mg
Mangan	95 µg
Eisen	845 µg
Kupfer	105 µg
Zink	1100 µg
Nickel	75 µg
Phosphor	205 mg
Chlorid	50 mg

Vitamine

Vit. A[1]	1 µg
Vit. B_1	75 µg
Vit. B_2	180 µg
Nicotinamid	4 mg
Vit. C	1 mg

Sonstige Inhaltsstoffe

Purine	80 mg

Fisch und Fischerzeugnisse

[1] Retinol 1 µg

Waller,
Wels

Energiegehalt

der verdaulichen Bestandteile	kJ:	678
aus 100 g essbarem Anteil	kcal:	163

Hauptbestandteile in 100 g essbarem Anteil

Wasser	72,1 g	Fett	11,3 g
Eiweiß [N: 2,45 g]	15,3 g	Mineralstoffe	1,0 g

Einzelne Inhaltsstoffe in 100 g essbarem Anteil

Mineralstoffe

Natrium	20 mg
Kalium	420 mg
Magnesium	55 mg
Calcium	25 mg
Mangan	80 µg
Eisen	600 µg
Kupfer	110 µg
Zink	400 µg
Nickel	17 µg
Phosphor	150 mg

Lipide

Palmitinsäure	1080 mg
Stearinsäure	260 mg
Ölsäure	2490 mg
Linolsäure	1190 mg
Linolensäure	170 mg
Arachidonsäure	125 mg
Eicosapentaensäure	150 mg
Docosahexaensäure	395 mg

Cholesterin	150 mg

Zander

Energiegehalt

der verdaulichen Bestandteile	kJ:	352
aus 100 g essbarem Anteil	kcal:	83

Hauptbestandteile in 100 g essbarem Anteil

Wasser	78,4 g	Fett	0,7 g
Eiweiß [N: 3,07 g]	19,2 g	Mineralstoffe	1,2 g

Einzelne Inhaltsstoffe in 100 g essbarem Anteil

Mineralstoffe

Natrium	25 mg
Kalium	370 mg
Magnesium	45 mg
Calcium	50 mg
Mangan	75 µg
Eisen	690 µg
Kupfer	50 µg
Zink	575 µg
Nickel	10 µg
Chrom	1 µg
Phosphor	195 mg
Chlorid	40 mg
Fluorid	40 µg
Selen	25 µg

Vitamine

Vit. E[1]	1350 µg
Vit. B_1	160 µg
Vit. B_2	250 µg
Nicotinamid	2300 µg
Vit. C	1 mg

Aminosäuren

Isoleucin	860 mg
Leucin	1410 mg
Lysin	2080 mg
Methionin	540 mg
Phenylalanin	720 mg
Threonin	830 mg
Valin	960 mg

Lipide

Palmitinsäure	100 mg
Stearinsäure	19 mg
Ölsäure	95 mg
Linolsäure	20 mg
Linolensäure	13 mg
Arachidonsäure	20 mg
Eicosapentaensäure	85 mg
Docosahexaensäure	105 mg
Cholesterin	60 mg

Sonstige Inhaltsstoffe

Purine	110 mg

[1] Gesamttocopherol 1350 µg, α-Tocopherol 1350 µg

Fisch und Fischerzeugnisse

8 Krustentiere und Weichtiere

Auster

Energiegehalt

der verdaulichen Bestandteile aus 100 g essbarem Anteil	kJ:	279
	kcal:	66

Hauptbestandteile in 100 g essbarem Anteil

Wasser	83,0 g	Kohlenhydrate	4,8 g
Eiweiß [N: 1,44 g]	9,0 g	Mineralstoffe	2,0 g
Fett	1,2 g		

Einzelne Inhaltsstoffe in 100 g essbarem Anteil

Mineralstoffe

Natrium	160 mg
Kalium	185 mg
Magnesium	30 mg
Calcium	80 mg
Mangan	140 µg
Eisen	3100 µg
Kupfer	915 µg
Zink	20 mg
Nickel	8 µg
Chrom	55 µg
Phosphor	155 mg
Fluorid	120 µg
Jodid	60 µg
Selen	30 µg

Vitamine

Vit. A[1]	95 µg
Vit. D	8 µg
Vit. E[2]	850 µg
Vit. K	100 ng
Vit. B_1	160 µg
Vit. B_2	200 µg
Nicotinamid	2200 µg
Pantothensäure	320 µg
Vit. B_6	220 µg
Biotin	10 µg
Folsäure	7 µg
Vit. B_{12}	15 µg

Aminosäuren

Arginin	680 mg
Histidin	210 mg
Isoleucin	540 mg
Leucin	820 mg
Lysin	720 mg
Methionin	260 mg
Phenylalanin	420 mg
Threonin	480 mg
Tryptophan	80 mg
Tyrosin	330 mg
Valin	520 mg

Kohlenhydrate

Glycogen	1090 mg

Lipide

Palmitinsäure	240 mg
Stearinsäure	60 mg
Ölsäure	60 mg
Linolsäure	14 mg
Linolensäure	25 mg
Arachidonsäure	13 mg
Eicosapentaensäure	95 mg
Docosahexaensäure	90 mg
Cholesterin	125 mg

Sonstige Inhaltsstoffe

Purine	90 mg

[1] Retinol 95 µg
[2] Gesamttocopherol 850 µg, α-Tocopherol 850 µg

Garnele, Krabbe

Energiegehalt

der verdaulichen Bestandteile	kJ:	368
aus 100 g essbarem Anteil	kcal:	87

Hauptbestandteile in 100 g essbarem Anteil

Wasser	78,4 g	Fett	1,4 g
Eiweiß [N: 2,98 g]	18,6 g	Mineralstoffe	1,4 g

Einzelne Inhaltsstoffe in 100 g essbarem Anteil

Mineralstoffe

Natrium	145 mg
Kalium	235 mg
Magnesium	65 mg
Calcium	90 mg
Mangan	30 µg
Eisen	605 µg
Kupfer	1100 µg
Zink	2200 µg
Nickel	25 µg
Chrom	25 µg
Phosphor	225 mg
Fluorid	160 µg
Jodid	130 µg
Selen	50 µg

Vitamine

Vit. A[1]	2 µg
Vit. B_1	50 µg
Vit. B_2	35 µg
Nicotinamid	2400 µg
Pantothensäure	80 µg
Vit. B_6	130 µg
Biotin	1 µg
Folsäure	12 µg
Vit. B_{12}	2 µg

Aminosäuren

Arginin	1740 mg
Histidin	410 mg
Isoleucin	1000 mg
Leucin	1970 mg
Lysin	2020 mg
Methionin	670 mg
Phenylalanin	880 mg
Threonin	850 mg
Tryptophan	210 mg
Tyrosin	650 mg
Valin	990 mg

Lipide

Palmitinsäure	190 mg
Stearinsäure	105 mg
Ölsäure	110 mg
Linolsäure	60 mg
Linolensäure	8 mg
Arachidonsäure	70 mg
Eicosapentaensäure	205 mg
Docosahexaensäure	160 mg
Cholesterin	135 mg

Sonstige Inhaltsstoffe

Purine	145 mg

[1] Retinol 2 µg

Hummer

Energiegehalt

der verdaulichen Bestandteile aus 100 g essbarem Anteil

	kJ:	341
	kcal:	81

Hauptbestandteile in 100 g essbarem Anteil

Wasser	79,8 g
Eiweiß [N: 2,54 g]	15,9 g
Fett	1,9 g
Mineralstoffe	2,1 g

Einzelne Inhaltsstoffe in 100 g essbarem Anteil

Mineralstoffe

Natrium	270 mg
Kalium	220 mg
Magnesium	25 mg
Calcium	60 mg
Mangan	35 µg
Eisen	1000 µg
Kupfer	700 µg
Zink	1600 µg
Nickel	65 µg
Phosphor	235 mg
Fluorid	210 µg
Jodid	100 µg
Selen	130 µg

Vitamine

Vit. E[1]	1500 µg
Vit. B_1	130 µg
Vit. B_2	90 µg
Nicotinamid	1820 µg
Pantothensäure	2400 µg
Vit. B_6	1200 µg
Biotin	5 µg
Folsäure	16 µg
Vit. B_{12}	1 µg

Aminosäuren

Arginin	1320 mg
Histidin	350 mg
Isoleucin	790 mg
Leucin	1650 mg
Lysin	1990 mg
Methionin	550 mg
Phenylalanin	670 mg
Threonin	850 mg
Tryptophan	120 mg
Tyrosin	570 mg
Valin	800 mg

Lipide

Palmitinsäure	150 mg
Stearinsäure	70 mg
Ölsäure	250 mg
Linolsäure	55 mg
Linolensäure	75 mg
Arachidonsäure	7 mg
Eicosapentaensäure	350 mg
Docosahexaensäure	165 mg
Cholesterin	90 mg

Sonstige Inhaltsstoffe

Purine	120 mg

[1] Gesamttocopherol 1500 µg, α-Tocopherol 1500 µg

Krebs,
Flusskrebs

Energiegehalt

der verdaulichen Bestandteile aus 100 g essbarem Anteil	kJ:	274
	kcal:	65

Hauptbestandteile in 100 g essbarem Anteil

Wasser	83,1 g	Fett	0,5 g
Eiweiß [N: 2,40 g]	15,0 g	Mineralstoffe	1,3 g

Einzelne Inhaltsstoffe in 100 g essbarem Anteil

Mineralstoffe

Natrium	255 mg
Kalium	255 mg
Magnesium	25 mg
Calcium	45 mg
Eisen	2000 µg
Phosphor	225 mg

Vitamine

Vit. B_1	150 µg
Vit. B_2	100 µg
Nicotinamid	2000 µg

Aminosäuren

Arginin	570 mg
Histidin	480 mg
Lysin	850 mg
Methionin	1020 mg
Phenylalanin	820 mg
Threonin	880 mg
Tyrosin	800 mg
Valin	560 mg

Lipide

Palmitinsäure	45 mg
Stearinsäure	16 mg
Ölsäure	55 mg
Linolsäure	20 mg
Linolensäure	17 mg
Arachidonsäure	19 mg
Eicosapentaensäure	50 mg
Docosahexaensäure	12 mg

Cholesterin	160 mg

Sonstige Inhaltsstoffe

Purine	60 mg

Languste

Energiegehalt

der verdaulichen Bestandteile aus 100 g essbarem Anteil	kJ:	355
	kcal:	84

Hauptbestandteile in 100 g essbarem Anteil

Wasser	79,1 g	Kohlenhydrate	1,3 g
Eiweiß [N: 2,75 g]	17,2 g	Mineralstoffe	1,3 g
Fett	1,1 g		

Einzelne Inhaltsstoffe in 100 g essbarem Anteil

Mineralstoffe

Natrium	180 mg
Kalium	500 mg
Calcium	70 mg
Eisen	1300 µg
Phosphor	215 mg
Selen	100 µg

Vitamine

Vit. A[1]	25 µg
Vit. B_1	10 µg
Vit. B_2	80 µg
Nicotinamid	3000 µg
Vit. C	2000 µg

Aminosäuren

Arginin	1300 mg
Histidin	380 mg
Isoleucin	760 mg
Leucin	880 mg
Lysin	1690 mg
Methionin	580 mg
Phenylalanin	740 mg
Threonin	840 mg
Tryptophan	190 mg
Tyrosin	1520 mg
Valin	860 mg

Lipide

Palmitinsäure	60 mg
Stearinsäure	60 mg
Ölsäure	80 mg
Linolsäure	30 mg
Linolensäure	10 mg
Arachidonsäure	190 mg
Eicosapentaensäure	170 mg
Docosahexaensäure	80 mg
Cholesterin	140 mg

[1] Retinol 25 µg

Miesmuschel, Blau- oder Pfahlmuschel

Energiegehalt

der verdaulichen Bestandteile aus 100 g essbarem Anteil — kJ: 288; kcal: 68

Hauptbestandteile in 100 g essbarem Anteil

Wasser	83,2 g
Eiweiß [N: 1,63 g]	10,2 g
Fett	2,0 g
Kohlenhydrate	2,4 g
Mineralstoffe	1,5 g

Einzelne Inhaltsstoffe in 100 g essbarem Anteil

Mineralstoffe

Natrium	295 mg
Kalium	280 mg
Magnesium	30 mg
Calcium	25 mg
Mangan	2300 µg
Eisen	4200 µg
Kupfer	180 µg
Zink	1800 µg
Nickel	55 µg
Chrom	130 µg
Phosphor	200 mg
Chlorid	465 mg
Fluorid	480 µg
Jodid	105 µg
Selen	55 µg

Vitamine

Vit. A[1]	55 µg
Vit. E[2]	750 µg
Vit. B_1	160 µg
Vit. B_2	220 µg
Nicotinamid	1600 µg
Vit. B_6	75 µg
Folsäure	35 µg
Vit. B_{12}	8 µg

Aminosäuren

Arginin	730 mg
Histidin	240 mg
Isoleucin	470 mg
Leucin	760 mg
Lysin	780 mg
Methionin	270 mg
Phenylalanin	410 mg
Threonin	460 mg
Tryptophan	120 mg
Tyrosin	410 mg
Valin	610 mg

Lipide

Palmitinsäure	365 mg
Stearinsäure	120 mg
Ölsäure	125 mg
Linolsäure	60 mg
Linolensäure	20 mg
Arachidonsäure	65 mg
Eicosapentaensäure	130 mg
Docosahexaensäure	110 mg
Cholesterin	125 mg

Sonstige Inhaltsstoffe

Purine	110 mg

1 Retinol 55 µg
2 Gesamttocopherol 750 µg, α-Tocopherol 750 µg

Tintenfisch

Energiegehalt

der verdaulichen Bestandteile	kJ:	307
aus 100 g essbarem Anteil	kcal:	73

Hauptbestandteile in 100 g essbarem Anteil

Wasser	81,0 g	Fett	0,9 g
Eiweiß [N: 2,58 g]	16,1 g	Mineralstoffe	1,0 g

Einzelne Inhaltsstoffe in 100 g essbarem Anteil

Mineralstoffe

Natrium	385 mg
Kalium	275 mg
Calcium	25 mg
Mangan	11 µg
Eisen	800 µg
Zink	700 µg
Phosphor	145 mg
Selen	65 µg

Vitamine

Vit. A[1]	3 µg
Vit. E[2]	2400 µg
Vit. B_1	70 µg
Vit. B_2	50 µg
Nicotinamid	2600 µg
Vit. B_6	390 µg

Lipide

Cholesterin	275 mg

[1] Retinol 3 µg
[2] Gesamttocopherol 2400 µg, α-Tocopherol 2400 µg

Krebs- und Weichtiere

Energiegehalte, Hauptbestandteile und wichtige Inhaltsstoffe in 100 g essbarem Anteil

	kJ	kcal	Wasser (g)	Eiweiß (g)	Fett (g)	Mineralstoffe (g)	Cholesterin (mg)	Purine (mg)
Krill	381	91	78,0	15,0	3,4	2,8		
Pilgermuschel, Kamm-Muschel	269	63	80,0	15,6	0,1	1,4	105	135
Seeohr, Abalone	498	119	74,6	19,5	4,5	1,6		
Schildkröte	327	77	80,9	17,5	0,8	0,8		
Steckmuschel, Klaffmuschel, Sandauster	227	54	83,1	10,5	1,3	2,0	65	
Weinberg-schnecke	262	62	81,9	12,8	1,2	0,8		

9 Getreide und Getreideprodukte

Amaranth, Fuchsschwanz

Energiegehalt

der verdaulichen Bestandteile	kJ:	1539
aus 100 g essbarem Anteil	kcal:	365

Hauptbestandteile in 100 g essbarem Anteil

Wasser	8,6 g	Kohlenhydrate[2]	56,8 g
Eiweiß[1] [N: 2,52 g]	14,6 g	Ballaststoffe	7,9 g
Fett	8,8 g	Mineralstoffe	3,3 g

Einzelne Inhaltsstoffe in 100 g essbarem Anteil

Mineralstoffe

Natrium	25 mg
Kalium	485 mg
Magnesium	310 mg
Calcium	215 mg
Mangan	3 mg
Eisen	9 mg
Kupfer	2 mg
Zink	4 mg
Nickel	160 µg
Phosphor	580 mg

Vitamine

Vit. B_1	800 µg
Vit. B_2	190 µg
Nicotinamid	1200 µg

Aminosäuren

Arginin	1310 mg
Histidin	400 mg
Isoleucin	560 mg
Leucin	870 mg
Lysin	850 mg
Methionin	315 mg
Phenylalanin	640 mg
Threonin	560 mg
Tryptophan	195 mg
Tyrosin	535 mg
Valin	635 mg

Kohlenhydrate

Saccharose	1470 mg
Maltose	200 mg
Stärke	55,1 g

Lipide

Palmitinsäure	1680 mg
Stearinsäure	250 mg
Ölsäure	2140 mg
Linolsäure	4030 mg
Linolensäure	80 mg

Sonstige Inhaltsstoffe

Inosit	800 mg

[1] Eiweißgehalt nach der EU-Richtlinie zur Nährwertkennzeichnung (Faktor 6,25): 15,8 g
[2] Summe: Stärke + Saccharose + Maltose

Buchweizen, geschältes Korn

Energiegehalt

der verdaulichen Bestandteile aus 100 g essbarem Anteil — kJ: 1425, kcal: 336

Hauptbestandteile in 100 g essbarem Anteil

Wasser	12,8 g	Kohlenhydrate	71,0 g*
Eiweiß[1] [N: 1,57 g]	9,1 g	Ballaststoffe	3,7 g
Fett	1,7 g	Mineralstoffe	1,7 g

Einzelne Inhaltsstoffe in 100 g essbarem Anteil

Mineralstoffe

Kalium	390 mg
Magnesium	140 mg
Calcium	20 mg
Mangan	1500 µg
Eisen	3500 µg
Kupfer	585 µg
Zink	2700 µg
Nickel	190 µg
Chrom	9 µg
Phosphor	295 mg
Chlorid	12 mg
Fluorid	50 µg
Selen	8 µg

Vitamine

Vit. E[2]	845 µg
Vit. B_1	240 µg
Vit. B_2	150 µg
Nicotinamid	2900 µg
Pantothensäure	1200 µg

Aminosäuren

Arginin	970 mg
Histidin	220 mg
Isoleucin	490 mg
Leucin	660 mg
Lysin	580 mg
Methionin	190 mg
Phenylalanin	410 mg
Threonin	470 mg
Tryptophan	170 mg
Tyrosin	220 mg
Valin	660 mg

Lipide

Palmitinsäure	260 mg
Stearinsäure	40 mg
Ölsäure	580 mg
Linolsäure	530 mg
Linolensäure	80 mg

* Differenzberechnung

[1] Eiweißgehalt nach der EU-Richtlinie zur Nährwertkennzeichnung (Faktor 6,25): 9,8 g

[2] Gesamttocopherol 6500 µg, α-Tocopherol 200 µg

Gerste, entspelzt, ganzes Korn

Energiegehalt

der verdaulichen Bestandteile	kJ:	1320
aus 100 g essbarem Anteil	kcal:	311

Hauptbestandteile in 100 g essbarem Anteil

Wasser	12,7 g	Kohlenhydrate	63,3 g*
Eiweiß[1] [N: 1,69 g]	9,8 g	Ballaststoffe	9,8 g
Fett	2,1 g	Mineralstoffe	2,3 g

Einzelne Inhaltsstoffe in 100 g essbarem Anteil

Mineralstoffe	
Natrium	18 mg
Kalium	445 mg
Magnesium	115 mg
Calcium	40 mg
Mangan	1500 µg
Eisen	2800 µg
Kupfer	420 µg
Zink	2800 µg
Nickel	30 µg
Chrom	13 µg
Phosphor	340 mg
Chlorid	25 mg
Fluorid	120 µg
Jodid	7 µg
Selen**	7 µg
Vitamine	
Vit. A	165 ng
Gesamtcarotinoide[2]	1 µg
Vit. E[3]	670 µg
Vit. B_1	430 µg
Vit. B_2	180 µg
Nicotinamid	4800 µg
Pantothensäure	680 µg
Vit. B_6	560 µg
Folsäure	65 µg
Aminosäuren	
Arginin	560 mg
Histidin	210 mg
Isoleucin	460 mg
Leucin	800 mg
Lysin	380 mg
Methionin	180 mg
Phenylalanin	590 mg
Threonin	430 mg
Tryptophan	150 mg
Tyrosin	390 mg
Valin	580 mg
Kohlenhydrate	
Glucose	100 mg
Fructose	100 mg
Saccharose	990 mg
Raffinose	250 mg
Maltose	520 mg
Lipide	
Palmitinsäure	450 mg
Stearinsäure	40 mg
Ölsäure	230 mg
Linolsäure	1150 mg
Linolensäure	110 mg
Sonstige Inhaltsstoffe	
Purine	95 mg

* Differenzberechnung

**in ausländischem Getreide vielfach höhere Werte! USA: 26–60 µg; Mittelamerika: 400–2000 µg

1 Eiweißgehalt nach der EU-Richtlinie zur Nährwertkennzeichnung (Faktor 6,25): 10,6 g

2 β-Carotin 1 µg

3 Gesamttocopherol 2200 µg, α-Tocopherol 310 µg

Grünkern, Dinkel, Spelz

Energiegehalt

der verdaulichen Bestandteile	kJ:	1358
aus 100 g essbarem Anteil	kcal:	320

Hauptbestandteile in 100 g essbarem Anteil

Wasser	12,5 g	Kohlenhydrate	63,2 g*
Eiweiß[1] [N: 1,86 g]	10,8 g	Ballaststoffe	8,8 g
Fett	2,7 g	Mineralstoffe	2,0 g

Einzelne Inhaltsstoffe in 100 g essbarem Anteil

Mineralstoffe

Natrium	3 mg
Kalium	445 mg
Magnesium	130 mg
Calcium	20 mg
Eisen	4200 µg
Kupfer	260 µg
Phosphor	410 mg

* Differenzberechnung

[1] Eiweißgehalt nach der EU-Richtlinie zur Nährwertkennzeichnung (Faktor 6,25): 11,6 g

Hafer, entspelzt,
ganzes Korn

Energiegehalt

der verdaulichen Bestandteile	kJ:	1409
aus 100 g essbarem Anteil	kcal:	334

Hauptbestandteile in 100 g essbarem Anteil

Wasser	13,0 g	Kohlenhydrate	55,7 g*
Eiweiß[1] [N: 2,02 g]	11,7 g	Ballaststoffe	9,7 g
Fett	7,1 g	Mineralstoffe	2,9 g

Einzelne Inhaltsstoffe in 100 g essbarem Anteil

Mineralstoffe

Natrium	8 mg
Kalium	355 mg
Magnesium	130 mg
Calcium	80 mg
Mangan	3100 µg
Eisen	5800 µg
Kupfer	420 µg
Zink	3200 µg
Nickel	210 µg
Chrom	4 µg
Phosphor	340 mg
Chlorid	120 mg
Fluorid	95 µg
Jodid	8 µg
Selen**	7 µg

Vitamine

Vit. E[2]	840 µg
Vit. K	50 µg
Vit. B_1	675 µg
Vit. B_2	170 µg
Nicotinamid	2400 µg
Pantothensäure	710 µg
Vit. B_6	960 µg
Biotin	13 µg
Folsäure	35 µg

Aminosäuren

Arginin	850 mg
Histidin	270 mg
Isoleucin	560 mg
Leucin	1020 mg
Lysin	550 mg
Methionin	230 mg
Phenylalanin	700 mg
Threonin	490 mg
Tryptophan	190 mg
Tyrosin	450 mg
Valin	790 mg

Kohlenhydrate

Saccharose	1050 mg
Raffinose	250 mg
Maltose	30 mg

Lipide

Palmitinsäure	1280 mg
Stearinsäure	110 mg
Ölsäure	2460 mg
Linolsäure	2740 mg
Linolensäure	120 mg

Sonstige Inhaltsstoffe

Purine	95 mg
Phytinsäure	900 mg

* Differenzberechnung
** In ausländischem Getreide vielfach höhere Werte!

1 Eiweißgehalt nach der EU-Richtlinie zur Nährwertkennzeichnung (Faktor 6,25):12,6 g
2 Gesamttocopherol 1800 µg, α-Tocopherol 470 µg

Haferflocken

Energiegehalt

der verdaulichen Bestandteile	kJ:	1469
aus 100 g essbarem Anteil	kcal:	348

Hauptbestandteile in 100 g essbarem Anteil

Wasser	10,0 g
Eiweiß[1] [N: 2,16 g]	12,5 g
Fett	7,0 g
Kohlenhydrate	58,7 g*
Ballaststoffe	10,0 g
Mineralstoffe	1,8 g

Einzelne Inhaltsstoffe in 100 g essbarem Anteil

Mineralstoffe

Natrium	7 mg
Kalium	375 mg
Magnesium	135 mg
Calcium	50 mg
Mangan	4500 µg
Eisen	5400 µg
Kupfer	530 µg
Zink	4400 µg
Nickel	170 µg
Phosphor	415 mg
Chlorid	60 mg
Fluorid	75 µg
Jodid	5 µg
Selen	10 µg

Vitamine

Gesamtcarotinoide	Spuren
Vit. E[2]	1500 µg
Vit. K	65 µg
Vit. B_1	590 µg
Vit. B_2	150 µg
Nicotinamid	1000 µg
Pantothensäure	1100 µg
Vit. B_6	160 µg
Biotin	20 µg
Folsäure	85 µg

Aminosäuren

Arginin	870 mg
Histidin	300 mg
Isoleucin	610 mg
Leucin	1130 mg
Lysin	500 mg
Methionin	240 mg
Phenylalanin	780 mg
Threonin	530 mg
Tryptophan	190 mg
Tyrosin	570 mg
Valin	810 mg

Kohlenhydrate

Saccharose	700 mg

Lipide

Palmitinsäure	1150 mg
Stearinsäure	100 mg
Ölsäure	2690 mg
Linolsäure	2550 mg
Linolensäure	90 mg

* Differenzberechnung

[1] Eiweißgehalt nach der EU-Richtlinie zur Nährwertkennzeichnung (Faktor 6,25): 13,5 g

[2] Gesamttocopherol 3200 µg, α-Tocopherol 800 µg

Hirse, geschältes Korn

Energiegehalt

der verdaulichen Bestandteile	kJ:	1481
aus 100 g essbarem Anteil	kcal:	350

Hauptbestandteile in 100 g essbarem Anteil

Wasser	12,1 g	Kohlenhydrate	68,8 g*
Eiweiß[1] [N: 1,70 g]	9,8 g	Ballaststoffe	3,8 g
Fett	3,9 g	Mineralstoffe	1,6 g

Einzelne Inhaltsstoffe in 100 g essbarem Anteil

Mineralstoffe

Natrium	3 mg
Kalium	175 mg
Magnesium	125 mg
Calcium	10 mg
Mangan	1100 µg
Eisen	6900 µg
Kupfer	610 µg
Zink	2900 µg
Nickel	150 µg
Chrom	3 µg
Phosphor	275 mg
Chlorid	15 mg
Fluorid	50 µg
Jodid	3 µg
Selen	2 µg

Vitamine

Vit. E[2]	410 µg
Vit. B_1	435 µg
Vit. B_2	110 µg
Nicotinamid	1800 µg
Vit. B_6	520 µg

Aminosäuren

Arginin	370 mg
Histidin	190 mg
Isoleucin	550 mg
Leucin	1350 mg
Lysin	280 mg
Methionin	250 mg
Phenylalanin	460 mg
Threonin	420 mg
Tryptophan	180 mg
Tyrosin	260 mg
Valin	610 mg

Kohlenhydrate

Saccharose	1450 mg
Raffinose	630 mg
Stärke	60 g

Lipide

Palmitinsäure	760 mg
Stearinsäure	190 mg
Ölsäure	930 mg
Linolsäure	1770 mg
Linolensäure	130 mg

Sonstige Inhaltsstoffe

Purine	60 mg

* Differenzberechnung

[1] Eiweißgehalt nach der EU-Richtlinie zur Nährwertkennzeichnung (Faktor 6,25): 10,6 g

[2] Gesamttocopherol 4000 µg, α-Tocopherol 100 µg

Mais,
ganzes Korn

Energiegehalt

der verdaulichen Bestandteile	kJ:	1377
aus 100 g essbarem Anteil	kcal:	325

Hauptbestandteile in 100 g essbarem Anteil

Wasser	12,5 g	Kohlenhydrate	64,2 g*
Eiweiß[1] [N: 1,47 g]	8,5 g	Ballaststoffe	9,7 g
Fett	3,8 g	Mineralstoffe	1,3 g

Einzelne Inhaltsstoffe in 100 g essbarem Anteil

Mineralstoffe

Natrium	6 mg
Kalium	295 mg
Magnesium	90 mg
Calcium	8 mg
Mangan	415 µg
Eisen	1500 µg
Kupfer	240 µg
Zink	1700 µg
Nickel	45 µg
Chrom	9 µg
Phosphor	215 mg
Chlorid	12 mg
Fluorid	45 µg
Jodid	3 µg
Selen	4–16 µg

Vitamine

Vit. A	185 µg
Gesamtcarotinoide[2]	1300 µg
Vit. E[3]	2000 µg
Vit. K	40 µg
Vit. B_1	360 µg
Vit. B_2	200 µg
Nicotinamid	1500 µg
Pantothensäure	650 µg
Vit. B_6	400 µg
Biotin	6 µg
Folsäure	25 µg

Aminosäuren

Arginin	420 mg
Histidin	260 mg
Isoleucin	430 mg
Leucin	1220 mg
Lysin	290 mg
Methionin	190 mg
Phenylalanin	460 mg
Threonin	390 mg
Tryptophan	70 mg
Tyrosin	380 mg
Valin	510 mg

Kohlenhydrate

Glucose	100 mg
Fructose	90 mg
Saccharose	1200 mg
Raffinose	230 mg
Stärke	61,5 g

Lipide

Palmitinsäure	470 mg
Stearinsäure	90 mg
Ölsäure	1100 mg
Linolsäure	1630 mg
Linolensäure	40 mg

Sonstige Inhaltsstoffe

Phytinsäure	940 mg

* Differenzberechnung
1 Eiweißgehalt nach der EU-Richtlinie zur Nährwertkennzeichnung (Faktor 6,25): 9,2 g
2 β-Carotin 925 µg
3 Gesamttocopherol 6600 µg, α-Tocopherol 1500 µg

Mais-Frühstücksflocken,
Corn-flakes

Energiegehalt

der verdaulichen Bestandteile	kJ:	1498
aus 100 g essbarem Anteil	kcal:	353

Hauptbestandteile in 100 g essbarem Anteil

Wasser	5,7 g	Kohlenhydrate	79,6 g*
Eiweiß[1] [N: 1,24 g]	7,2 g	Ballaststoffe	4,0 g
Fett	0,6 g	Mineralstoffe	2,9 g

Einzelne Inhaltsstoffe in 100 g essbarem Anteil

Mineralstoffe

Natrium	940 mg
Kalium	120 mg
Magnesium	14 mg
Calcium	13 mg
Mangan	50 µg
Eisen	2000 µg
Kupfer	200 µg
Zink	280 µg
Phosphor	60 mg
Jodid	1 µg
Selen	3 µg

Vitamine

Vit. A	30 µg
Gesamtcarotinoide[2]	170 µg
Vit. E[3]	175 µg
Vit. B_1	60 µg
Nicotinamid	1400 µg
Pantothensäure	170 µg
Vit. B_6	70 µg
Folsäure	6 µg

Aminosäuren

Arginin	240 mg
Histidin	240 mg
Isoleucin	330 mg
Leucin	1240 mg
Lysin	180 mg
Methionin	170 mg
Phenylalanin	430 mg
Threonin	320 mg
Tryptophan	50 mg
Tyrosin	270 mg
Valin	440 mg

Kohlenhydrate

Stärke	77,8 g

* Differenzberechnung

[1] Eiweißgehalt nach der EU-Richtlinie zur Nährwertkennzeichnung (Faktor 6,25): 7,7 g
[2] β-Carotin 170 µg
[3] Gesamttocopherol 870 µg, α-Tocopherol 100 µg

Quinoa, Reismelde

Energiegehalt

der verdaulichen Bestandteile	kJ:	1414
aus 100 g essbarem Anteil	kcal:	334

Hauptbestandteile in 100 g essbarem Anteil

Wasser	12,7 g	Kohlenhydrate	58,5 g*
Eiweiß[1] [N: 2,37 g]	13,8 g	Ballaststoffe	6,6 g
Fett	5,0 g	Mineralstoffe	3,3 g

Einzelne Inhaltsstoffe in 100 g essbarem Anteil

Mineralstoffe

Natrium	10 mg
Kalium	805 mg
Magnesium	275 mg
Calcium	80 mg
Mangan	2800 µg
Eisen	8000 µg
Kupfer	785 µg
Zink	2500 µg
Phosphor	330 mg
Chlorid	105 mg

Vitamine

Vit. B_1	170 µg
Nicotinamid	450 µg

Aminosäuren

Arginin	1100 mg
Histidin	370 mg
Isoleucin	715 mg
Leucin	930 mg
Lysin	860 mg
Methionin	190 mg
Phenylalanin	530 mg
Threonin	570 mg
Tryptophan	165 mg
Tyrosin	420 mg
Valin	635 mg

Lipide

Palmitinsäure	410 mg
Stearinsäure	35 mg
Ölsäure	1220 mg
Linolsäure	2430 mg
Linolensäure	200 mg

Sonstige Inhaltsstoffe

Phytinsäure	540 mg

* Differenzberechnung

[1] Eiweißgehalt nach der EU-Richtlinie zur Nährwertkennzeichnung (Faktor 6,25): 14,8 g

Reis,*
unpoliert, spelzfrei, Braun- oder Naturreis

Energiegehalt

der verdaulichen Bestandteile	kJ:	1464
aus 100 g essbarem Anteil	kcal:	345

Hauptbestandteile in 100 g essbarem Anteil

Wasser	13,1 g	Kohlenhydrate	74,1 g**
Eiweiß[1] [N: 1,24 g]	7,2 g	Ballaststoffe	2,2 g
Fett	2,2 g	Mineralstoffe	1,2 g

Einzelne Inhaltsstoffe in 100 g essbarem Anteil

Mineralstoffe

Natrium	10 mg
Kalium	240 mg
Magnesium	120 mg
Calcium	16 mg
Mangan	2100 µg
Eisen	3200 µg
Kupfer	290 µg
Zink	1600 µg
Nickel	35 µg
Chrom	3 µg
Phosphor	280 mg
Fluorid	40 µg
Jodid	2 µg
Selen	10 µg

Vitamine

Vit. E[2]	740 µg
Vit. B_1	410 µg
Vit. B_2	90 µg
Nicotinamid	5200 µg
Pantothensäure	1700 µg
Vit. B_6	275 µg
Biotin	12 µg
Folsäure	16 µg

Aminosäuren

Arginin	600 mg
Histidin	190 mg
Isoleucin	340 mg
Leucin	690 mg
Lysin	300 mg
Methionin	170 mg
Phenylalanin	420 mg
Threonin	330 mg
Tryptophan	90 mg
Tyrosin	320 mg
Valin	500 mg

Kohlenhydrate

Saccharose	600 mg
Stärke	72,7 g

Lipide

Palmitinsäure	540 mg
Stearinsäure	40 mg
Ölsäure	540 mg
Linolsäure	780 mg
Linolensäure	30 mg

Sonstige Inhalfsstoffe

Phytinsäure	890 mg

* Reis ist in 2 Arten, mehreren Sorten u. vielen Varietäten vorhanden. Technologie u. Zubereitung sind für Nährwert- u. Inhaltsstoffangaben bedeutungsvoll

** Differenzberechnung

1 Eiweißgehalt nach der EU-Richtlinie zur Nährwertkennzeichnung (Faktor 6,25): 7,8 g

2 Gesamttocopherol 1900 µg, α-Tocopherol 560 µg

Reis, Weißer Reis, poliert

Energiegehalt

der verdaulichen Bestandteile	kJ:	1460
aus 100 g essbarem Anteil	kcal:	344

Hauptbestandteile in 100 g essbarem Anteil

Wasser	12,9 g	Kohlenhydrate	77,8 g*
Eiweiß[1] [N: 1,17 g]	6,8 g	Ballaststoffe	1,4 g
Fett	0,6 g	Mineralstoffe	0,5 g

Einzelne Inhaltsstoffe in 100 g essbarem Anteil

Mineralstoffe

Natrium	4 mg
Kalium	100 mg
Magnesium	30 mg
Calcium	6 mg
Mangan	990 µg
Eisen	845 µg
Kupfer	205 µg
Zink	975 µg
Nickel	10 µg
Chrom	2 µg
Phosphor	115 mg
Fluorid	50 µg
Jodid	2 µg
Selen	7 µg

Vitamine

Vit. E[2]	185 µg
Vit. B_1	60 µg
Vit. B_2	30 µg
Nicotinamid	1300 µg
Pantothensäure	630 µg
Vit. B_6	150 µg
Biotin	3 µg
Folsäure	11 µg

Aminosäuren

Arginin	570 mg
Histidin	170 mg
Isoleucin	340 mg
Leucin	660 mg
Lysin	290 mg
Methionin	170 mg
Phenylalanin	390 mg
Threonin	280 mg
Tryptophan	90 mg
Tyrosin	260 mg
Valin	490 mg

Kohlenhydrate

Saccharose	150 mg

Lipide

Palmitinsäure	120 mg
Stearinsäure	12 mg
Ölsäure	225 mg
Linolsäure	220 mg
Linolensäure	12 mg

Sonstige Inhalfsstoffe

Phytinsäure	240 mg

* Differenzberechnung

[1] Eiweißgehalt nach der EU-Richtlinie zur Nährwertkennzeichnung (Faktor 6,25): 7,4 g

[2] Gesamttocopherol 800 µg, α-Tocopherol 100 µg

Roggen,
ganzes Korn

Energiegehalt

der verdaulichen Bestandteile	kJ:	1244
aus 100 g essbarem Anteil	kcal:	293

Hauptbestandteile in 100 g essbarem Anteil

Wasser	13,7 g	Kohlenhydrate	60,7 g*
Eiweiß[1] [N: 1,52 g]	8,8 g	Ballaststoffe	13,2 g
Fett	1,7 g	Mineralstoffe	1,9 g

Einzelne Inhaltsstoffe in 100 g essbarem Anteil

Mineralstoffe

Natrium	4 mg
Kalium	510 mg
Magnesium	90 mg
Calcium	35 mg
Mangan	2900 µg
Eisen	2800 µg
Kupfer	390 µg
Zink	2900 µg
Chrom	7 µg
Phosphor	335 mg
Chlorid	20 mg
Fluorid	150 µg
Jodid	7 µg
Selen**	2 µg

Vitamine

Vit. E[2]	2000 µg
Vit. B_1	360 µg
Vit. B_2	170 µg
Nicotinamid	1800 µg
Pantothensäure	1500 µg
Vit. B_6	235 µg
Biotin	5 µg
Folsäure	145 µg

Aminosäuren

Arginin	490 mg
Histidin	190 mg
Isoleucin	390 mg
Leucin	670 mg
Lysin	400 mg
Methionin	140 mg
Phenylalanin	470 mg
Threonin	360 mg
Tryptophan	110 mg
Tyrosin	230 mg
Valin	530 mg

Kohlenhydrate

Glucose	50 mg
Fructose	50 mg
Saccharose	790 mg
Stärke	52,4 g

Lipide

Palmitinsäure	290 mg
Stearinsäure	20 mg
Ölsäure	410 mg
Linolsäure	750 mg
Linolensäure	65 mg

Sonstige Inhaltsstoffe

Purine	50 mg
Phytinsäure	970 mg

* Differenzberechnung
** in ausländischem Getreide vielfach höhere Werte
[1] Eiweißgehalt nach der EU-Richtlinie zur Nährwertkennzeichnung (Faktor 6,25): 9,5 g
[2] Gesamttocopherol 4000 µg, α-Tocopherol 1400 µg

Roggenmehl, Type 997

Energiegehalt

der verdaulichen Bestandteile	kJ:	1312
aus 100 g essbarem Anteil	kcal:	309

Hauptbestandteile in 100 g essbarem Anteil

Wasser	14,6 g	Kohlenhydrate	67,9 g*
Eiweiß[1] [N: 1,19 g]	6,9 g	Ballaststoffe	8,6 g
Fett	1,1 g	Mineralstoffe	0,9 g

Einzelne Inhaltsstoffe in 100 g essbarem Anteil

Mineralstoffe

Natrium	1 mg
Kalium	285 mg
Magnesium	45 mg
Calcium	25 mg
Mangan	1700 µg
Eisen	1900 µg
Kupfer	265 µg
Zink	1600 µg
Nickel	10 µg
Chrom	2 µg
Phosphor	190 mg
Fluorid	50 µg
Selen	865 ng

Vitamine

Vit. B_1	190 µg
Vit. B_2	110 µg
Nicotinamid	800 µg

Aminosäuren

Arginin	330 mg
Histidin	180 mg
Isoleucin	320 mg
Leucin	540 mg
Lysin	280 mg
Methionin	120 mg
Phenylalanin	360 mg
Threonin	310 mg
Tryptophan	70 mg
Tyrosin	220 mg
Valin	410 mg

Kohlenhydrate

Stärke	62,8 g

* Differenzberechnung

[1] Eiweißgehalt nach der EU-Richtlinie zur Nährwertkennzeichnung (Faktor 6,25): 7,4 g

Roggenmehl, Type 1150

Energiegehalt

der verdaulichen Bestandteile	kJ:	1342
aus 100 g essbarem Anteil	kcal:	316

Hauptbestandteile in 100 g essbarem Anteil

Wasser	13,6 g	Kohlenhydrate	67,8 g*
Eiweiß[1] [N: 1,43 g]	8,3 g	Ballaststoffe	8,0 g
Fett	1,3 g	Mineralstoffe	1,0 g

Einzelne Inhaltsstoffe in 100 g essbarem Anteil

Mineralstoffe

Natrium	1 mg
Kalium	295 mg
Magnesium	50 mg
Calcium	30 mg
Mangan	2300 µg
Eisen	2100 µg
Kupfer	320 µg
Zink	2100 µg
Nickel	10 µg
Chrom	1 µg

Vitamine

Vit. E[2]	870 µg
Vit. B_1	220 µg
Vit. B_2	100 µg
Nicotinamid	1200 µg

Aminosäuren

Arginin	420 mg
Histidin	200 mg
Isoleucin	390 mg
Leucin	620 mg
Lysin	350 mg
Methionin	140 mg
Phenylalanin	430 mg
Threonin	360 mg
Tryptophan	90 mg
Tyrosin	290 mg
Valin	490 mg

Kohlenhydrate

Stärke	61,6 g

* Differenzberechnung

1 Eiweißgehalt nach der EU-Richtlinie zur Nährwertkennzeichnung (Faktor 6,25): 9,0 g

2 Gesamttocopherol 1900 µg, α-Tocopherol 600 µg

Sorghum, Mohrenhirse

Energiegehalt

der verdaulichen Bestandteile	kJ:	1477
aus 100 g essbarem Anteil	kcal:	348

Hauptbestandteile in 100 g essbarem Anteil

Wasser	11,4 g	Kohlenhydrate	69,6 g*
Eiweiß[1] [N: 1,78 g]	10,3 g	Ballaststoffe	3,7 g
Fett	3,2 g	Mineralstoffe	1,8 g

Einzelne Inhaltsstoffe in 100 g essbarem Anteil

Mineralstoffe

Natrium	20 mg
Kalium	590 mg
Magnesium	685 mg
Calcium	9 mg
Mangan	4300 µg
Eisen	5700 µg
Kupfer	735 µg
Zink	1800 µg
Nickel	170 µg
Phosphor	330 mg
Selen	13 µg

Vitamine

Vit. A	3 µg
Gesamtcarotinoide[2]	20 µg
Vit. E[3]	170 µg
Vit. B_1	340 µg
Vit. B_2	150 µg
Nicotinamid	3300 µg
Vit. C	Spuren

Aminosäuren

Arginin	380 mg
Histidin	220 mg
Isoleucin	580 mg
Leucin	1360 mg
Lysin	260 mg
Methionin	200 mg
Phenylalanin	440 mg
Threonin	440 mg
Tryptophan	110 mg
Tyrosin	250 mg
Valin	580 mg

Kohlenhydrate

Saccharose	1680 mg
Raffinose	230 mg

Lipide

Palmitinsäure	340 mg
Stearinsäure	90 mg
Ölsäure	990 mg
Linolsäure	1010 mg
Linolensäure	70 mg

*Differenzberechnung

[1] Eiweißgehalt nach der EU-Richtlinie zur Nährwertkennzeichnung (Faktor 6,25): 11,1 g
[2] β-Carotin 20 µg
[3] Gesamttocopherol 1100 µg, α-Tocopherol 70 µg

Triticale

Energiegehalt

der verdaulichen Bestandteile	kJ:	1395
aus 100 g essbarem Anteil	kcal:	329

Hauptbestandteile in 100 g essbarem Anteil

Wasser	12,3 g	Kohlenhydrate	63,7 g*
Eiweiß[1] [N: 2,23 g]	12,9 g	Ballaststoffe	6,7 g
Fett	2,5 g	Mineralstoffe	1,9 g

Einzelne Inhaltsstoffe in 100 g essbarem Anteil

Mineralstoffe

Natrium	25 mg
Kalium	445 mg
Magnesium	155 mg
Calcium	40 mg
Mangan	3900 µg
Eisen	5900 µg
Kupfer	675 µg
Zink	3200 µg
Phosphor	380 mg

Vitamine

Vit. B_1	360 µg
Vit. B_2	320 µg
Nicotinamid	2100 µg
Pantothensäure	670 µg
Folsäure	17 µg

Aminosäuren

Arginin	560 mg
Histidin	300 mg
Isoleucin	380 mg
Leucin	810 mg
Lysin	430 mg
Methionin	180 mg
Phenylalanin	510 mg
Threonin	420 mg
Tyrosin	350 mg
Valin	540 mg

Lipide

Palmitinsäure	280 mg
Stearinsäure	20 mg
Ölsäure	185 mg
Linolsäure	1040 mg
Linolensäure	90 mg

* Differenzberechnung

[1] Eiweißgehalt nach der EU-Richtlinie zur Nährwertkennzeichnung (Faktor 6,25): 13,9 g

Weizen, ganzes Korn

Energiegehalt

der verdaulichen Bestandteile	kJ:	1263
aus 100 g essbarem Anteil	kcal:	298

Hauptbestandteile in 100 g essbarem Anteil

Wasser	12,8 g	Kohlenhydrate	59,5 g**
Eiweiß[1] [N: 1,88 g]	10,9 g*	Ballaststoffe	13,3 g
Fett	1,8 g	Mineralstoffe	1,7 g

Einzelne Inhaltsstoffe in 100 g essbarem Anteil

Mineralstoffe	
Natrium	8 mg
Kalium	380 mg
Magnesium	95 mg
Calcium	35 mg
Mangan	3100 µg
Eisen	3200 µg
Kupfer	370 µg
Zink	2600 µg
Nickel	13 µg
Chrom	3 µg
Phosphor	340 mg
Chlorid	55 mg
Fluorid	90 µg
Jodid	7 µg
Selen***	2 µg
Vitamine	
Vit. A	3 µg
Gesamtcarotinoide[2]	20 µg
Vit. E[3]	1400 µg
Vit. K	0–20 µg
Vit. B_1	460 µg
Vit. B_2	95 µg
Nicotinamid	5100 µg
Pantothensäure	1200 µg
Vit. B_6	270 µg
Biotin	6 µg
Folsäure	85 µg
Vit. C	Spuren
Aminosäuren	
Arginin	620 mg
Histidin	280 mg
Isoleucin	540 mg
Leucin	920 mg
Lysin	380 mg
Methionin	220 mg
Phenylalanin	640 mg
Threonin	430 mg
Tryptophan	150 mg
Tyrosin	410 mg
Valin	620 mg
Kohlenhydrate	
Fructose	40 mg
Saccharose	600 mg
Raffinose	170 mg
Stärke	58,2 g
Lipide	
Palmitinsäure	285 mg
Stearinsäure	13 mg
Ölsäure	175 mg
Linolsäure	760 mg
Linolensäure	50 mg
Sonstige Inhaltstoffe	
Purine	50 mg
Phytinsäure	905 mg

* Eiweißgehalt von Weichweizen schwankt sortenabhängig von 10,2–13,2 g [N: 1,76-2,28 g]/100 g. Hartweizen beinhaltet bis zu 15 g [N: 2,59 g] 100 g.

** Differenzberechnung

*** in ausländischem Getreide vielfach höhere Gehalte!

[1] Eiweißgehalt nach der EU-Richtlinie zur Nährwertkennzeichnung (Faktor 6,25): 11,7 g

[2] β-Carotin 20 µg

[3] Gesamttocopherol 4100 µg, α-Tocopherol 1000 µg

Weizenmehl, Type 405

Energiegehalt

der verdaulichen Bestandteile	kJ:	1409
aus 100 g essbarem Anteil	kcal:	332

Hauptbestandteile in 100 g essbarem Anteil

Wasser	13,9 g	Kohlenhydrate	70,9 g*
Eiweiß[1] [N: 1,69 g]	9,8 g	Ballaststoffe	4,0 g
Fett	1,0 g	Mineralstoffe	0,4 g

Einzelne Inhaltsstoffe in 100 g essbarem Anteil

Mineralstoffe

Natrium	2 mg
Kalium	110 mg
Calcium	15 mg
Mangan	585 µg
Eisen	1500 µg
Kupfer	150 µg
Zink	705 µg
Nickel	4 µg
Chrom	1 µg
Phosphor	75 mg

Vitamine

Vit. B_1	60 µg
Vit. B_2	30 µg
Nicotinamid	700 µg
Pantothensäure	210 µg
Vit. B_6	180 µg
Biotin	2 µg
Folsäure	10 µg

Aminosäuren

Arginin	430 mg
Histidin	220 mg
Isoleucin	460 mg
Leucin	820 mg
Lysin	240 mg
Methionin	170 mg
Phenylalanin	550 mg
Threonin	320 mg
Tryptophan	120 mg
Tyrosin	320 mg
Valin	490 mg

Kohlenhydrate

Glucose	50 mg
Fructose	20 mg
Saccharose	160 mg
Raffinose	50 mg

* Differenzberechnung

[1] Eiweißgehalt nach der EU-Richtlinie zur Nährwertkennzeichnung (Faktor 6,25): 10,6 g

Weizenmehl, Type 550

Energiegehalt

der verdaulichen Bestandteile	kJ:	1408
aus 100 g essbarem Anteil	kcal:	332

Hauptbestandteile in 100 g essbarem Anteil

Wasser	13,7 g	Kohlenhydrate	70,6 g*
Eiweiß[1] [N: 1,69 g]	9,8 g	Ballaststoffe	4,3 g
Fett	1,1 g	Mineralstoffe	0,5 g

Einzelne Inhaltsstoffe in 100 g essbarem Anteil

Mineralstoffe

Natrium	2 mg
Kalium	145 mg
Magnesium	25 mg
Calcium	17 mg
Mangan	685 µg
Eisen	1000 µg
Kupfer	140 µg
Zink	780 µg
Nickel	4 µg
Phosphor	110 mg
Selen	1 µg

Vitamine

Vit. E[2]	340 µg
Vit. B_1	110 µg
Nicotinamid	500 µg
Pantothensäure	400 µg
Vit. B_6	100 µg
Biotin	1 µg
Folsäure	16 µg

Aminosäuren

Arginin	400 mg
Histidin	210 mg
Isoleucin	430 mg
Leucin	810 mg
Lysin	220 mg
Methionin	170 mg
Phenylalanin	540 mg
Threonin	320 mg
Tryptophan	120 mg
Tyrosin	330 mg
Valin	480 mg

* Differenzberechnung

[1] Eiweißgehalt nach der EU-Richtlinie zur Nährwertkennzeichnung (Faktor 6,25): 10,6 g

[2] Gesamttocopherol 1800 µg, α-Tocopherol 200 µg

Weizenmehl, Type 1050

Energiegehalt

der verdaulichen Bestandteile	kJ:	1399
aus 100 g essbarem Anteil	kcal:	330

Hauptbestandteile in 100 g essbarem Anteil

Wasser	13,7 g	Kohlenhydrate	67,2 g*
Eiweiß[1] [N: 1,93 g]	11,2 g	Ballaststoffe	5,2 g
Fett	1,8 g	Mineralstoffe	0,9 g

Einzelne Inhaltsstoffe in 100 g essbarem Anteil

Mineralstoffe

Natrium	2 mg
Kalium	205 mg
Magnesium	55 mg
Calcium	25 mg
Mangan	1800 µg
Eisen	2200 µg
Kupfer	265 µg
Zink	1900 µg
Nickel	9 µg
Phosphor	210 mg
Fluorid	12 µg
Selen	2 µg

Vitamine

Vit. B_1	430 µg
Vit. B_2	70 µg
Nicotinamid	1400 µg
Pantothensäure	630 µg
Vit. B_6	245 µg
Biotin	3 µg
Folsäure	20 µg

Aminosäuren

Arginin	490 mg
Histidin	240 mg
Isoleucin	480 mg
Leucin	870 mg
Lysin	300 mg
Methionin	200 mg
Phenylalanin	630 mg
Threonin	380 mg
Tryptophan	130 mg
Tyrosin	370 mg
Valin	560 mg

Kohlenhydrate

Stärke	65,8 g

* Differenzberechnung

[1] Eiweißgehalt nach der EU-Richtlinie zur Nährwertkennzeichnung (Faktor 6,25): 12,1 g

Weizenkeime

Energiegehalt

der verdaulichen Bestandteile	kJ:	1313
aus 100 g essbarem Anteil	kcal:	312

Hauptbestandteile in 100 g essbarem Anteil

Wasser	11,7 g	Kohlenhydrate	30,6 g*
Eiweiß[1] [N: 4,59 g]	26,6 g	Ballaststoffe	17,7 g
Fett	9,2 g	Mineralstoffe	4,2 g

Einzelne Inhaltsstoffe in 100 g essbarem Anteil

Mineralstoffe

Natrium	5 mg
Kalium	995 mg
Magnesium	285 mg
Calcium	50 mg
Mangan	16 mg
Eisen	8500 µg
Kupfer	1700 µg
Zink	17 mg
Nickel	80 µg
Chrom	6 µg
Phosphor	1020 mg
Fluorid	140 µg
Selen	3 µg

Vitamine

Vit. A	10 µg
Gesamtcarotinoide[2]	60 µg
Vit. E[3]	25 mg
Vit. K	130 µg
Vit. B_1	2000 µg
Vit. B_2	720 µg
Nicotinamid	4500 µg
Pantothensäure	1000 µg
Vit. B_6	490 µg
Biotin	17 µg
Folsäure	520 µg

Aminosäuren

Arginin	2310 mg
Histidin	840 mg
Isoleucin	1320 mg
Leucin	2170 mg
Lysin	1900 mg
Methionin	560 mg
Phenylalanin	1180 mg
Threonin	1550 mg
Tryptophan	330 mg
Tyrosin	1010 mg
Valin	1680 mg

Kohlenhydrate

Glucose	700 mg
Fructose	500 mg
Saccharose	14 g

Lipide

Palmitinsäure	1170 mg
Stearinsäure	25 mg
Ölsäure	1110 mg
Linolsäure	3670 mg
Linolensäure	335 mg

Sonstige Inhaltsstoffe

Phytinsäure	1470 mg

* Differenzberechnung

1 Eiweißgehalt nach der EU-Richtlinie zur Nährwertkennzeichnung (Faktor 6,25): 28,7 g

2 β-Carotin 60 µg

3 Gesamttocopherol 30 mg, α-Tocopherol 20 mg

Weizenkleie,
Speisekleie

Energiegehalt

der verdaulichen Bestandteile	kJ:	721
aus 100 g essbarem Anteil	kcal:	171

Hauptbestandteile in 100 g essbarem Anteil

Wasser	11,5 g	Kohlenhydrate	17,3 g*
Eiweiß[1] [N: 2,56 g]	14,9 g	Ballaststoffe	45,4 g
Fett	4,7 g	Mineralstoffe	6,2 g

Einzelne Inhaltsstoffe in 100 g essbarem Anteil

Mineralstoffe

Natrium	2 mg
Kalium	1350 mg
Magnesium	490 mg
Calcium	65 mg
Mangan	13 mg
Eisen	16 mg
Kupfer	1300 µg
Zink	9400 µg
Nickel	85 µg
Chrom	3 µg
Phosphor	1140 mg
Fluorid	155 µg
Jodid	30 µg
Selen	2 µg

Vitamine

Vit. A	1 µg
Gesamtcarotinoide[2]	6 µg
Vit. E[3]	2700 µg
Vit. K	80 µg
Vit. B_1	650 µg
Vit. B_2	510 µg
Nicotinamid	18 mg
Pantothensäure	2500 µg
Vit. B_6	730 µg
Biotin	45 µg
Folsäure	195 µg

Aminosäuren

Arginin	1230 mg
Histidin	440 mg
Isoleucin	770 mg
Leucin	1120 mg
Lysin	720 mg
Methionin	250 mg
Phenylalanin	650 mg
Threonin	590 mg
Tryptophan	250 mg
Tyrosin	460 mg
Valin	880 mg

Kohlenhydrate

Glucose	90 mg
Fructose	50 mg
Saccharose	1750 mg
Raffinose	1300 mg
Maltose	30 mg
Stärke	13,4 g

Lipide

Palmitinsäure	690 mg
Stearinsäure	40 mg
Ölsäure	795 mg
Linolsäure	2200 mg
Linolensäure	50 mg

Sonstige Inhaltsstoffe

Phytinsäure	3610 mg

* Differenzberechnung
1 Eiweißgehalt nach der EU-Richtlinie zur Nährwertkennzeichnung (Faktor 6,25): 16,0 g
2 β-Carotin 6 µg
3 Gesamttocopherol 9500 µg, α-Tocopherol 1600 µg

Getreidemahlprodukte: Mehle, Grützen, Schrote, Graupen

Energiegehalte, Hauptbestandteile und wichtige Inhaltsstoffe in 100 g essbarem Anteil

	kJ	kcal	Wasser (g)	Eiweiß [*] (g)	Fett (g)	Kohlenhydrate (g)**	Ballaststoffe (g)	Mineralstoffe (g)	Vit. E (µg)	Vit. B_1 (µg)	Vit. B_2 (µg)
Buchweizenmehl* **	1487	351	14,1	10,9 [11,7]	2,7	70,7	–	1,6	–	580	150
Dinkelmehl* **	1410	333	9,8	13,3 [14,4]	2,6	64,0	8,4	1,9	1400	420	90
Grünkernmehl	1543	364	10,0	9,7 [10,4]	2,0	76,7	–	1,6	–	–	–
Hafermehl	1654	391	9,4	13,8 [14,9]	7,2	67,8	–	1,8	–	560	120
Maismehl	1372	324	12,0	8,3 [9,0]	2,8	66,3	9,4	1,2	–	440	130
Reismehl	1469	346	12,5	6,7 [7,2]	0,7	78,2	1,4	0,6	–	60	30
Roggenmehl 815	1355	319	14,3	6,4 [6,9]	1,0	71,1	6,5	0,7	–	180	90
Roggenmehl 997	1312	309	14,6	6,9 [7,4]	1,1	67,9	8,6	0,9	–	190	110
Roggenmehl 1150	1342	316	13,6	8,3 [9,0]	1,3	67,8	8,0	1,0	870	220	100
Roggenmehl 1370	1327	313	13,4	8,3 [8,9]	1,4	66,7	9,0	1,2	–	300	130
Roggenschrot 1800	1225	289	14,3	10,0 [10,8]	1,5	58,8	13,9	1,5	1600	300	140
Weizenmehl 405	1409	332	13,9	9,8 [10,6]	1,0	70,9	4,0	0,4	–	60	30
Weizenmehl 550	1408	332	13,7	9,8 [10,6]	1,1	70,6	4,3	0,5	340	110	–
Weizenmehl 630	1410	332	14,2	10,6 [11,4]	1,5	69,1	4,1	0,5	–	120	50
Weizenmehl 812	1383	326	14,7	11,8 [12,7]	1,3	66,7	4,8	0,7	615	260	60
Weizenmehl 1050	1399	330	13,7	11,2 [12,1]	1,8	67,2	5,2	0,9	–	430	70
Weizenschrot 1700	1303	307	12,6	11,2 [12,1]	2,1	60,9	11,7	1,5	2100	470	170
Buchweizengrütze	1421	335	13,2	7,5 [8,1]	1,6	72,6	3,2	1,9	–	280	75
Gerstengraupen	1422	335	12,2	9,7 [10,4]	1,4	70,9	4,6	1,2	–	90	80
Gerstengrütze	1314	310	13,0	7,9 [8,5]	1,5	66,1	10,3	1,2	–	200	80
Hafergrütze	1437	340	9,5	12,9 [13,9]	5,8	59,0	10,8	2,0	–	600	220
Weizengrieß	1364	321	13,1	9,6 [10,3]	0,8	68,9	7,1	0,5	–	120	40

* Eiweißgehalt nach der EU-Richtlinie zur Nährwertkennzeichnung (Faktor 6,25)
** Differenzberechnung
*** Vollkornmehl

Getreidemahlprodukte: Mehle, Grützen, Schrote, Graupen

Energiegehalte, Hauptbestandteile und wichtige Inhaltsstoffe in 100 g essbarem Anteil

	Nicotinamid (µg)	Vit. B_6 (µg)	Natrium (mg)	Kalium (mg)	Magnesium (mg)	Calcium (mg)	Eisen (µg)	Zink (µg)	Stärke (g)	Linolsäure (mg)	Linolensäure (mg)
Buchweizenmehl* **	2900	–	1	–	–	–	2200	–	67,2	–	–
Dinkelmehl* **	–	265	–	380	115	25	3200	2800	–	1090	85
Grünkernmehl	–	–	3	350	–	20	–	–	–	–	–
Hafermehl	930	200	6	270	130	55	4200	–	–	2930	80
Maismehl	1900	60	1	120	45	18	2400	–	–	1410	25
Reismehl	1400	200	4	105	25	7	–	–	–	–	–
Roggenmehl 815	600	110	1	170	25	20	2100	1500	64,1	–	–
Roggenmehl 997	800	–	1	285	45	25	1900	1600	62,8	–	–
Roggenmehl 1150	1200	–	1	295	50	30	2100	2100	61,6	–	–
Roggenmehl 1370	1600	–	1	305	45	30	2600	–	60,9	–	–
Roggenschrot 1800	1900	–	2	490	95	30	3700	2500	–	–	–
Weizenmehl 405	700	180	2	110	–	15	1500	705	–	–	–
Weizenmehl 550	500	100	2	145	25	17	1000	780	–	–	–
Weizenmehl 630	840	220	3	150	30	16	1400	1200	–	–	–
Weizenmehl 812	890	280	3	185	55	18	2300	1700	–	–	–
Weizenmehl 1050	1400	245	2	205	55	25	2200	1900	65,8	–	–
Weizenschrot 1700	5000	460	2	380	130	30	4700	3200	58,7	–	–
Buchweizengrütze	2800	400	1	220	50	12	2000	–	–	–	–
Gerstengraupen	3100	220	5	250	65	18	2800	2100	–	–	–
Gerstengrütze	3100	290	3	160	65	16	2000	1300	60,3	–	–
Hafergrütze	–	–	6	310	70	65	3900	–	–	2330	85
Weizengrieß	1300	85	1	110	–	17	1000	–	–	–	–

Roggenbrot

Energiegehalt

der verdaulichen Bestandteile	kJ:	921
aus 100 g essbarem Anteil	kcal:	217

Hauptbestandteile in 100 g essbarem Anteil

Wasser	38,9 g	Kohlenhydrate	45,8 g*
Eiweiß[1] [N: 1,07 g]	6,2 g	Ballaststoffe	6,5 g
Fett	1,0 g	Mineralstoffe	1,6 g

Einzelne Inhaltsstoffe in 100 g essbarem Anteil

Mineralstoffe

Natrium	525 mg
Kalium	245 mg
Magnesium	35 mg
Calcium	30 mg
Mangan	920 µg
Eisen	2400 µg
Zink	1200 µg
Nickel	19 µg
Chrom	8 µg
Phosphor	120 mg
Fluorid	13 µg
Jodid	9 µg
Selen	3 µg

Vitamine

Gesamtcarotinoide	Spuren
Vit. E[2]	1100 µg
Vit. K	3 µg
Vit. B_1	180 µg
Vit. B_2	110 µg
Nicotinamid	920 µg
Pantothensäure	470 µg
Folsäure	16 µg

Aminosäuren

Arginin	420 mg
Histidin	240 mg
Isoleucin	260 mg
Leucin	470 mg
Lysin	300 mg
Methionin	60 mg
Phenylalanin	350 mg
Threonin	250 mg
Tryptophan	50 mg
Tyrosin	170 mg
Valin	330 mg

Kohlenhydrate

Glucose	520 mg
Fructose	380 mg
Saccharose	610 mg
Maltose	2300 mg
Stärke	40,4 g

Sonstige Inhaltsstoffe

Phytinsäure	250 mg

* Differenzberechnung

[1] Eiweißgehalt nach der EU-Richtlinie zur Nährwertkennzeichnung (Faktor 6,25): 6,7 g

[2] Gesamttocopherol 2600 µg, α-Tocopherol 700 µg

Roggenmischbrot
Roggen mit Weizen (über 50% Roggen)

Energiegehalt

der verdaulichen Bestandteile	kJ:	892
aus 100 g essbarem Anteil	kcal:	210

Hauptbestandteile in 100 g essbarem Anteil

Wasser	40,9 g	Kohlenhydrate	43,7 g*
Eiweiß[1] [N: 1,10 g]	6,4 g	Ballaststoffe	6,1 g
Fett	1,1 g	Mineralstoffe	1,8 g

Einzelne Inhaltsstoffe in 100 g essbarem Anteil

Mineralstoffe

Natrium	535 mg
Kalium	185 mg
Magnesium	30 mg
Calcium	45 mg
Mangan	945 µg
Eisen	1300 µg
Kupfer	160 µg
Zink	1000 µg
Nickel	7 µg
Phosphor	135 mg

Vitamine

Vit. B_1	170 µg
Vit. B_2	80 µg
Nicotinamid	960 µg
Pantothensäure	260 µg
Vit. B_6	120 µg
Folsäure	30 µg

Aminosäuren

Arginin	410 mg
Histidin	240 mg
Isoleucin	280 mg
Leucin	510 mg
Lysin	270 mg
Methionin	60 mg
Phenylalanin	360 mg
Threonin	250 mg
Tryptophan	60 mg
Tyrosin	130 mg
Valin	340 mg

Kohlenhydrate

Glucose	140 mg
Fructose	450 mg
Saccharose	110 mg
Stärke	36,2 g

* Differenzberechnung

[1] Eiweißgehalt nach der EU-Richtlinie zur Nährwertkennzeichnung (Faktor 6,25): 6,9 g

Roggenvollkornbrot

Energiegehalt

der verdaulichen Bestandteile	kJ:	818
aus 100 g essbarem Anteil	kcal:	193

Hauptbestandteile in 100 g essbarem Anteil

Wasser	43,7 g	Kohlenhydrate	38,7 g*
Eiweiß[1] [N: 1,17 g]	6,8 g	Ballaststoffe	8,1 g
Fett	1,2 g	Mineralstoffe	1,5 g

Einzelne Inhaltsstoffe in 100 g essbarem Anteil

Mineralstoffe

Natrium	525 mg
Kalium	290 mg
Magnesium	55 mg
Calcium	35 mg
Mangan	1500 µg
Eisen	2000 µg
Kupfer	240 µg
Zink	1500 µg
Nickel	16 µg
Phosphor	200 mg
Selen	1 µg

Vitamine

Vit. E[2]	1200 µg
Vit. B_1	180 µg
Vit. B_2	150 µg
Nicotinamid	560 µg
Folsäure	14 µg

Aminosäuren

Arginin	410 mg
Histidin	220 mg
Isoleucin	320 mg
Leucin	530 mg
Lysin	320 mg
Methionin	100 mg
Phenylalanin	370 mg
Threonin	290 mg
Tryptophan	60 mg
Tyrosin	200 mg
Valin	400 mg

Kohlenhydrate

Glucose	720 mg
Fructose	1060 mg
Saccharose	220 mg
Stärke	30,5 g

* Differenzberechnung

[1] Eiweißgehalt nach der EU-Richtlinie zur Nährwertkennzeichnung (Faktor 6,25): 7,3 g

[2] Gesamttocopherol 2900 µg, α-Tocopherol 800 µg

Weizenbrot, Weißbrot

Energiegehalt

der verdaulichen Bestandteile	kJ:	1007
aus 100 g essbarem Anteil	kcal:	237

Hauptbestandteile in 100 g essbarem Anteil

Wasser	37,4 g	Kohlenhydrate	49,0 g*
Eiweiß[1] [N: 1,31 g]	7,6 g	Ballaststoffe	3,2 g
Fett	1,2 g	Mineralstoffe	1,6 g

Einzelne Inhaltsstoffe in 100 g essbarem Anteil

Mineralstoffe

Natrium	540 mg
Kalium	130 mg
Magnesium	25 mg
Calcium	60 mg
Mangan	600 µg
Eisen	740 µg
Kupfer	220 µg
Zink	660 µg
Nickel	12 µg
Chrom	6 µg
Phosphor	85 mg
Fluorid	70 µg
Jodid	6 µg
Selen	5 µg

Vitamine

Gesamtcarotinoide	Spuren
Vit. E[2]	585 µg
Vit. K	2 µg
Vit. B_1	85 µg
Vit. B_2	60 µg
Nicotinamid	850 µg
Pantothensäure	690 µg
Vit. B_6	17 µg
Biotin	3 µg
Folsäure	20 µg

Aminosäuren

Arginin	310 mg
Histidin	180 mg
Isoleucin	380 mg
Leucin	590 mg
Lysin	200 mg
Methionin	130 mg
Phenylalanin	420 mg
Threonin	250 mg
Tryptophan	80 mg
Tyrosin	210 mg
Valin	390 mg

Kohlenhydrate

Stärke	39,6 g

Sonstige Inhaltsstoffe

Purine	14 mg
Phytinsäure	20 mg

* Differenzberechnung

[1] Eiweißgehalt nach der EU-Richtlinie zur Nährwertkennzeichnung (Faktor 6,25): 8,2 g

[2] Gesamttocopherol 2000 µg, α-Tocopherol 400 µg

Weizenmischbrot
Weizen mit Roggen (über 50% Weizen)

Energiegehalt

der verdaulichen Bestandteile	kJ:	959
aus 100 g essbarem Anteil	kcal:	226

Hauptbestandteile in 100 g essbarem Anteil

Wasser	38,8 g	Kohlenhydrate	47,8 g*
Eiweiß[1] [N: 1,07 g]	6,2 g	Ballaststoffe	4,6 g
Fett	1,1 g	Mineralstoffe	1,5 g

Einzelne Inhaltsstoffe in 100 g essbarem Anteil

Mineralstoffe

Natrium	555 mg
Kalium	175 mg
Magnesium	40 mg
Calcium	35 mg
Mangan	1100 µg
Eisen	1700 µg
Kupfer	190 µg
Zink	1300 µg
Nickel	9 µg
Phosphor	125 mg
Chlorid	950 mg
Fluorid	40 µg
Selen	1 µg

Vitamine

Vit. B_1	140 µg
Vit. B_2	75 µg
Nicotinamid	1200 µg
Pantothensäure	250 µg
Vit. B_6	95 µg

Aminosäuren

Arginin	370 mg
Histidin	230 mg
Isoleucin	270 mg
Leucin	510 mg
Lysin	240 mg
Methionin	50 mg
Phenylalanin	350 mg
Threonin	230 mg
Tryptophan	60 mg
Tyrosin	120 mg
Valin	320 mg

Kohlenhydrate

Glucose	180 mg
Fructose	420 mg
Saccharose	50 mg
Stärke	37,9 g

* Differenzberechnung

[1] Eiweißgehalt nach der EU-Richtlinie zur Nährwertkennzeichnung (Faktor 6,25): 6,7 g

Weizenvollkornbrot

Energiegehalt

der verdaulichen Bestandteile	kJ:	844
aus 100 g essbarem Anteil	kcal:	199

Hauptbestandteile in 100 g essbarem Anteil

Wasser	42,5 g	Kohlenhydrate	40,7 g*
Eiweiß[1] [N: 1,21 g]	7,0g	Ballaststoffe	7,4 g
Fett	0,9 g	Mineralstoffe	1,5 g

Einzelne Inhaltsstoffe in 100 g essbarem Anteil

Mineralstoffe

Natrium	450 mg
Kalium	220 mg
Magnesium	60 mg
Calcium	30 mg
Mangan	1500 µg
Eisen	2000 µg
Kupfer	245 µg
Zink	1500 µg
Nickel	17 µg
Phosphor	195 mg
Selen	2 µg

Vitamine

Gesamtcarotinoide	Spuren
Vit. E[2]	820 µg
Vit. K	3 µg
Vit. B_1	250 µg
Vit. B_2	150 µg
Nicotinamid	3300 µg
Pantothensäure	650 µg
Vit. B_6	80 µg
Biotin	4 µg
Folsäure	30 µg

Aminosäuren

Arginin	360 mg
Histidin	150 mg
Isoleucin	320 mg
Leucin	530 mg
Lysin	200 mg
Methionin	140 mg
Phenylalanin	360 mg
Threonin	240 mg
Tryptophan	100 mg
Tyrosin	220 mg
Valin	360 mg

Kohlenhydrate

Stärke	30,6 g

Sonstige Inhaltsstoffe

Phytinsäure	330 mg

* Differenzberechnung

1 Eiweißgehalt nach der EU-Richtlinie zur Nährwertkennzeichnung (Faktor 6,25): 7,6 g

2 Gesamttocopherol 2300 µg, α-Tocopherol 600 µg

Verschiedene Brotsorten

Energiegehalte, Hauptbestandteile und wichtige Inhaltsstoffe in 100 g essbarem Anteil

	kJ	kcal	Wasser (g)	Eiweiß (g)	Fett (g)	Kohlenhydrate (g)*	Ballaststoffe (g)	Mineralstoffe (g)
Brötchen, Semmel	1155	272	29,5	8,3 [9,0]**	1,9	55,5	3,0	1,8
Grahambrot	845	199	41,5	7,8 [8,4]**	1,0	39,7	8,4	1,6
Knäckebrot, aus Roggen	1335	315	6,2	9,4 [10,1]**	1,4	66,1	14,6	2,3
Pumpernickel	769	181	45,1	6,8 [7,4]**	0,9	36,5	9,3	1,3
Roggenbrot	921	217	38,9	6,2 [6,7]**	1,0	45,8	6,5	1,6
Roggenmischbrot, Roggen u. Weizen	892	210	40,9	6,4 [6,9]**	1,1	43,7	6,1	1,8
Roggenmischbrot mit Weizenkleie	870	205	40,7	5,9 [6,3]**	1,5	42,0	7,4	2,5
Roggenvollkornbrot	818	193	43,7	6,8 [7,3]**	1,2	38,7	8,1	1,5
Weizenbrot, Weißbrot	1007	237	37,4	7,6 [8,2]**	1,2	49,0	3,2	1,6
Weizenmischbrot, Weizen u. Roggen	959	226	38,8	6,2 [6,7]**	1,1	47,8	4,6	1,5
Weizentoastbrot	1091	258	35,4	6,9 [7,4]**	4,4	47,7	3,7	1,9
Weizenvollkornbrot	844	199	42,5	7,0 [7,6]**	0,9	40,7	7,4	1,5

* Differenzberechnung

** Eiweißgehalt nach der EU-Richtlinie zur Nährwertkennzeichnung (Faktor 6,25)

Eierteigwaren
(Nudeln, Makkaroni, Spaghetti ect.)

Energiegehalt

der verdaulichen Bestandteile	kJ:	1501
aus 100 g essbarem Anteil	kcal:	354

Hauptbestandteile in 100 g essbarem Anteil

Wasser	10,7 g	Kohlenhydrate	69,9 g*
Eiweiß[1] [N: 2,12 g]	12,3 g	Ballaststoffe	3,4 g
Fett	2,8 g	Mineralstoffe	0,9 g

Einzelne Inhaltsstoffe in 100 g essbarem Anteil

Mineralstoffe

Natrium	17 mg
Kalium	220 mg
Magnesium	40 mg
Calcium	25 mg
Mangan	645 µg
Eisen	3000 µg
Kupfer	195 µg
Zink	1300 µg
Nickel	19 µg
Phosphor	155 mg
Chlorid	30 mg
Fluorid	80 µg
Jodid	3 µg
Selen	20 µg

Vitamine

Vit. A[2]	65 µg
Vit. E[3]	210 µg
Vit. B_1	170 µg
Vit. B_2	75 µg
Nicotinamid	1900 µg
Pantothensäure	300 µg
Vit. B_6	60 µg
Biotin	1 µg
Folsäure	20 µg

Aminosäuren

Arginin	710 mg
Histidin	460 mg
Isoleucin	530 mg
Leucin	1010 mg
Lysin	450 mg
Methionin	100 mg
Phenylalanin	640 mg
Threonin	420 mg
Tryptophan	80 mg
Tyrosin	420 mg
Valin	590 mg

Kohlenhydrate

Stärke	64,5 g

Lipide

Linolsäure	830 mg
Linolensäure	75 mg
Cholesterin	85 mg

Sonstige Inhaltsstoffe

Purine	40 mg

* Differenzberechnung

[1] Eiweißgehalt nach der EU-Richtlinie zur Nährwertkennzeichnung (Faktor 6,25): 13,3 g
[2] Retinol 65 µg
[3] Gesamttocopherol 1100 µg, α-Tocopherol 100 µg

Gekochte Getreideprodukte

Energiegehalte, Hauptbestandteile und wichtige Inhaltsstoffe in 100 g essbarem Anteil

	kJ	kcal	Wasser (g)	Eiweiß [*] (g)	Fett (g)	Kohlenhydrate (g)**	Ballaststoffe (g)	Mineralstoffe (g)	Natrium (mg)	Kalium (mg)	Calcium (mg)	Eisen (µg)	Chlorid (mg)	Vit. B_1 (µg)	Vit. B_2 (µg)	Nicotinamid (µg)
Eierteigwaren (Nudeln), gekocht + abgetropft	399	94	76,8	4,0 [4,3]	0,9	17,5	–	0,8	–	55	9	800	–	6	4	400
Reis poliert, gekocht* + abgetropft**	359	85	78,0	2,0 [2,1]	0,2	18,7	–	1,1	450	30	3	300	690	20	10	320

* Eiweißgehalt nach der EU-Richtlinie zur Nährwertkennzeichnung (Faktor 6,25)
** Differenzberechnung
*** mit Kochsalzzusatz

Diverse Fein- u. Dauerbackwaren

Energiegehalte, Hauptbestandteile und wichtige Inhaltsstoffe in 100 g essbarem Anteil

	kJ	kcal	Wasser (g)	Eiweiß [*] (g)	Fett (g)	Kohlenhydrate (g)**	Ballaststoffe (g)	Mineralstoffe (g)	Natrium (mg)	Kalium (mg)	Calcium (mg)	Magnesium (mg)	Eisen (g)	Nicotinamid (µg)
Butterkeks* **	1806	428	2,0	7,6 [8,1]	11,0	74,7	3,3	1,4	385	140	45	25	1800	–
Tortenboden	1456	344	17,8	6,0 [6,5]	5,2	68,3	1,4	1,3	–	–	–	–	–	–
Salzstangen******	1464	345	9,0	9,0 [9,7]	0,5	76,0	–	5,5	1790	125	145	·	700	700
Stollen	1447	345	25	5,4 [5,8]	13	51,4	4,1	1,1	–	–	–	–	–	–
Zwieback eifrei	1558	368	8,5	9,2 [9,9]	4,3	73,1	3,5	1,4	265	160	40	16	1500	1300

* Eiweißgehalt nach der EU-Richtlinie zur Nährwertkennzeichnung (Faktor 6,25)
** Differenzberechnung
*** Saccharose 20 g
**** Vit. B_1 10 µg; Vit. B_2 40 µg

10 Gemüse und Gemüseprodukte

Batate
Süßkartoffel

Energiegehalt

der verdaulichen Bestandteile	kJ:	459
aus 100 g essbarem Anteil (Abfall: 19%)	kcal:	108

Hauptbestandteile in 100 g essbarem Anteil

Wasser	69,2 g	Kohlenhydrate	24,1 g
Eiweiß [N: 0,26 g]	1,6 g	Ballaststoffe	3,1 g
Fett	0,6 g	Mineralstoffe	1,1 g

Einzelne Inhaltsstoffe in 100 g essbarem Anteil

Mineralstoffe

Natrium	4 mg
Kalium	370 mg
Magnesium	19 mg
Calcium	20 mg
Mangan	240 µg
Eisen	665 µg
Kupfer	135 µg
Zink	385 µg
Phosphor	40 mg
Chlorid	45 mg
Jodid	2 µg
Selen	2 µg

Vitamine

Vit. A	1300 µg
Gesamtcarotinoide[1]	7900 µg
Vit. B_1	65 µg
Vit. B_2	50 µg
Nicotinamid	600 µg
Pantothensäure	830 µg
Vit. B_6	270 µg
Biotin	4 µg
Folsäure	12 µg
Vit. C	30 mg

Aminosäuren

Arginin	65 mg
Histidin	30 mg
Isoleucin	70 mg
Leucin	85 mg
Lysin	65 mg
Methionin	30 mg
Phenylalanin	80 mg
Threonin	70 mg
Tryptophan	30 mg
Tyrosin	70 mg
Valin	110 mg

Kohlenhydrate

Glucose	785 mg
Fructose	655 mg
Saccharose	3180 mg
Stärke	19,5 g

Sonstige Inhaltsstoffe

Salicylsäure	490 µg

[1] β-Carotin 7900 µg

Fenchel,
Knolle

Energiegehalt

der verdaulichen Bestandteile	kJ:	82
aus 100 g essbarem Anteil (Abfall: 7%)	kcal:	19

Hauptbestandteile in 100 g essbarem Anteil

Wasser	92,4 g	Kohlenhydrate	3,0 g*
Eiweiß [N: 0,22 g]	1,4 g	Ballaststoffe	2,0 g
Fett	0,2 g	Mineralstoffe	1,0 g

Einzelne Inhaltsstoffe in 100 g essbarem Anteil

Mineralstoffe

Natrium	25 mg
Kalium	395 mg
Magnesium	12 mg
Calcium	40 mg
Zink	220 µg
Phosphor	50 mg

Vitamine

Vit. A	25 µg
Gesamtcarotinoide[1]	140 µg
Vit. B_1	35 µg
Vit. B_2	110 µg
Nicotinamid	200 µg
Vit. B_6	60 µg
Folsäure	35 µg
Vit. C	9 mg

* Differenzberechnung

[1] β-Carotin 140 µg

Kartoffel

Energiegehalt

der verdaulichen Bestandteile	kJ:	297
aus 100 g essbarem Anteil (Abfall: 20%)	kcal:	70

Hauptbestandteile in 100 g essbarem Anteil

Wasser	77,8 g	Organische Säuren	0,6 g
Eiweiß [N: 0,32 g]	2,0 g	Ballaststoffe	2,1 g
Fett	0,1 g	Mineralstoffe	1,0 g
Kohlenhydrate	14,8 g		

Einzelne Inhaltsstoffe in 100 g essbarem Anteil

Mineralstoffe

Natrium	3 mg
Kalium	420 mg
Magnesium	20 mg
Calcium	6 mg
Mangan	145 µg
Eisen	435 µg
Kupfer	90 µg
Zink	345 µg
Nickel	6 µg
Chrom	3 µg
Phosphor	50 mg
Chlorid	50 mg
Fluorid	10 µg
Jodid	3 µg
Selen	2 µg

Vitamine

Vit. A	875 ng
Gesamtcarotinoide[1]	5 µg
Vit. E[2]	55 µg
Vit. K	2 µg
Vit. B_1	110 µg
Vit. B_2	45 µg
Nicotinamid	1200 µg
Pantothensäure	400 µg
Vit. B_6	305 µg
Biotin	400 ng
Folsäure	20 µg
Vit. C	17 mg

Aminosäuren

Arginin	120 mg
Histidin	40 mg
Isoleucin	100 mg
Leucin	140 mg
Lysin	130 mg
Methionin	30 mg
Phenylalanin	100 mg
Threonin	90 mg
Tryptophan	30 mg
Tyrosin	80 mg
Valin	130 mg

Kohlenhydrate

Glucose	240 mg
Fructose	170 mg
Saccharose	300 mg
Stärke[3]	14,1 g

Lipide

Palmitinsäure	19 mg
Stearinsäure	4 mg
Ölsäure	2 mg
Linolsäure	30 mg
Linolensäure	25 mg

Sonstige Inhaltsstoffe

Apfelsäure	90 mg
Zitronensäure	520 mg
Oxalsäure	0
Salizylsäure	120 µg
Purine	16 mg

[1] β-Carotin 5 µg
[2] Gesamttocopherol 55 µg, α-Tocopherol 55 µg
[3] Durchschnitt für Speisekartoffel; Industriekartoffeln enthalten über 15 g/100 g

Kartoffel und Kartoffelprodukte

Energiegehalte und Hauptbestandteile in 100 g essbarem Anteil

	kJ	kcal	Wasser (g)	Eiweiß (g)	Fett (g)	Kohlenhydrate (g)	Ballaststoffe (g)	Mineralstoffe (g)
Kartoffel	297*1)	70*1)	77,8	2,0	0,1	14,8	2,1	1,0
Kartoffel, ungeschält, gebacken in Folie	360*2)	85*2)	73,2	2,5	0,1	17,9	3,1	1,2
Kartoffel, ungeschält, gekocht	297*3)	70*3)	77,8	2,0	0,1	14,8	1,7	1,0
Kartoffelflocken (Püree), Trockenprodukt	1436	338	7,0	8,2	0,5	75,2**	6,1	3,0
Kartoffelknödel, roh, Trockenprodukt	1367	322	9,3	5,8	0,2	74,2**	5,7	4,8
Kartoffelknödel, gekocht, Trockenprodukt	1394	328	9,7	5,8	1,1	73,8**	4,4	5,2
Kartoffelkroketten, Trockenprodukt	1385	326	8,2	7,7	1,5	70,5**	7,3	4,8
Kartoffelpuffer, Trockenprodukt	1365	321	9,4	6,1	0,4	73,3**	6,2	4,6
Kartoffelsuppe, Trockenprodukt	1353	319	6,6	7,4	3,2	65,2**	6,1	11,5

Kartoffel und Kartoffelprodukte

Energiegehalte und Hauptbestandteile in 100 g essbarem Anteil

	kJ	kcal	Wasser (g)	Eiweiß (g)	Fett (g)	Kohlenhydrate (g)	Ballaststoffe (g)	Mineralstoffe (g)
Kartoffelscheiben ölgeröstet, gesalzen (Kartoffelchips)	2318	557	2,3	5,5	39,4	45,1	4,2	3,5
Kartoffelstäbchen ölgeröstet, gesalzen (Kartoffelsticks)	2213	530	2,3	6,5	31,5	55,1**		4,6
Pommes frites, verzehrsfertig, ungesalzen	1215	290	43,6	4,2	14,5	35,7**		2,0
Stärke: Kartoffelstärke	1427	336	15,5	0,6	0,1	83,1		0,4

* Verw. org. Säuren mit berücksichtigt: [1)] = 0,6 g; [2)] = 0,7 g; [3)] = 0,6 g
** Differenzberechnung

Kohlrabi

Energiegehalt

der verdaulichen Bestandteile	kJ:	105
aus 100 g essbarem Anteil (Abfall: 34%)	kcal:	25

Hauptbestandteile in 100 g essbarem Anteil

Wasser	91,6 g
Eiweiß [N: 0,30 g]	1,9 g
Fett	0,2 g
Kohlenhydrate	3,7 g
Organische Säuren	0,2 g
Ballaststoffe	1,4 g
Mineralstoffe	1,0 g

Einzelne Inhaltsstoffe in 100 g essbarem Anteil

Mineralstoffe

Natrium	20 mg
Kalium	320 mg
Magnesium	45 mg
Calcium	65 mg
Mangan	120 µg
Eisen	475 µg
Kupfer	45 µg
Zink	245 µg
Nickel	6 µg
Phosphor	50 mg
Chlorid	40 mg
Jodid	1 µg
Selen	1 µg

Vitamine

Vit. A	35 µg
Gesamtcarotinoide[1]	200 µg
Vit. K	7 µg
Vit. B_1	50 µg
Vit. B_2	45 µg
Nicotinamid	1800 µg
Pantothensäure	100 µg
Vit. B_6	70 µg
Biotin	3 µg
Folsäure	70 µg
Vit. C	65 mg

Aminosäuren

Arginin	120 mg
Histidin	35 mg
Isoleucin	90 mg
Leucin	80 mg
Lysin	65 mg
Methionin	16 mg
Phenylalanin	45 mg
Threonin	55 mg
Tryptophan	12 mg
Valin	60 mg

Kohlenhydrate

Glucose	1390 mg
Fructose	1230 mg
Saccharose	1090 mg

Lipide

Palmitinsäure	25 mg
Stearinsäure	3 mg
Ölsäure	12 mg
Linolsäure	25 mg
Linolensäure	45 mg

Sonstige Inhaltsstoffe

Zitronensäure	155 mg
Oxalsäure	3 mg
Purine	25 mg

[1] β-Carotin 200 µg

Kohlrübe,
Steckrübe

Energiegehalt

der verdaulichen Bestandteile	kJ:	123
aus 100 g essbarem Anteil (Abfall: 17%)	kcal:	29

Hauptbestandteile in 100 g essbarem Anteil

Wasser	89,3 g	Kohlenhydrate	5,6 g*
Eiweiß [N: 0,19 g]	1,2 g	Ballaststoffe	2,9 g
Fett	0,2 g	Mineralstoffe	0,8 g

Einzelne Inhaltsstoffe in 100 g essbarem Anteil

Mineralstoffe

Natrium	10 mg
Kalium	225 mg
Magnesium	11 mg
Calcium	50 mg
Mangan	65 µg
Eisen	450 µg
Kupfer	80 µg
Zink	95 µg
Nickel	7 µg
Phosphor	30 mg
Chlorid	30 mg
Fluorid	30 µg
Jodid	4 µg

Vitamine

Vit. A	17 µg
Gesamtcarotinoide[1]	100 µg
Vit. B_1	50 µg
Vit. B_2	60 µg
Nicotinamid	850 µg
Pantothensäure	110 µg
Vit. B_6	200 µg
Biotin	100 ng
Folsäure	40 µg
Vit. C	35 mg

Kohlenhydrate

Glucose	300 µg
Fructose	550 µg

Lipide

Palmitinsäure	20 mg
Stearinsäure	1 mg
Ölsäure	1 mg
Linolsäure	30 mg
Linolensäure	70 mg

Sonstige Inhaltsstoffe

Oxalsäure	0
Salizylsäure	160 µg

* Differenzberechnung

[1] β-Carotin 100 µg

Meerrettich

Energiegehalt

der verdaulichen Bestandteile		kJ:	267
aus 100 g essbarem Anteil	(Abfall: 47%)	kcal:	63

Hauptbestandteile in 100 g essbarem Anteil

Wasser	76,6 g	Kohlenhydrate	11,7 g
Eiweiß [N: 0,45 g]	2,8 g	Organische Säuren	0,7 g
Fett	0,3 g	Mineralstoffe	2,2 g

Einzelne Inhaltsstoffe in 100 g essbarem Anteil

Mineralstoffe

Natrium	9 mg
Kalium	630 mg
Magnesium	40 mg
Calcium	95 mg
Mangan	460 µg
Eisen	1300 µg
Kupfer	200 µg
Zink	1400 µg
Nickel	30 µg
Chrom	3 µg
Phosphor	95 mg
Chlorid	18 mg
Jodid	1 µg
Selen	200 ng

Vitamine

Vit. A	3 µg
Gesamtcarotinoide[1]	20 µg
Vit. B_1	140 µg
Vit. B_2	110 µg
Nicotinamid	600 µg
Vit. B_6	180 µg
Vit. C	115 mg

Aminosäuren

Arginin	605 mg
Histidin	50 mg
Isoleucin	60 mg
Leucin	70 mg
Lysin	80 mg
Methionin	15 mg
Phenylalanin	45 mg
Threonin	55 mg
Tryptophan	16 mg
Tyrosin	30 mg
Valin	85 mg

Kohlenhydrate

Glucose	1400 mg
Fructose	130 mg
Saccharose	6720 mg
Stärke	3420 mg

Lipide

Palmitinsäure	45 mg
Stearinsäure	4 mg
Ölsäure	25 mg
Linolsäure	50 mg
Linolensäure	115 mg

Sonstige Inhaltsstoffe

Apfelsäure	680 mg

[1] β-Carotin 20 µg

Möhre, Karotte

Energiegehalt

der verdaulichen Bestandteile	kJ:	110
aus 100 g essbarem Anteil (Abfall: 19%)	kcal:	26

Hauptbestandteile in 100 g essbarem Anteil

Wasser	88,2 g
Eiweiß [N: 0,16 g]	1,0 g
Fett	0,2 g
Kohlenhydrate	4,8 g
Organische Säuren	0,3 g
Ballaststoffe	3,6 g
Mineralstoffe	0,9 g

Einzelne Inhaltsstoffe in 100 g essbarem Anteil

Mineralstoffe

Natrium	60 mg
Kalium	320 mg
Magnesium	13 mg
Calcium	35 mg
Mangan	175 µg
Eisen	385 µg
Kupfer	50 µg
Zink	275 µg
Nickel	6 µg
Chrom	4 µg
Phosphor	35 mg
Fluorid	19 µg
Jodid	2 µg
Selen	0–2 µg

Vitamine

Vit. A	1500 µg
Gesamtcarotinoide[1]	11 mg
Vit. E[2]	465 µg
Vit. K	15 µg
Vit. B_1	70 µg
Vit. B_2	55 µg
Nicotinamid	580 µg
Pantothensäure	270 µg
Vit. B_6	270 µg
Biotin	5 µg
Folsäure	25 µg
Vit. C	7 mg

Aminosäuren

Arginin	40 mg
Histidin	15 mg
Isoleucin	45 mg
Leucin	40 mg
Lysin	45 mg
Methionin	8 mg
Phenylalanin	30 mg
Threonin	35 mg
Tryptophan	10 mg
Tyrosin	16 mg
Valin	40 mg

Kohlenhydrate

Glucose	1400 mg
Fructose	1310 mg
Saccharose	2080 mg

Lipide

Palmitinsäure	35 mg
Stearinsäure	3 mg
Ölsäure	3 mg
Linolsäure	105 mg
Linolensäure	12 mg

Sonstige Inhaltsstoffe

Apfelsäure	245 mg
Zitronensäure	12 mg
Oxalsäure	6 mg
Salizylsäure	230 µg
Purine	17 mg

[1] α-Carotin 3400 µg, β-Carotin 7600 µg
[2] Gesamttocopherol 515 µg, α-Tocopherol 440 µg

Pastinake

Energiegehalt

der verdaulichen Bestandteile	kJ:	249
aus 100 g essbarem Anteil (Abfall: 26%)	kcal:	59

Hauptbestandteile in 100 g essbarem Anteil

Wasser	78,6 g
Eiweiß [N: 0,21 g]	1,3 g
Fett	0,4 g
Kohlenhydrate	12,1 g
Organische Säuren	0,5 g
Ballaststoffe	2,1 g
Mineralstoffe	1,2 g

Einzelne Inhaltsstoffe in 100 g essbarem Anteil

Mineralstoffe

Natrium	8 mg
Kalium	525 mg
Magnesium	25 mg
Calcium	50 mg
Mangan	400 µg
Eisen	660 µg
Kupfer	130 µg
Zink	850 µg
Nickel	20 µg
Chrom	4 µg
Phosphor	80 mg
Fluorid	10 µg
Jodid	4 µg
Selen	2 µg

Vitamine

Vit. A	3 µg
Gesamtcarotinoide[1]	20 µg
Vit. E[2]	895 µg
Vit. K	1 µg
Vit. B_1	80 µg
Vit. B_2	130 µg
Nicotinamid	940 µg
Pantothensäure	500 µg
Vit. B_6	110 µg
Biotin	100 ng
Folsäure	60 µg
Vit. C	18 mg

Aminosäuren

Arginin	140 mg
Histidin	20 mg
Isoleucin	50 mg
Leucin	70 mg
Lysin	80 mg
Methionin	16 mg
Phenylalanin	45 mg
Threonin	50 mg
Tryptophan	14 mg
Tyrosin	25 mg
Valin	70 mg

Kohlenhydrate

Glucose	245 mg
Fructose	255 mg
Saccharose	2560 mg
Stärke	9,0 g

Lipide

Palmitinsäure	60 mg
Stearinsäure	3 mg
Ölsäure	25 mg
Linolsäure	235 mg
Linolensäure	20 mg

Sonstige Inhaltsstoffe

Apfelsäure	350 mg
Zitronensäure	130 mg
Salizylsäure	450 µg

[1] β-Carotin 20 µg
[2] Gesamttocopherol 930 µg, α-Tocopherol 880 µg

Petersilienwurzel

Energiegehalt

der verdaulichen Bestandteile	kJ:	172
aus 100 g essbarem Anteil (Abfall: 39%)	kcal:	41

Hauptbestandteile in 100 g essbarem Anteil

Wasser	83,9 g	Kohlenhydrate	6,1 g
Eiweiß [N: 0,46 g]	2,9 g	Mineralstoffe	1,6 g
Fett	0,5 g		

Einzelne Inhaltsstoffe in 100 g essbarem Anteil

Mineralstoffe

Natrium	12 mg
Kalium	400 mg
Magnesium	25 mg
Calcium	40 mg
Eisen	850 µg
Chrom	5 µg
Phosphor	55 mg
Selen	1 µg

Vitamine

Vit. A	5 µg
Gesamtcarotinoide[1]	30 µg
Vit. B_1	100 µg
Vit. B_2	85 µg
Nicotinamid	2 mg
Vit. B_6	230 µg
Vit. C	40 mg

Aminosäuren

Arginin	105 mg
Isoleucin	90 mg
Leucin	115 mg
Lysin	115 mg
Methionin	30 mg
Phenylalanin	70 mg
Threonin	80 mg
Tryptophan	30 mg
Tyrosin	35 mg
Valin	140 mg

Kohlenhydrate

Glucose	560 mg
Fructose	660 mg
Saccharose	4830 mg

Lipide

Palmitinsäure	70 mg
Stearinsäure	2 mg
Ölsäure	30 mg
Linolsäure	220 mg
Linolensäure	30 mg

[1] β-Carotin 30 µg

Radieschen

Energiegehalt

der verdaulichen Bestandteile	kJ:	59
aus 100 g essbarem Anteil (Abfall: 37%)	kcal:	14

Hauptbestandteile in 100 g essbarem Anteil

Wasser	94,1 g
Eiweiß [N: 0,17 g]	1,1 g
Fett	0,1 g
Kohlenhydrate	2,1 g
Organische Säuren	0,1 g
Ballaststoffe	1,6 g
Mineralstoffe	0,9 g

Einzelne Inhaltsstoffe in 100 g essbarem Anteil

Mineralstoffe

Natrium	20 mg
Kalium	240 mg
Magnesium	9 mg
Calcium	25 mg
Mangan	50 µg
Eisen	440 µg
Kupfer	25 µg
Zink	185 µg
Nickel	8 µg
Phosphor	18 mg
Chlorid	45 mg
Fluorid	70 µg
Jodid	1 µg
Selen	2 µg

Vitamine

Vit. A	4 µg
Gesamtcarotinoide[1]	25 µg
Vit. B_1	35 µg
Vit. B_2	30 µg
Nicotinamid	250 µg
Pantothensäure	180 µg
Vit. B_6	60 µg
Folsäure	25 µg
Vit. C	30 mg

Kohlenhydrate

Glucose	1290 mg
Fructose	715 mg
Saccharose	120 mg

Lipide

Palmitinsäure	30 mg
Stearinsäure	5 mg
Ölsäure	15 mg
Linolsäure	9 mg
Linolensäure	45 mg

Sonstige Inhaltsstoffe

Zitronensäure	100 mg
Oxalsäure	0
Salizylsäure	1200 µg
Purine	13 mg

[1] β-Carotin 25 µg

Rettich

Energiegehalt

der verdaulichen Bestandteile	kJ:	67
aus 100 g essbarem Anteil (Abfall: 24%)	kcal:	16

Hauptbestandteile in 100 g essbarem Anteil

Wasser	93,0 g	Kohlenhydrate	2,4 g
Eiweiß [N: 0,17 g]	1,1 g	Ballaststoffe	2,5 g
Fett	0,2 g	Mineralstoffe	0,8 g

Einzelne Inhaltsstoffe in 100 g essbarem Anteil

Mineralstoffe

Natrium	15 mg
Kalium	430 mg
Magnesium	18 mg
Calcium	40 mg
Mangan	75 µg
Eisen	775 µg
Kupfer	40 µg
Zink	280 µg
Nickel	5 µg
Chrom	1 µg
Phosphor	35 mg
Chlorid	19 mg
Jodid	8 µg
Selen	2–30 µg

Vitamine

Vit. A	2 µg
Gesamtcarotinoide[1]	9 µg
Vit. K	340 ng
Vit. B_1	30 µg
Vit. B_2	30 µg
Nicotinamid	400 µg
Pantothensäure	180 µg
Vit. B_6	60 µg
Folsäure	25 µg
Vit. C	25 mg

Kohlenhydrate

Glucose	1220 mg
Fructose	620 mg
Saccharose	140 mg
Stärke	405 mg

Lipide

Palmitinsäure	30 mg
Stearinsäure	4 mg
Ölsäure	15 mg
Linolsäure	18 mg
Linolensäure	55 mg

Sonstige Inhaltsstoffe

Oxalsäure	0
Purine	15 mg

[1] β-Carotin 9 µg

Rote Rübe

Energiegehalt

der verdaulichen Bestandteile	kJ:	175
aus 100 g essbarem Anteil (Abfall: 22%)	kcal:	41

Hauptbestandteile in 100 g essbarem Anteil

Wasser	86,2 g
Eiweiß [N: 0,24 g]	1,5 g
Fett	0,1 g
Kohlenhydrate	8,4 g
Organische Säuren	0,2 g
Ballaststoffe	2,5 g
Mineralstoffe	1,0 g

Einzelne Inhaltsstoffe in 100 g essbarem Anteil

Mineralstoffe

Natrium	60 mg
Kalium	405 mg
Magnesium	20 mg
Calcium	17 mg
Mangan	245 µg
Eisen	910 µg
Kupfer	85 µg
Zink	365 µg
Nickel	11 µg
Chrom	3 µg
Phosphor	45 mg
Chlorid	80 mg
Fluorid	12 µg
Jodid	400 ng
Selen	1–20 µg

Vitamine

Vit. A	2 µg
Gesamtcarotinoide[1]	11 µg
Vit. E[2]	45 µg
Vit. B_1	20 µg
Vit. B_2	40 µg
Nicotinamid	230 µg
Pantothensäure	130 µg
Vit. B_6	50 µg
Folsäure	85 µg
Vit. C	10 mg

Aminosäuren

Arginin	25 mg
Histidin	20 mg
Isoleucin	50 mg
Leucin	55 mg
Lysin	80 mg
Methionin	5 mg
Phenylalanin	25 mg
Threonin	35 mg
Tryptophan	13 mg
Valin	45 mg

Kohlenhydrate

Glucose	275 mg
Fructose	250 mg
Saccharose	7860 mg

Lipide

Palmitinsäure	18 mg
Stearinsäure	80 µg
Ölsäure	10 mg
Linolsäure	40 mg
Linolensäure	8 mg

Sonstige Inhaltsstoffe

Apfelsäure	35 mg
Zitronensäure	195 mg
Oxalsäure	180 mg
Salizylsäure	180 µg
Purine	19 mg

[1] β-Carotin 11 µg
[2] Gesamttocopherol 55 µg, α-Tocopherol 43 µg

Schwarzwurzel

Energiegehalt

der verdaulichen Bestandteile	kJ:	74
aus 100 g essbarem Anteil (Abfall: 44%)	kcal:	18

Hauptbestandteile in 100 g essbarem Anteil

Wasser	76,8 g	Kohlenhydrate	2,1 g
Eiweiß [N: 0,22 g]	1,4 g	Ballaststoffe	18,3* g
Fett	0,4 g	Mineralstoffe	1,0 g

Einzelne Inhaltsstoffe in 100 g essbarem Anteil

Mineralstoffe

Natrium	5 mg
Kalium	320 mg
Magnesium	25 mg
Calcium	55 mg
Mangan	410 µg
Eisen	3300 µg
Kupfer	300 µg
Zink	220 µg
Phosphor	75 mg
Chlorid	30 mg

Vitamine

Vit. A	3 µg
Gesamtcarotinoide[1]	20 µg
Vit. B_1	110 µg
Vit. B_2	35 µg
Nicotinamid	350 µg
Vit. C	4 mg

Kohlenhydrate

Glucose	19 mg
Fructose	80 mg
Saccharose	1960 mg
Stärke	60 mg
Mannit	70 mg

Sonstige Inhaltsstoffe

Purine	70 mg

* Differenzberechnung; mit einbezogen ist Inulin, ein nicht verwertbares Kohlenhydrat

[1] β-Carotin 20 µg

Sellerieknolle

Energiegehalt

der verdaulichen Bestandteile	kJ:	77
aus 100 g essbarem Anteil (Abfall: 27%)	kcal:	18

Hauptbestandteile in 100 g essbarem Anteil

Wasser	88,7 g	Kohlenhydrate	2,3 g
Eiweiß [N: 0,25 g]	1,6 g	Ballaststoffe	4,2 g
Fett	0,3 g	Mineralstoffe	1,0 g

Einzelne Inhaltsstoffe in 100 g essbarem Anteil

Mineralstoffe

Natrium	75 mg
Kalium	415 mg
Magnesium	14 mg
Calcium	50 mg
Mangan	150 µg
Eisen	480 µg
Kupfer	115 µg
Zink	385 µg
Nickel	7 µg
Chrom	4 µg
Phosphor	75 mg
Chlorid	150 mg
Fluorid	11 µg
Jodid	3 µg
Selen	1–10 µg

Vitamine

Vit. A	3 µg
Gesamtcarotinoide[1]	15 µg
Vit. E[2]	540 µg
Vit. K	40 µg
Vit. B_1	35 µg
Vit. B_2	70 µg
Nicotinamid	900 µg
Pantothensäure	510 µg
Vit. B_6	200 µg
Folsäure	75 µg
Vit. C	8 mg

Aminosäuren

Arginin	45 mg
Histidin	25 mg
Isoleucin	50 mg
Leucin	75 mg
Lysin	75 mg
Methionin	18 mg
Phenylalanin	45 mg
Threonin	45 mg
Tryptophan	12 mg
Tyrosin	25 mg
Valin	75 mg

Kohlenhydrate

Fructose	100 mg
Saccharose	1710 mg
Stärke	440 mg

Lipide

Palmitinsäure	65 mg
Stearinsäure	4 mg
Ölsäure	13 mg
Linolsäure	155 mg
Linolensäure	17 mg

Sonstige Inhaltsstoffe

Oxalsäure	7 mg
Purine	30 mg

[1] β-Carotin 15 µg
[2] Gesamttocopherol 670 µg, α-Tocopherol 500 µg

Weiße Rübe, Wasserrübe

Energiegehalt

der verdaulichen Bestandteile	kJ:	104
aus 100 g essbarem Anteil (Abfall: 31%)	kcal:	25

Hauptbestandteile in 100 g essbarem Anteil

Wasser	89,9 g
Eiweiß [N: 0,16 g]	1,0 g
Fett	0,2 g
Kohlenhydrate	4,7 g
Ballaststoffe	3,5 g
Mineralstoffe	0,7 g

Einzelne Inhaltsstoffe in 100 g essbarem Anteil

Mineralstoffe

Natrium	60 mg
Kalium	270 mg
Magnesium	14 mg
Calcium	45 mg
Mangan	70 µg
Eisen	385 µg
Kupfer	55 µg
Zink	230 µg
Nickel	5 µg
Chrom	8 µg
Phosphor	35 mg
Chlorid	70 mg
Jodid	8 µg
Selen	3 µg

Vitamine

Vit. A	12 µg
Gesamtcarotinoide[1]	70 µg
Vit. K	2 µg
Vit. B_1	40 µg
Vit. B_2	50 µg
Nicotinamid	670 µg
Pantothensäure	200 µg
Vit. B_6	80 µg
Biotin	2 µg
Folsäure	20 µg
Vit. C	20 mg

Aminosäuren

Isoleucin	18 mg
Lysin	50 mg
Methionin	11 mg
Phenylalanin	18 mg
Tyrosin	35 mg

Kohlenhydrate

Glucose	1920 mg
Fructose	1510 mg
Saccharose	540 mg
Stärke	690 mg

[1] β-Carotin 70 µg

Artischocke

Energiegehalt

der verdaulichen Bestandteile	kJ:	93
aus 100 g essbarem Anteil (Abfall: 52%)	kcal:	22

Hauptbestandteile in 100 g essbarem Anteil

Wasser	82,5 g	Organische Säuren	0,3 g
Eiweiß [N: 0,38 g]	2,4 g	Ballaststoffe	10,8 g*
Fett	0,1 g	Mineralstoffe	1,3 g
Kohlenhydrate	2,6 g		

Einzelne Inhaltsstoffe in 100 g essbarem Anteil

Mineralstoffe

Natrium	45 mg
Kalium	355 mg
Magnesium	25 mg
Calcium	55 mg
Mangan	380 µg
Eisen	1500 µg
Kupfer	320 µg
Phosphor	130 mg
Chlorid	40 mg
Selen	1 µg

Vitamine

Vit. A	17 µg
Gesamtcarotinoide[1]	100 µg
Vit. E[2]	190 µg
Vit. B_1	140 µg
Vit. B_2	12 µg
Nicotinamid	900 µg
Vit. C	8 mg

Kohlenhydrate

Glucose	760 mg
Fructose	1730 mg
Saccharose	140 mg

Sonstige Inhaltsstoffe

Apfelsäure	170 mg
Zitronensäure	100 mg
Oxalsäure	9 mg
Purine	80 mg

* Differenzberechnung; mit einbezogen ist Inulin, ein nicht verwertbares Kohlenhydrat

[1] β-Carotin 100 µg
[2] Gesamttocopherol 190 µg, α-Tocopherol 190 µg

Bambussprossen

Energiegehalt

der verdaulichen Bestandteile	kJ:	73
aus 100 g essbarem Anteil (Abfall: 58%)	kcal:	17

Hauptbestandteile in 100 g essbarem Anteil

Wasser	91,0 g	Kohlenhydrate	1,0 g
Eiweiß [N: 0,40 g]	2,5 g	Organische Säuren	0,2 g
Fett	0,3 g	Mineralstoffe	0,9 g

Einzelne Inhaltsstoffe in 100 g essbarem Anteil

Mineralstoffe

Natrium	6 mg
Kalium	470 mg
Calcium	15 mg
Eisen	700 µg
Phosphor	55 mg

Vitamine

Vit. A	2 µg
Gesamtcarotinoide[1]	14 µg
Vit. B_1	130 µg
Vit. B_2	80 µg
Nicotinamid	600 µg
Vit. C	7 mg

Aminosäuren

Arginin	90 mg
Histidin	40 mg
Isoleucin	85 mg
Leucin	135 mg
Lysin	130 mg
Methionin	30 mg
Phenylalanin	90 mg
Threonin	85 mg
Tryptophan	25 mg
Tyrosin	400 mg
Valin	105 mg

Kohlenhydrate

Glucose	350 mg
Fructose	410 mg
Saccharose	200 mg

Lipide

Palmitinsäure	55 mg
Ölsäure	11 mg
Linolsäure	120 mg
Linolensäure	50 mg

Sonstige Inhaltsstoffe

Apfelsäure	75 mg
Zitronensäure	95 mg
Oxalsäure	250 mg
Purine	30 mg

[1] β-Carotin 14 µg

Bleichsellerie

Energiegehalt

der verdaulichen Bestandteile	kJ:	65
aus 100 g essbarem Anteil (Abfall: 37%)	kcal:	15

Hauptbestandteile in 100 g essbarem Anteil

Wasser	92,8 g	Kohlenhydrate	2,2 g
Eiweiß [N: 0,19 g]	1,2 g	Ballaststoffe	2,6 g
Fett	0,2 g	Mineralstoffe	1,1 g

Einzelne Inhaltsstoffe in 100 g essbarem Anteil

Mineralstoffe

Natrium	130 mg
Kalium	330 mg
Magnesium	12 mg
Calcium	80 mg
Mangan	100 µg
Eisen	190 µg
Kupfer	40 µg
Zink	140 µg
Phosphor	50 mg
Jodid	1 µg

Vitamine

Vit. A	485 µg
Gesamtcarotinoide[1]	2900 µg
Vit. K	30 µg
Vit. B_1	50 µg
Vit. B_2	75 µg
Nicotinamid	550 µg
Pantothensäure	430 µg
Vit. B_6	90 µg
Biotin	Spuren
Folsäure	7 µg
Vit. C	7 mg

Aminosäuren

Arginin	100 mg
Histidin	45 mg
Lysin	19 mg
Methionin	14 mg
Phenylalanin	70 mg
Tryptophan	11 mg
Tyrosin	30 mg
Valin	130 mg

Kohlenhydrate

Fructose	100 mg
Saccharose	2080 mg

[1] β-Carotin 2900 µg

Blumenkohl

Energiegehalt

der verdaulichen Bestandteile	kJ:	95
aus 100 g essbarem Anteil (Abfall: 38%)	kcal:	23

Hauptbestandteile in 100 g essbarem Anteil

Wasser	91,0 g	Organische Säuren	0,2 g
Eiweiß [N: 0,40 g]	2,5 g	Ballaststoffe	2,9 g
Fett	0,3 g	Mineralstoffe	0,8 g
Kohlenhydrate	2,3 g		

Einzelne Inhaltsstoffe in 100 g essbarem Anteil

Mineralstoffe

Natrium	13 mg
Kalium	295 mg
Magnesium	16 mg
Calcium	20 mg
Mangan	180 µg
Eisen	545 µg
Kupfer	45 µg
Zink	290 µg
Nickel	15 µg
Chrom	2 µg
Phosphor	50 mg
Chlorid	19 mg
Fluorid	9 µg
Jodid	640 ng
Selen	1 µg

Vitamine

Vit. A	2 µg
Gesamtcarotinoide[1]	10 µg
Vit. E[2]	90 µg
Vit. K	55 µg
Vit. B_1	90 µg
Vit. B_2	90 µg
Nicotinamid	600 µg
Pantothensäure	1000 µg
Vit. B_6	200 µg
Biotin	2 µg
Folsäure	90 µg
Vit. C	65 mg

Aminosäuren

Arginin	110 mg
Histidin	50 mg
Isoleucin	110 mg
Leucin	170 mg
Lysin	140 mg
Methionin	50 mg
Phenylalanin	75 mg
Threonin	110 mg
Tryptophan	35 mg
Tyrosin	35 mg
Valin	150 mg

Kohlenhydrate

Glucose	955 mg
Fructose	895 mg
Saccharose	205 mg
Stärke	290 mg

Lipide

Palmitinsäure	40 mg
Stearinsäure	2 mg
Ölsäure	2 mg
Linolsäure	30 mg
Linolensäure	110 mg

Sonstige Inhaltsstoffe

Apfelsäure	200 mg
Zitronensäure	20 mg
Salizylsäure	160 µg
Purine	50 mg

[1] β-Carotin 10 µg

[2] Gesamttocopherol 270 µg, α-Tocopherol 70 µg

Broccoli

Energiegehalt

der verdaulichen Bestandteile	kJ:	117
aus 100 g essbarem Anteil (Abfall: 39%)	kcal:	28

Hauptbestandteile in 100 g essbarem Anteil

Wasser	89,2 g	Organische Säuren	0,3 g
Eiweiß [N: 0,56 g]	3,5 g	Ballaststoffe	3,0 g
Fett	0,2 g	Mineralstoffe	1,1 g
Kohlenhydrate	2,7 g		

Einzelne Inhaltsstoffe in 100 g essbarem Anteil

Mineralstoffe

Natrium	20 mg
Kalium	280 mg
Magnesium	19 mg
Calcium	60 mg
Mangan	455 µg
Eisen	855 µg
Kupfer	55 µg
Zink	495 µg
Nickel	18 µg
Chrom	15 µg
Phosphor	65 mg
Chlorid	80 mg
Fluorid	10 µg
Jodid	15 µg
Selen	1 µg

Vitamine

Vit. A	145 µg
Gesamtcarotinoide[1]	875 µg
Vit. E[2]	620 µg
Vit. K	155 µg
Vit. B_1	100 µg
Vit. B_2	180 µg
Nicotinamid	1000 µg
Pantothensäure	1300 µg
Vit. B_6	280 µg
Biotin	1 µg
Folsäure	115 µg
Vit. C	100 mg

Aminosäuren

Arginin	190 mg
Histidin	65 mg
Isoleucin	130 mg
Leucin	160 mg
Lysin	150 mg
Methionin	50 mg
Phenylalanin	120 mg
Threonin	120 mg
Tryptophan	35 mg
Valin	170 mg

Kohlenhydrate

Glucose	1070 mg
Fructose	1100 mg
Saccharose	490 mg

Sonstige Inhaltsstoffe

Apfelsäure	120 mg
Zitronensäure	210 mg
Salizylsäure	650 µg
Purine	80 mg

[1] β-Carotin 850 µg
[2] Gesamttocopherol 745 µg, α-Tocopherol 605 µg

Chicoree

Energiegehalt

der verdaulichen Bestandteile	kJ:	70
aus 100 g essbarem Anteil (Abfall: 11%)	kcal:	17

Hauptbestandteile in 100 g essbarem Anteil

Wasser	94,1 g	Kohlenhydrate	2,4 g
Eiweiß [N: 0,21 g]	1,3 g	Ballaststoffe	1,3 g
Fett	0,2 g	Mineralstoffe	0,8 g

Einzelne Inhaltsstoffe in 100 g essbarem Anteil

Mineralstoffe

Natrium	4 mg
Kalium	195 mg
Magnesium	13 mg
Calcium	25 mg
Mangan	300 µg
Eisen	740 µg
Kupfer	100 µg
Zink	165 µg
Nickel	20 µg
Phosphor	25 mg
Chlorid	25 mg

Vitamine

Vit. A	570 µg
Gesamtcarotinoide[1]	3400 µg
Vit. B_1	60 µg
Vit. B_2	35 µg
Nicotinamid	240 µg
Vit. B_6	50 µg
Biotin	5 µg
Folsäure	50 µg
Vit. C	9 mg

Aminosäuren

Histidin	20 mg
Lysin	40 mg
Methionin	13 mg
Tryptophan	20 mg
Tyrosin	35 mg

Kohlenhydrate

Glucose	1280 mg
Fructose	715 mg
Saccharose	450 mg

Lipide

Palmitinsäure	30 mg
Stearinsäure	2 mg
Ölsäure	5 mg
Linolsäure	75 mg
Linolensäure	30 mg

Sonstige Inhaltsstoffe

Oxalsäure	25 mg
Salizylsäure	1 mg
Purine	12 mg

[1] β-Carotin 3400 µg

Chinakohl

Energiegehalt

der verdaulichen Bestandteile	kJ:	50
aus 100 g essbarem Anteil (Abfall: 21%)	kcal:	12

Hauptbestandteile in 100 g essbarem Anteil

Wasser	94,9 g	Kohlenhydrate	1,2 g
Eiweiß [N: 0,17 g]	1,1 g	Ballaststoffe	1,9 g
Fett	0,3 g	Mineralstoffe	0,6 g

Einzelne Inhaltsstoffe in 100 g essbarem Anteil

Mineralstoffe

Natrium	19 mg
Kalium	145 mg
Magnesium	11 mg
Calcium	40 mg
Mangan	165 µg
Eisen	600 µg
Kupfer	55 µg
Zink	280 µg
Nickel	4 µg
Chrom	1 µg
Phosphor	30 mg
Fluorid	15 µg
Jodid	300 ng

Vitamine

Vit. A	70 µg
Gesamtcarotinoide[1]	425 µg
Vit. E[2]	240 µg
Vit. K	80 µg
Vit. B_1	30 µg
Vit. B_2	40 µg
Nicotinamid	400 µg
Pantothensäure	200 µg
Vit. B_6	120 µg
Folsäure	65 µg
Vit. C	25 mg

Aminosäuren

Arginin	80 mg
Histidin	25 mg
Lysin	60 mg
Methionin	30 mg
Phenylalanin	45 mg
Threonin	50 mg
Tryptophan	20 mg
Tyrosin	40 mg
Valin	70 mg

Kohlenhydrate

Glucose	675 mg
Fructose	525 mg
Saccharose	40 mg

Sonstige Inhaltsstoffe

Apfelsäure	40 mg
Purine	20 mg

[1] β-Carotin 425 µg
[2] Gesamttocopherol 240 µg, α-Tocopherol 240 µg

Endivie

Energiegehalt

der verdaulichen Bestandteile		kJ:	58
aus 100 g essbarem Anteil	(Abfall: 23%)	kcal:	14

Hauptbestandteile in 100 g essbarem Anteil

Wasser	94,2 g	Kohlenhydrate	1,2 g
Eiweiß [N: 0,29 g]	1,8 g	Ballaststoffe	1,2 g
Fett	0,2 g	Mineralstoffe	0,9 g

Einzelne Inhaltsstoffe in 100 g essbarem Anteil

Mineralstoffe

Natrium	45 mg
Kalium	330 mg
Magnesium	10 mg
Calcium	55 mg
Mangan	155 µg
Eisen	1400 µg
Kupfer	45 µg
Zink	355 µg
Phosphor	55 mg
Chlorid	70 mg
Jodid	3 µg
Selen	3 µg

Vitamine

Vit. A	280 µg
Gesamtcarotinoide[1]	1700 µg
Vit. B_1	50 µg
Vit. B_2	120 µg
Nicotinamid	410 µg
Folsäure	110 µg
Vit. C	9 mg

Kohlenhydrate

Glucose	485 mg
Fructose	610 mg
Saccharose	150 mg

Sonstige Inhaltsstoffe

Oxalsäure	2500 µg
Salizylsäure	1900 µg
Purine	17 mg

[1] β-Carotin 1700 µg

Feldsalat, Rapunzel

Energiegehalt

der verdaulichen Bestandteile	kJ:	59
aus 100 g essbarem Anteil (Abfall: 3%)	kcal:	14

Hauptbestandteile in 100 g essbarem Anteil

Wasser	92,3 g	Kohlenhydrate	0,8 g
Eiweiß [N: 0,29 g]	1,8 g	Ballaststoffe	1,5 g
Fett	0,4 g	Mineralstoffe	0,8 g

Einzelne Inhaltsstoffe in 100 g essbarem Anteil

Mineralstoffe

Natrium	4 mg
Kalium	420 mg
Magnesium	13 mg
Calcium	35 mg
Eisen	2000 µg
Kupfer	110 µg
Zink	440 µg
Phosphor	50 mg

Vitamine

Vit. A	650 µg
Gesamtcarotinoide[1]	3900 µg
Vit. E[2]	600 µg
Vit. B_1	65 µg
Vit. B_2	80 µg
Nicotinamid	380 µg
Vit. B_6	250 µg
Folsäure	145 µg
Vit. C	35 mg

Aminosäuren

Arginin	90 mg
Histidin	35 mg
Isoleucin	130 mg
Leucin	140 mg
Lysin	110 mg
Methionin	11 mg
Phenylalanin	95 mg
Threonin	85 mg
Tryptophan	20 mg
Valin	110 mg

Kohlenhydrate

Glucose	390 mg
Fructose	230 mg
Saccharose	180 mg
Stärke	8300 µg

Sonstige Inhaltsstoffe

Oxalsäure	0
Purine	40 mg

[1] β-Carotin 3900 µg
[2] Gesamttocopherol 600 µg, α-Tocopherol 600 µg

Fenchel,
Blatt (Bologneser Fenchel)

Energiegehalt

der verdaulichen Bestandteile	kJ:	100
aus 100 g essbarem Anteil (Abfall: 7%)	kcal:	24

Hauptbestandteile in 100 g essbarem Anteil

Wasser	86,0 g	Kohlenhydrate	2,8 g
Eiweiß [N: 0,38 g]	2,4 g	Ballaststoffe	4,2 g
Fett	0,3 g	Mineralstoffe	1,7 g

Einzelne Inhaltsstoffe in 100 g essbarem Anteil

Mineralstoffe

Natrium	85 mg
Kalium	495 mg
Magnesium	50 mg
Calcium	110 mg
Eisen	2700 µg
Kupfer	60 µg
Zink	250 µg
Phosphor	50 mg

Vitamine

Vit. A	785 µg
Gesamtcarotinoide[1]	4700 µg
Vit. K	240 µg
Vit. B_1	230 µg
Vit. B_2	110 µg
Nicotinamid	200 µg
Pantothensäure	250 µg
Vit. B_6	100 µg
Biotin	3 µg
Folsäure	100 µg
Vit. C	95 mg

Kohlenhydrate

Glucose	1260 mg
Fructose	1060 mg
Saccharose	515 mg

Sonstige Inhaltsstoffe

Oxalsäure	5 mg
Purine	14 mg

[1] β-Carotin 4700 µg

Gartenkresse

Energiegehalt

der verdaulichen Bestandteile	kJ:	140
aus 100 g essbarem Anteil (Abfall: 37%)	kcal:	33

Hauptbestandteile in 100 g essbarem Anteil

Wasser	87,2 g	Kohlenhydrate	2,5 g*
Eiweiß [N: 0,67 g]	4,2 g	Ballaststoffe	3,5 g
Fett	0,7 g	Mineralstoffe	1,9 g

Einzelne Inhaltsstoffe in 100 g essbarem Anteil

Mineralstoffe

Natrium	5 mg
Kalium	550 mg
Calcium	215 mg
Eisen	2900 μg
Phosphor	40 mg
Fluorid	25 μg

Vitamine

Vit. A	365 μg
Gesamtcarotinoide[1]	2200 μg
Vit. E[2]	700 μg
Vit. B_1	150 μg
Vit. B_2	190 μg
Nicotinamid	1800 μg
Vit. B_6	300 μg
Vit. C	60 mg

Lipide

Palmitinsäure	85 mg
Stearinsäure	6 mg
Ölsäure	4 mg
Linolsäure	95 mg
Linolensäure	290 mg

Sonstige Inhaltsstoffe

Purine	30 mg

* Differenzberechnung

[1] β-Carotin 2200 μg
[2] Gesamttocopherol 700 μg, α-Tocopherol 700 μg

Grünkohl
Braunkohl

Energiegehalt

der verdaulichen Bestandteile	kJ:	154
aus 100 g essbarem Anteil (Abfall: 49%)	kcal:	37

Hauptbestandteile in 100 g essbarem Anteil

Wasser	86,0 g	Organische Säuren	0,4 g
Eiweiß [N: 0,69 g]	4,3 g	Ballaststoffe	4,2 g
Fett	0,9 g	Mineralstoffe	1,7 g
Kohlenhydrate	2,5 g		

Einzelne Inhaltsstoffe in 100 g essbarem Anteil

Mineralstoffe

Natrium	35 mg
Kalium	450 mg
Magnesium	30 mg
Calcium	210 mg
Mangan	550 µg
Eisen	1900 µg
Kupfer	55 µg
Zink	330 µg
Nickel	16 µg
Chrom	9 µg
Phosphor	85 mg
Chlorid	60 mg
Fluorid	20 µg
Jodid	5 µg
Selen	1 µg

Vitamine

Vit. A	860 µg
Gesamtcarotinoide[1]	5200 µg
Vit. E[2]	1700 µg
Vit. K	815 µg
Vit. B_1	100 µg
Vit. B_2	250 µg
Nicotinamid	2100 µg
Pantothensäure	100–1400 µg
Vit. B_6	250 µg
Biotin	1 µg
Folsäure	185 µg
Vit. C	105 mg

Aminosäuren

Arginin	300 mg
Histidin	100 mg
Isoleucin	140 mg
Leucin	250 mg
Lysin	240 mg
Methionin	50 mg
Phenylalanin	140 mg
Threonin	130 mg
Tryptophan	65 mg
Tyrosin	180 mg
Valin	230 mg

Kohlenhydrate

Glucose	615 mg
Fructose	920 mg
Saccharose	1000 mg

Lipide

Palmitinsäure	95 mg
Stearinsäure	9 mg
Ölsäure	5 mg
Linolsäure	130 mg
Linolensäure	355 mg

Sonstige Inhaltsstoffe

Apfelsäure	215 mg
Zitronensäure	220 mg
Oxalsäure	8 mg
Purine	50 mg

[1] β-Carotin 5200 µg
[2] Gesamttocopherol 1700 µg, α-Tocopherol 1700 µg

Knoblauch

Energiegehalt

der verdaulichen Bestandteile		kJ:	590
aus 100 g essbarem Anteil	(Abfall: 12%)	kcal:	139

Hauptbestandteile in 100 g essbarem Anteil

Wasser	64,0 g	Kohlenhydrate	28,4 g*
Eiweiß [N: 0,97 g]	6,1 g	Mineralstoffe	1,4 g
Fett	0,1 g		

Einzelne Inhaltsstoffe in 100 g essbarem Anteil

Mineralstoffe

Natrium	17 mg
Kalium	400 mg
Magnesium	25 mg
Calcium	40 mg
Mangan	460 µg
Eisen	1400 µg
Kupfer	150 µg
Zink	575 µg
Nickel	10 µg
Phosphor	135 mg
Chlorid	30 mg
Jodid	3 µg
Selen	6 µg

Vitamine

Vit. E[1]	11 µg
Vit. B_1	200 µg
Vit. B_2	80 µg
Nicotinamid	600 µg
Vit. C	14 mg

Aminosäuren

Arginin	610 mg
Histidin	110 mg
Isoleucin	210 mg
Leucin	295 mg
Lysin	260 mg
Methionin	75 mg
Phenylalanin	175 mg
Threonin	150 mg
Tryptophan	65 mg
Tyrosin	80 mg
Valin	280 mg

Lipide

Palmitinsäure	25 mg
Stearinsäure	Spuren
Ölsäure	3 mg
Linolsäure	60 mg
Linolensäure	6 mg

Sonstige Inhaltsstoffe

Salizylsäure	100 µg

* Differenzberechnung; Kohlenhydrate und Ballaststoffe als verwertbare Kohlenhydrate verrechnet

1 Gesamttocopherol 100 µg, α-Tocopherol 10 µg

Kopfsalat

Energiegehalt

der verdaulichen Bestandteile	kJ:	48
aus 100 g essbarem Anteil (Abfall: 32%)	kcal:	11

Hauptbestandteile in 100 g essbarem Anteil

Wasser	94,8 g
Eiweiß [N: 0,19 g]	1,2 g
Fett	0,2 g
Kohlenhydrate	1,1 g
Organische Säuren	0,1 g
Ballaststoffe	1,4 g
Mineralstoffe	0,7 g

Einzelne Inhaltsstoffe in 100 g essbarem Anteil

Mineralstoffe

Natrium	8 mg
Kalium	180 mg
Magnesium	9 mg
Calcium	20 mg
Mangan	185 µg
Eisen	350 µg
Kupfer	50 µg
Zink	370 µg
Nickel	6 µg
Chrom	7 µg
Phosphor	25 mg
Chlorid	55 mg
Fluorid	25 µg
Jodid	2 µg
Selen	415 ng

Vitamine

Vit. A	185 µg
Gesamtcarotinoide[1]	1100 µg
Vit. E[2]	600 µg
Vit. K	115 µg
Vit. B_1	60 µg
Vit. B_2	80 µg
Nicotinamid	320 µg
Pantothensäure	110 µg
Vit. B_6	55 µg
Biotin	2 µg
Folsäure	60 µg
Vit. C	13 mg

Aminosäuren

Arginin	60 mg
Histidin	20 mg
Isoleucin	70 mg
Leucin	75 mg
Lysin	70 mg
Methionin	12 mg
Phenylalanin	55 mg
Threonin	55 mg
Tryptophan	11 mg
Tyrosin	35 mg
Valin	65 mg

Kohlenhydrate

Glucose	405 mg
Fructose	525 mg
Saccharose	105 mg
Stärke	30 mg

Lipide

Palmitinsäure	35 mg
Stearinsäure	4 mg
Ölsäure	5 mg
Linolsäure	50 mg
Linolensäure	70 mg

Sonstige Inhaltsstoffe

Apfelsäure	130 mg
Zitronensäure	13 mg
Oxalsäure	0
Purine	13 mg

[1] β-Carotin 1100 µg
Die grünen Blätter enthalten wesentlich mehr Carotinoide als die weißen Innenteile

[2] Gesamttocopherol 905 µg, α-Tocopherol 565 µg

Löwenzahnblätter

Energiegehalt

der verdaulichen Bestandteile	kJ:	112
aus 100 g essbarem Anteil	kcal:	27

Hauptbestandteile in 100 g essbarem Anteil

Wasser	88,7 g	Kohlenhydrate	2,4 g
Eiweiß [N: 0,46 g]	2,9 g	Ballaststoffe	3,0 g
Fett	0,6 g	Mineralstoffe	1,7 g

Einzelne Inhaltsstoffe in 100 g essbarem Anteil

Mineralstoffe

Natrium	75 mg
Kalium	485 mg
Magnesium	35 mg
Calcium	165 mg
Mangan	850 µg
Eisen	3300 µg
Kupfer	250 µg
Zink	885 µg
Phosphor	65 mg
Chlorid	100 mg
Selen	1 µg

Vitamine

Vit. A	1300 µg
Gesamtcarotinoide[1]	7900 µg
Vit. E[2]	2500 µg
Vit. B_1	190 µg
Vit. B_2	170 µg
Nicotinamid	800 µg
Vit. C	70 mg

Aminosäuren

Arginin	140 mg
Histidin	45 mg
Isoleucin	165 mg
Leucin	270 mg
Lysin	190 mg
Methionin	55 mg
Phenylalanin	140 mg
Threonin	140 mg
Tyrosin	75 mg
Valin	150 mg

Kohlenhydrate

Glucose	1270 mg
Fructose	555 mg
Saccharose	520 mg
Stärke	90 mg

Lipide

Palmitinsäure	70 mg
Stearinsäure	5 mg
Ölsäure	6 mg
Linolsäure	95 mg
Linolensäure	280 mg

Sonstige Inhaltsstoffe

Oxalsäure	25 mg

[1] β-Carotin 7900 µg
[2] Gesamttocopherol 2500 µg, α-Tocopherol 2500 µg

Gemüse und Gemüseprodukte

Mangold

Energiegehalt

der verdaulichen Bestandteile	kJ:	59
aus 100 g essbarem Anteil (Abfall: 19%)	kcal:	14

Hauptbestandteile in 100 g essbarem Anteil

Wasser	92,2 g
Eiweiß [N: 0,34 g]	2,1 g
Fett	0,3 g
Kohlenhydrate	0,7 g
Mineralstoffe	1,7 g

Einzelne Inhaltsstoffe in 100 g essbarem Anteil

Mineralstoffe

Natrium	90 mg
Kalium	375 mg
Calcium	105 mg
Eisen	2700 μg
Kupfer	75 μg
Zink	345 μg
Phosphor	40 mg

Vitamine

Vit. A	590 μg
Gesamtcarotinoide[1]	3500 μg
Vit. B_1	100 μg
Vit. B_2	160 μg
Nicotinamid	650 μg
Pantothensäure	170 μg
Folsäure	30 μg
Vit. C	40 mg

Aminosäuren

Arginin	55 mg
Histidin	25 mg
Isoleucin	90 mg
Leucin	120 mg
Lysin	85 mg
Methionin	6 mg
Phenylalanin	70 mg
Threonin	90 mg
Valin	85 mg

Kohlenhydrate

Glucose	210 mg
Fructose	270 mg
Saccharose	210 mg

Sonstige Inhaltsstoffe

Oxalsäure	650 mg

[1] β-Carotin 3500 μg

Petersilienblatt

Energiegehalt

der verdaulichen Bestandteile		kJ:	214
aus 100 g essbarem Anteil	(Abfall: 40%)	kcal:	50

Hauptbestandteile in 100 g essbarem Anteil

Wasser	81,9 g	Kohlenhydrate	7,3 g*
Eiweiß [N: 0,70 g]	4,4 g	Ballaststoffe	4,3 g
Fett	0,4 g	Mineralstoffe	1,7 g

Einzelne Inhaltsstoffe in 100 g essbarem Anteil

Mineralstoffe

Natrium	35 mg
Kalium	810 mg
Magnesium	45 mg
Calcium	180 mg
Mangan	755 µg
Eisen	3600 µg
Kupfer	145 µg
Zink	735 µg
Nickel	55 µg
Chrom	7 µg
Phosphor	85 mg
Chlorid	155 mg
Fluorid	90 µg
Jodid	3 µg
Selen	1 µg

Vitamine

Vit. A	870 µg
Gesamtcarotinoide[1]	5200 µg
Vit. E[2]	3700 µg
Vit. K	420 µg
Vit. B_1	140 µg
Vit. B_2	300 µg
Nicotinamid	1400 µg
Pantothensäure	300 µg
Vit. B_6	200 µg
Biotin	Spuren
Folsäure	150 µg
Vit. C	160 mg

Aminosäuren

Arginin	170 mg
Histidin	100 mg
Isoleucin	215 mg
Leucin	300 mg
Lysin	280 mg
Methionin	20 mg
Phenylalanin	245 mg
Threonin	185 mg
Tryptophan	90 mg
Tyrosin	125 mg
Valin	300 mg

Kohlenhydrate

Glucose	530 mg
Fructose	320 mg
Stärke	460 mg

Lipide

Palmitinsäure	40 mg
Stearinsäure	2 mg
Linolsäure	70 mg
Linolensäure	120 mg

Sonstige Inhaltsstoffe

Oxalsäure	0–10 mg
Salizylsäure	80 µg
Purine	55 mg

* Differenzberechnung
[1] β-Carotin 5200 µg
[2] Gesamttocopherol 4800 µg, α-Tocopherol 3600 µg

Porree, Lauch

Energiegehalt

der verdaulichen Bestandteile	kJ:	105
aus 100 g essbarem Anteil (Abfall: 42%)	kcal:	25

Hauptbestandteile in 100 g essbarem Anteil

Wasser	87,9 g	Kohlenhydrate	3,3 g
Eiweiß [N: 0,35 g]	2,2 g	Ballaststoffe	2,3 g
Fett	0,3 g	Mineralstoffe	0,9 g

Einzelne Inhaltsstoffe in 100 g essbarem Anteil

Mineralstoffe

Natrium	4 mg
Kalium	265 mg
Magnesium	16 mg
Calcium	65 mg
Mangan	190 µg
Eisen	810 µg
Kupfer	55 µg
Zink	315 µg
Nickel	9 µg
Chrom	5 µg
Phosphor	50 mg
Chlorid	25 mg
Fluorid	10 µg
Jodid	9 µg
Selen	1 µg

Vitamine

Vit. A	125 µg
Gesamtcarotinoide[1]	740 µg
Vit. E[2]	530 µg
Vit. K	45 µg
Vit. B_1	85 µg
Vit. B_2	70 µg
Nicotinamid	530 µg
Pantothensäure	140 µg
Vit. B_6	255 µg
Biotin	2 µg
Folsäure	105 µg
Vit. C	25 mg

Aminosäuren

Arginin	115 mg
Histidin	40 mg
Isoleucin	75 mg
Leucin	130 mg
Lysin	140 mg
Methionin	30 mg
Phenylalanin	65 mg
Threonin	75 mg
Tryptophan	20 mg
Tyrosin	40 mg
Valin	95 mg

Kohlenhydrate

Glucose	1010 mg
Fructose	1240 mg
Saccharose	810 mg
Maltose	80 mg
Stärke	120 mg

Lipide

Palmitinsäure	75 mg
Stearinsäure	4 mg
Ölsäure	13 mg
Linolsäure	140 mg
Linolensäure	35 mg

Sonstige Inhaltsstoffe

Oxalsäure	0
Salizylsäure	80 µg
Purine	75 mg

[1] β-Carotin 740 µg

[2] Gesamttocopherol 545 µg, α-Tocopherol 525 µg

Rhabarber

Energiegehalt

der verdaulichen Bestandteile	kJ:	56
aus 100 g essbarem Anteil (Abfall: 22%)	kcal:	13

Hauptbestandteile in 100 g essbarem Anteil

Wasser	92,7 g
Eiweiß [N: 0,10 g]	0,6 g
Fett	0,1 g
Kohlenhydrate	1,4 g
Organische Säuren	1,4 g
Ballaststoffe	3,2 g
Mineralstoffe	0,6 g

Einzelne Inhaltsstoffe in 100 g essbarem Anteil

Mineralstoffe

Natrium	2 mg
Kalium	285 mg
Magnesium	11 mg
Calcium	65 mg
Mangan	155 µg
Eisen	355 µg
Kupfer	40 µg
Zink	185 µg
Nickel	11 µg
Chrom	4 µg
Phosphor	20 mg
Chlorid	60 mg
Fluorid	40 µg
Jodid	2 µg
Selen	1 µg

Vitamine

Vit. A	10 µg
Gesamtcarotinoide[1]	60 µg
Vit. E[2]	250 µg
Vit. K	11 µg
Vit. B_1	25 µg
Vit. B_2	30 µg
Nicotinamid	250 µg
Pantothensäure	85 µg
Vit. B_6	35 µg
Folsäure	3 µg
Vit. C	10 mg

Aminosäuren

Arginin	20 mg
Histidin	11 mg
Isoleucin	17 mg
Leucin	25 mg
Lysin	25 mg
Methionin	7 mg
Phenylalanin	17 mg
Threonin	14 mg
Tryptophan	7 mg
Tyrosin	11 mg
Valin	25 mg

Kohlenhydrate

Glucose	405 mg
Fructose	390 mg
Saccharose	335 mg
Stärke	230 mg

Lipide

Palmitinsäure	25 mg
Stearinsäure	4 mg
Ölsäure	7 mg
Linolsäure	55 mg
Linolensäure	17 mg

Sonstige Inhaltsstoffe

Apfelsäure	1250 mg
Essigsäure	60 mg
Zitronensäure	130 mg
Oxalsäure	460 mg
Purine	12 mg

[1] β-Carotin 60 µg
[2] Gesamttocopherol 250 µg, α-Tocopherol 250 µg

Rosenkohl

Energiegehalt

der verdaulichen Bestandteile		kJ:	152
aus 100 g essbarem Anteil	(Abfall: 22%)	kcal:	36

Hauptbestandteile in 100 g essbarem Anteil

Wasser	85,0 g	Organische Säuren	0,6 g
Eiweiß [N: 0,72 g]	4,5 g	Ballaststoffe	4,4 g
Fett	0,3 g	Mineralstoffe	1,4 g
Kohlenhydrate	3,3 g		

Einzelne Inhaltsstoffe in 100 g essbarem Anteil

Mineralstoffe

Natrium	9 mg
Kalium	450 mg
Magnesium	20 mg
Calcium	35 mg
Mangan	305 µg
Eisen	1000 µg
Kupfer	65 µg
Zink	540 µg
Nickel	16 µg
Chrom	14 µg
Phosphor	85 mg
Chlorid	30 mg
Jodid	1 µg
Selen	1 µg

Vitamine

Vit. A	80 µg
Gesamtcarotinoide[1]	475 µg
Vit. E[2]	560 µg
Vit. K	235 µg
Vit. B_1	125 µg
Vit. B_2	135 µg
Nicotinamid	670 µg
Pantothensäure	100–1400 µg
Vit. B_6	335 µg
Biotin	Spuren
Folsäure	100 µg
Vit. C	110 mg

Aminosäuren

Arginin	280 mg
Histidin	110 mg
Isoleucin	210 mg
Leucin	230 mg
Lysin	250 mg
Methionin	40 mg
Phenylalanin	150 mg
Threonin	160 mg
Tryptophan	50 mg
Valin	240 mg

Kohlenhydrate

Glucose	880 mg
Fructose	790 mg
Saccharose	1130 mg
Stärke	490 mg

Lipide

Palmitinsäure	45 mg
Stearinsäure	3 mg
Ölsäure	5 mg
Linolsäure	40 mg
Linolensäure	155 mg

Sonstige Inhaltsstoffe

Apfelsäure	200 mg
Zitronensäure	350 mg
Oxalsäure	6 mg
Salizylsäure	70 µg
Purine	70 mg

[1] β-Carotin 475 µg
[2] Gesamttocopherol 560 µg, α-Tocopherol 560 µg

Rotkohl,
Rotkraut, Blaukraut

Energiegehalt

der verdaulichen Bestandteile	kJ:	92
aus 100 g essbarem Anteil (Abfall: 22%)	kcal:	22

Hauptbestandteile in 100 g essbarem Anteil

Wasser	91,0 g	Kohlenhydrate	3,5 g
Eiweiß [N: 0,24 g]	1,5 g	Ballaststoffe	2,5 g
Fett	0,2 g	Mineralstoffe	0,7 g

Einzelne Inhaltsstoffe in 100 g essbarem Anteil

Mineralstoffe

Natrium	11 mg
Kalium	250 mg
Magnesium	16 mg
Calcium	35 mg
Mangan	160 µg
Eisen	440 µg
Kupfer	40 µg
Zink	235 µg
Nickel	8 µg
Chrom	1 µg
Phosphor	30 mg
Fluorid	12 µg
Jodid	3 µg
Selen	1 µg

Vitamine

Vit. A	3 µg
Gesamtcarotinoide[1]	15 µg
Vit. E[2]	1700 µg
Vit. K	25 µg
Vit. B_1	65 µg
Vit. B_2	45 µg
Nicotinamid	430 µg
Pantothensäure	320 µg
Vit. B_6	150 µg
Biotin	2 µg
Folsäure	35 µg
Vit. C	55 mg

Aminosäuren

Arginin	110 mg
Histidin	25 mg
Isoleucin	45 mg
Leucin	60 mg
Lysin	70 mg
Methionin	14 mg
Phenylalanin	30 mg
Threonin	40 mg
Tryptophan	12 mg
Valin	45 mg

Kohlenhydrate

Glucose	1680 mg
Fructose	1280 mg
Saccharose	515 mg
Stärke	70 mg

Lipide

Palmitinsäure	30 mg
Stearinsäure	2 mg
Ölsäure	4 mg
Linolsäure	55 mg
Linolensäure	45 mg

Sonstige Inhaltsstoffe

Oxalsäure	7400 µg
Salizylsäure	80 µg
Purine	30 mg

[1] β-Carotin 15 µg
[2] Gesamttocopherol 1700 µg, α-Tocopherol 1700 µg

Sauerkraut, abgetropft

Energiegehalt

der verdaulichen Bestandteile	kJ:	71
aus 100 g essbarem Anteil	kcal:	17

Hauptbestandteile in 100 g essbarem Anteil

Wasser	90,7 g	Organische Säuren	1,6 g
Eiweiß [N: 0,24 g]	1,5 g	Ballaststoffe	2,1 g
Fett	0,3 g	Mineralstoffe	2,4 g
Kohlenhydrate	0,8 g		

Einzelne Inhaltsstoffe in 100 g essbarem Anteil

Mineralstoffe

Natrium	355 mg
Kalium	290 mg
Magnesium	14 mg
Calcium	50 mg
Mangan	140 µg
Eisen	600 µg
Kupfer	130 µg
Zink	320 µg
Nickel	5 µg
Chrom	5 µg
Phosphor	45 mg
Fluorid	45 µg

Vitamine

Vit. A	3 µg
Gesamtcarotinoide[1]	18 µg
Vit. K	60 µg
Vit. B_1	25 µg
Vit. B_2	50 µg
Nicotinamid	170 µg
Pantothensäure	230 µg
Vit. B_6	210 µg
Folsäure	30 µg
Vit. C	20 mg

Kohlenhydrate

Glucose	420 mg
Fructose	210 mg
Saccharose	140 mg

Sonstige Inhaltsstoffe

Milchsäure	1600 mg
Purine	16 mg

[1] β-Carotin 18 µg

Schnittlauch

Energiegehalt

der verdaulichen Bestandteile	kJ:	114
aus 100 g essbarem Anteil	kcal:	27

Hauptbestandteile in 100 g essbarem Anteil

Wasser	83,3 g	Kohlenhydrate	1,6 g
Eiweiß [N: 0,58 g]	3,6 g	Mineralstoffe	1,7 g
Fett	0,7 g		

Einzelne Inhaltsstoffe in 100 g essbarem Anteil

Mineralstoffe

Natrium	3 mg
Kalium	435 mg
Magnesium	44 mg
Calcium	130 mg
Eisen	1900 µg
Kupfer	60 µg
Zink	490 µg
Phosphor	75 mg
Chlorid	75 mg
Jodid	4 µg

Vitamine

Vit. A	50 µg
Gesamtcarotinoide[1]	300 µg
Vit. K	380 µg
Vit. B_1	140 µg
Vit. B_2	150 µg
Nicotinamid	600 µg
Vit. B_6	420 µg
Vit. C	45 mg

Kohlenhydrate

Glucose	650 mg
Fructose	760 mg
Saccharose	180 mg

Lipide

Palmitinsäure	85 mg
Stearinsäure	8 mg
Ölsäure	8 mg
Linolsäure	130 mg
Linolensäure	290 mg

Sonstige Inhaltsstoffe

Oxalsäure	0
Salizylsäure	30 µg
Purine	65 mg

[1] β-Carotin 300 µg

Spargel

Energiegehalt

der verdaulichen Bestandteile	kJ:	76
aus 100 g essbarem Anteil (Abfall: 26%)	kcal:	18

Hauptbestandteile in 100 g essbarem Anteil

Wasser	93,5 g
Eiweiß [N: 0,30 g]	1,9 g
Fett	0,2 g
Kohlenhydrate	2,0 g
Organische Säuren	0,2 g
Ballaststoffe	1,3 g
Mineralstoffe	0,6 g

Einzelne Inhaltsstoffe in 100 g essbarem Anteil

Mineralstoffe

Natrium	4 mg
Kalium	200 mg
Magnesium	17 mg
Calcium	25 mg
Mangan	105 µg
Eisen	685 µg
Kupfer	155 µg
Zink	395 µg
Phosphor	45 mg
Chlorid	35 mg
Fluorid	50 µg
Jodid	7 µg
Selen	1 µg

Vitamine

Vit. A	85 µg
Gesamtcarotinoide[1]	535 µg
Vit. E[2]	2000 µg
Vit. K	40 µg
Vit. B_1	110 µg
Vit. B_2	105 µg
Nicotinamid	1000 µg
Pantothensäure	620 µg
Vit. B_6	55 µg
Biotin	2 µg
Folsäure	110 µg
Vit. C	20 mg

Aminosäuren

Arginin	110 mg
Histidin	30 mg
Isoleucin	70 mg
Leucin	85 mg
Lysin	90 mg
Methionin	25 mg
Phenylalanin	60 mg
Threonin	55 mg
Tryptophan	25 mg
Valin	90 mg

Kohlenhydrate

Glucose	805 mg
Fructose	995 mg
Saccharose	245 mg

Lipide

Palmitinsäure	30 mg
Stearinsäure	1 mg
Ölsäure	2 mg
Linolsäure	70 mg
Linolensäure	6 mg

Sonstige Inhaltsstoffe

Apfelsäure	95 mg
Zitronensäure	60 mg
Oxalsäure	0
Salizylsäure	140 µg
Purine	25 mg

[1] β-Carotin 515 µg
[2] Gesamttocopherol 2100 µg, α-Tocopherol 2000 µg

Spinat

Energiegehalt

der verdaulichen Bestandteile		kJ:	67
aus 100 g essbarem Anteil	(Abfall: 15%)	kcal:	16

Hauptbestandteile in 100 g essbarem Anteil

Wasser	91,5 g	Organische Säuren	0,1 g
Eiweiß [N: 0,42 g]	2,6 g	Ballaststoffe	2,6 g
Fett	0,3 g	Mineralstoffe	1,7 g
Kohlenhydrate	0,6 g		

Einzelne Inhaltsstoffe in 100 g essbarem Anteil

Mineralstoffe	
Natrium	70 mg
Kalium	555 mg
Magnesium	60 mg
Calcium	115 mg
Mangan	645 µg
Eisen	3800 µg
Kupfer	95 µg
Zink	600 µg
Nickel	25 µg
Chrom	9 µg
Phosphor	45 mg
Chlorid	55 mg
Fluorid	75 µg
Jodid	12 µg
Selen	1 µg
Vitamine	
Vit. A	795 µg
Gesamtcarotinoide[1]	4800 µg
Vit. E[2]	1400 µg
Vit. K	305 µg
Vit. B_1	90 µg
Vit. B_2	200 µg
Nicotinamid	620 µg
Pantothensäure	250 µg
Vit. B_6	220 µg
Biotin	7 µg
Folsäure	145 µg
Vit. C	50 mg
Aminosäuren	
Arginin	130 mg
Histidin	55 mg
Isoleucin	120 mg
Leucin	190 mg
Lysin	160 mg
Methionin	45 mg
Phenylalanin	110 mg
Threonin	110 mg
Tryptophan	40 mg
Tyrosin	80 mg
Valin	140 mg
Kohlenhydrate	
Glucose	140 mg
Fructose	125 mg
Saccharose	200 mg
Stärke	145 mg
Lipide	
Palmitinsäure	30 mg
Stearinsäure	1 mg
Ölsäure	10 mg
Linolsäure	30 mg
Linolensäure	135 mg
Sonstige Inhaltsstoffe	
Apfelsäure	40 mg
Milchsäure	9 mg
Zitronensäure	25 mg
Oxalsäure	440 mg
Salizylsäure	580 µg
Purine	55 mg

[1] β-Carotin 4800 µg
[2] Gesamttocopherol 2300 µg, α-Tocopherol 1300 µg

Weißkohl,
Weißkraut

Energiegehalt

der verdaulichen Bestandteile	kJ:	105
aus 100 g essbarem Anteil (Abfall: 22%)	kcal:	25

Hauptbestandteile in 100 g essbarem Anteil

Wasser	90,3 g	Organische Säuren	0,2 g
Eiweiß [N: 0,22 g]	1,4 g	Ballaststoffe	3,0 g
Fett	0,2 g	Mineralstoffe	0,7 g
Kohlenhydrate	4,2 g		

Einzelne Inhaltsstoffe in 100 g essbarem Anteil

Mineralstoffe

Natrium	12 mg
Kalium	255 mg
Magnesium	14 mg
Calcium	45 mg
Mangan	200 µg
Eisen	410 µg
Kupfer	35 µg
Zink	225 µg
Nickel	10 µg
Chrom	8 µg
Phosphor	35 mg
Chlorid	35 mg
Fluorid	12 µg
Jodid	3 µg
Selen	3 µg

Vitamine

Vit. A	12 µg
Gesamtcarotinoide[1]	70 µg
Vit. E[2]	1700 µg
Vit. K	70 µg
Vit. B_1	45 µg
Vit. B_2	45 µg
Nicotinamid	320 µg
Pantothensäure	260 µg
Vit. B_6	190 µg
Biotin	3 µg
Folsäure	30 µg
Vit. C	50 mg

Aminosäuren

Arginin	100 mg
Histidin	25 mg
Isoleucin	40 mg
Leucin	55 mg
Lysin	65 mg
Methionin	13 mg
Phenylalanin	30 mg
Threonin	40 mg
Valin	40 mg

Kohlenhydrate

Glucose	2040 mg
Fructose	1760 mg
Saccharose	345 mg
Stärke	30 mg

Lipide

Palmitinsäure	30 mg
Stearinsäure	3 mg
Ölsäure	2 mg
Linolsäure	25 mg
Linolensäure	85 mg

Sonstige Inhaltsstoffe

Apfelsäure	160 mg
Zitronensäure	75 mg
Oxalsäure	0–13 mg
Purine	20 mg

[1] β-Carotin 70 µg
[2] Gesamttocopherol 1700 µg, α-Tocopherol 1700 µg

Wirsing

Energiegehalt

der verdaulichen Bestandteile		kJ:	108
aus 100 g essbarem Anteil	(Abfall: 28%)	kcal:	26

Hauptbestandteile in 100 g essbarem Anteil

Wasser	90,0 g	Kohlenhydrate	2,9 g
Eiweiß [N: 0,45 g]	2,8 g	Ballaststoffe	2,6 g
Fett	0,3 g	Mineralstoffe	0,9 g

Einzelne Inhaltsstoffe in 100 g essbarem Anteil

Mineralstoffe

Natrium	9 mg
Kalium	235 mg
Magnesium	12 mg
Calcium	65 mg
Mangan	165 µg
Eisen	550 µg
Kupfer	35 µg
Zink	250 µg
Nickel	5 µg
Phosphor	55 mg
Chlorid	30 mg
Jodid	3 µg
Selen	1 µg

Vitamine

Vit. A	8 µg
Gesamtcarotinoide[1]	45 µg
Vit. E[2]	2500 µg
Vit. B_1	60 µg
Vit. B_2	65 µg
Nicotinamid	330 µg
Pantothensäure	210 µg
Vit. B_6	155 µg
Biotin	Spuren
Folsäure	90 µg
Vit. C	50 mg

Aminosäuren

Arginin	150 mg
Histidin	45 mg
Isoleucin	100 mg
Leucin	190 mg
Lysin	90 mg
Methionin	25 mg
Phenylalanin	120 mg
Threonin	110 mg
Tryptophan	30 mg
Valin	140 mg

Kohlenhydrate

Glucose	1090 mg
Fructose	1110 mg
Saccharose	720 mg

Sonstige Inhaltsstoffe

Oxalsäure	5 mg
Purine	35 mg

[1] β-Carotin 45 µg

[2] Gesamttocopherol 2500 µg, α-Tocopherol 2500 µg

Zwiebel

Energiegehalt

der verdaulichen Bestandteile	kJ:	117
aus 100 g essbarem Anteil (Abfall: 8%)	kcal:	28

Hauptbestandteile in 100 g essbarem Anteil

Wasser	88,6 g	Organische Säuren	0,2 g
Eiweiß [N: 0,19 g]	1,2 g	Ballaststoffe	1,8 g
Fett	0,3 g	Mineralstoffe	0,5 g
Kohlenhydrate	4,9 g		

Einzelne Inhaltsstoffe in 100 g essbarem Anteil

Mineralstoffe

Natrium	3 mg
Kalium	160 mg
Magnesium	10 mg
Calcium	20 mg
Mangan	125 µg
Eisen	230 µg
Kupfer	45 µg
Zink	220 µg
Nickel	7 µg
Chrom	14 µg
Phosphor	35 mg
Chlorid	19 mg
Fluorid	40 µg
Jodid	2 µg
Selen	2 µg

Vitamine

Vit. A	1 µg
Gesamtcarotinoide[1]	7 µg
Vit. E[2]	75 µg
Vit. K	1 µg
Vit. B_1	35 µg
Vit. B_2	20 µg
Nicotinamid	200 µg
Pantothensäure	170 µg
Vit. B_6	150 µg
Biotin	4 µg
Folsäure	11 µg
Vit. C	7 mg

Aminosäuren

Arginin	160 mg
Histidin	13 mg
Isoleucin	19 mg
Leucin	35 mg
Lysin	55 mg
Methionin	12 mg
Phenylalanin	35 mg
Threonin	20 mg
Tryptophan	20 mg
Tyrosin	40 mg
Valin	30 mg

Kohlenhydrate

Glucose	1660 mg
Fructose	1360 mg
Saccharose	1910 mg

Lipide

Palmitinsäure	65 mg
Stearinsäure	25 mg
Linolsäure	95 mg
Linolensäure	13 mg

Sonstige Inhaltsstoffe

Apfelsäure	190 mg
Zitronensäure	20 mg
Oxalsäure	6 mg
Salizylsäure	160 µg
Purine	13 mg

[1] β-Carotin 7 µg

[2] Gesamttocopherol 265 µg, α-Tocopherol 65 µg

Aubergine

Energiegehalt

der verdaulichen Bestandteile	kJ:	73
aus 100 g essbarem Anteil (Abfall: 17%)	kcal:	17

Hauptbestandteile in 100 g essbarem Anteil

Wasser	92,6 g	Organische Säuren	0,2 g
Eiweiß [N: 0,19 g]	1,2 g	Ballaststoffe	2,8 g
Fett	0,2 g	Mineralstoffe	0,5 g
Kohlenhydrate	2,5 g		

Einzelne Inhaltsstoffe in 100 g essbarem Anteil

Mineralstoffe

Natrium	4 mg
Kalium	205 mg
Magnesium	13 mg
Calcium	12 mg
Mangan	110 µg
Eisen	370 µg
Kupfer	90 µg
Zink	140 µg
Nickel	11 µg
Phosphor	20 mg
Chlorid	55 mg
Jodid	1 µg
Selen	4 µg

Vitamine

Vit. A	7 µg
Gesamtcarotinoide[1]	45 µg
Vit. E[2]	30 µg
Vit. K	500 ng
Vit. B_1	40 µg
Vit. B_2	45 µg
Nicotinamid	600 µg
Pantothensäure	230 µg
Vit. B_6	75 µg
Folsäure	30 µg
Vit. C	5 mg

Aminosäuren

Arginin	40 mg
Histidin	20 mg
Isoleucin	65 mg
Leucin	75 mg
Lysin	35 mg
Methionin	7 mg
Phenylalanin	55 mg
Threonin	45 mg
Tryptophan	11 mg
Valin	75 mg

Kohlenhydrate

Glucose	1040 mg
Fructose	1030 mg
Saccharose	200 mg
Stärke	220 mg

Sonstige Inhaltsstoffe

Apfelsäure	170 mg
Zitronensäure	10 mg
Oxalsäure	10 mg
Salizylsäure	300 µg
Purine	20 mg

[1] β-Carotin 45 µg
[2] Gesamttocopherol 30 µg, α-Tocopherol 30 µg

Bohne, Gartenbohne, grün
Schnittbohne

Energiegehalt

der verdaulichen Bestandteile	kJ:	138
aus 100 g essbarem Anteil (Abfall: 6%)	kcal:	32

Hauptbestandteile in 100 g essbarem Anteil

Wasser	89,5 g	Organische Säuren	0,2 g
Eiweiß [N: 0,38 g]	2,4 g	Ballaststoffe	1,9 g
Fett	0,2 g	Mineralstoffe	0,7 g
Kohlenhydrate	5,1 g		

Einzelne Inhaltsstoffe in 100 g essbarem Anteil

Mineralstoffe

Natrium	2 mg
Kalium	240 mg
Magnesium	25 mg
Calcium	60 mg
Mangan	220 µg
Eisen	770 µg
Kupfer	80 µg
Zink	330 µg
Nickel	8 µg
Chrom	2 µg
Phosphor	35 mg
Chlorid	13 mg
Fluorid	12 µg
Jodid	3 µg
Selen	1 µg

Vitamine

Vit. A	60 µg
Gesamtcarotinoide[1]	380 µg
Vit. E[2]	130 µg
Vit. K	45 µg
Vit. B_1	75 µg
Vit. B_2	110 µg
Nicotinamid	570 µg
Pantothensäure	500 µg
Vit. B_6	265 µg
Biotin	7 µg
Folsäure	70 µg
Vit. C	20 mg

Aminosäuren

Arginin	100 mg
Histidin	50 mg
Isoleucin	110 mg
Leucin	140 mg
Lysin	140 mg
Methionin	35 mg
Phenylalanin	75 mg
Threonin	95 mg
Tryptophan	25 mg
Tyrosin	50 mg
Valin	130 mg

Kohlenhydrate

Glucose	960 mg
Fructose	1310 mg
Saccharose	420 mg
Stärke	2400 mg

Lipide

Palmitinsäure	60 mg
Stearinsäure	9 mg
Ölsäure	7 mg
Linolsäure	55 mg
Linolensäure	60 mg

Sonstige Inhaltsstoffe

Apfelsäure	175 mg
Zitronensäure	25 mg
Oxalsäure	45 mg
Salizylsäure	110 µg
Purine	35 mg

[1] β-Carotin 325 µg
[2] Gesamttocopherol 425 µg, α-Tocopherol 105 µg

Gurke

Energiegehalt

der verdaulichen Bestandteile	kJ:	52
aus 100 g essbarem Anteil (Abfall: 26%)	kcal:	12

Hauptbestandteile in 100 g essbarem Anteil

Wasser	96,0 g	Organische Säuren	0,3 g
Eiweiß [N: 0,10 g]	0,6 g	Ballaststoffe	0,5 g
Fett	0,2 g	Mineralstoffe	0,6 g
Kohlenhydrate	1,8 g		

Einzelne Inhaltsstoffe in 100 g essbarem Anteil

Mineralstoffe

Natrium	3 mg
Kalium	160 mg
Magnesium	8 mg
Calcium	16 mg
Mangan	85 µg
Eisen	225 µg
Kupfer	40 µg
Zink	160 µg
Nickel	4 µg
Chrom	14 µg
Phosphor	17 mg
Chlorid	35 mg
Fluorid	11 µg
Jodid	3 µg
Selen	1 µg

Vitamine

Vit. A	60 µg
Gesamtcarotinoide[1]	370 µg
Vit. E[2]	65 µg
Vit. K	13 µg
Vit. B_1	18 µg
Vit. B_2	30 µg
Nicotinamid	200 µg
Pantothensäure	240 µg
Vit. B_6	35 µg
Biotin	1 µg
Folsäure	15 µg
Vit. C	8 mg

Aminosäuren

Arginin	45 mg
Histidin	8 mg
Isoleucin	19 mg
Leucin	25 mg
Lysin	25 mg
Methionin	6 mg
Phenylalanin	14 mg
Threonin	16 mg
Tryptophan	4 mg
Valin	20 mg

Kohlenhydrate

Glucose	895 mg
Fructose	865 mg
Saccharose	55 mg

Lipide

Palmitinsäure	60 mg
Stearinsäure	6 mg
Ölsäure	5 mg
Linolsäure	45 mg
Linolensäure	40 mg

Sonstige Inhaltsstoffe

Apfelsäure	240 mg
Zitronensäure	20 mg
Oxalsäure	0
Salizylsäure	780 µg
Purine	7 mg

[1] β-Carotin 370 µg
[2] Gesamttocopherol 95 µg, α-Tocopherol 55 µg

Gurken, milchsauer
Salzgurken, Salzdillgurken

Energiegehalt

der verdaulichen Bestandteile	kJ:	84
aus 100 g essbarem Anteil	kcal:	20

Hauptbestandteile in 100 g essbarem Anteil

Wasser	90,7 g	Kohlenhydrate	2,5 g*
Eiweiß [N: 0,16 g]	1,0 g	Organische Säuren	1,3 g
Fett	0,2 g	Mineralstoffe	4,3 g

Einzelne Inhaltsstoffe in 100 g essbarem Anteil

Mineralstoffe

Natrium	960 mg
Calcium	30 mg
Eisen	1600 μg
Phosphor	30 mg
Chlorid	1500 mg

Vitamine

Vit. B1	3 μg
Vit. B2	20 μg
Vit. C	2 mg

Sonstige Inhaltsstoffe

Gesamtsäure (als Milchsäure)	1250 mg

* Differenzberechung; der Wert enthält auch die Ballaststoffe

Kürbis

Energiegehalt

der verdaulichen Bestandteile		kJ:	103
aus 100 g essbarem Anteil	(Abfall: 30%)	kcal:	24

Hauptbestandteile in 100 g essbarem Anteil

Wasser	91,0 g	Organische Säuren	0,2 g
Eiweiß [N: 0,18 g]	1,1 g	Ballaststoffe	2,2 g
Fett	0,1 g	Mineralstoffe	0,8 g
Kohlenhydrate	4,6 g		

Einzelne Inhaltsstoffe in 100 g essbarem Anteil

Mineralstoffe

Natrium	3 mg
Kalium	305 mg
Magnesium	8 mg
Calcium	20 mg
Mangan	65 µg
Eisen	800 µg
Kupfer	80 µg
Zink	200 µg
Chrom	2 µg
Phosphor	45 mg
Chlorid	18 mg
Jodid	1 µg

Vitamine

Vit. A	130 µg
Gesamtcarotinoide[1]	950 µg
Vit. E[2]	1100 µg
Vit. B_1	45 µg
Vit. B_2	65 µg
Nicotinamid	500 µg
Pantothensäure	400 µg
Vit. B_6	110 µg
Biotin	Spuren
Folsäure	35 µg
Vit. C	12 mg

Aminosäuren

Arginin	40 mg
Histidin	17 mg
Isoleucin	40 mg
Leucin	60 mg
Lysin	55 mg
Methionin	10 mg
Phenylalanin	30 mg
Threonin	25 mg
Tryptophan	15 mg
Tyrosin	15 mg
Valin	40 mg

Kohlenhydrate

Glucose	1500 mg
Fructose	1320 mg
Saccharose	1070 mg
Stärke	700 mg

Lipide

Palmitinsäure	35 mg
Ölsäure	2 mg
Linolsäure	25 mg
Linolensäure	40 mg

Sonstige Inhaltsstoffe

Apfelsäure	200 mg
Zitronensäure	7 mg
Oxalsäure	0
Salizylsäure	120 µg
Purine	45 mg

[1] β-Carotin 580 µg
[2] Gesamttocopherol 1100 µg, α-Tocopherol 1000 µg

Paprikaschote, grün

Energiegehalt

der verdaulichen Bestandteile	kJ:	79
aus 100 g essbarem Anteil (Abfall: 23%)	kcal:	19

Hauptbestandteile in 100 g essbarem Anteil

Wasser	92,3 g	Organische Säuren	0,3 g
Eiweiß [N: 0,17 g]	1,1 g	Ballaststoffe	3,6 g
Fett	0,2 g	Mineralstoffe	0,5 g
Kohlenhydrate	2,9 g		

Einzelne Inhaltsstoffe in 100 g essbarem Anteil

Mineralstoffe

Natrium	2 mg
Kalium	175 mg
Magnesium	11 mg
Calcium	10 mg
Mangan	125 µg
Eisen	400 µg
Kupfer	75 µg
Zink	145 µg
Phosphor	20 mg
Chlorid	19 mg
Jodid	1 µg
Selen	4 µg

Vitamine

Vit. A	180 µg
Gesamtcarotinoide[1]	1600 µg*
Vit. E[2]	2500 µg
Vit. K	11 µg
Vit. B_1	50 µg
Vit. B_2	45 µg
Nicotinamid	330 µg
Pantothensäure	230 µg
Vit. B_6	240 µg
Folsäure	55 µg
Vit. C	120 mg

Aminosäuren

Arginin	25 mg
Histidin	14 mg
Isoleucin	45 mg
Leucin	45 mg
Lysin	50 mg
Methionin	16 mg
Phenylalanin	55 mg
Threonin	50 mg
Tryptophan	9 mg
Valin	30 mg

Kohlenhydrate

Glucose	1380 mg
Fructose	1250 mg
Saccharose	145 mg
Stärke	130 mg

Lipide

Palmitinsäure	35 mg
Stearinsäure	12 mg
Ölsäure	7 mg
Linolsäure	85 mg
Linolensäure	50 mg

Sonstige Inhaltsstoffe

Apfelsäure	60 mg
Zitronensäure	260 mg
Oxalsäure	16 mg
Salizylsäure	1200 µg
Purine	55 mg

* Mengen entsprechen jenen, die in grünen und gelben Früchten enthalten sind. Die roten Früchte enthalten durchschnittlich pro 100 g: 4400 µg Gesamtcarotinoide (Vit. A: 590 µg) mit 2700 µg β-Carotin

[1] β-Carotin 530 µg

[2] Gesamttocopherol 2600 µg, α-Tocopherol 2500 µg

Tomate

Energiegehalt

der verdaulichen Bestandteile		kJ:	74
aus 100 g essbarem Anteil	(Abfall: 4%)	kcal:	17

Hauptbestandteile in 100 g essbarem Anteil

Wasser	94,2 g	Organische Säuren	0,4 g
Eiweiß [N: 0,16 g]	1,0 g	Ballaststoffe	1,0 g
Fett	0,2 g	Mineralstoffe	0,6 g
Kohlenhydrate	2,6 g		

Einzelne Inhaltsstoffe in 100 g essbarem Anteil

Mineralstoffe	
Natrium	3 mg
Kalium	240 mg
Magnesium	12 mg
Calcium	9 mg
Mangan	110 µg
Eisen	330 µg
Kupfer	60 µg
Zink	155 µg
Nickel	6 µg
Chrom	19 µg
Phosphor	20 mg
Chlorid	30 mg
Fluorid	25 µg
Jodid	1 µg
Selen	1 µg
Vitamine	
Vit. A	95 µg
Gesamtcarotinoide[1]	590 µg
Vit. E[2]	815 µg
Vit. K	6 µg
Vit. B_1	55 µg
Vit. B_2	35 µg
Nicotinamid	530 µg
Pantothensäure	310 µg
Vit. B_6	100 µg
Biotin	4 µg
Folsäure	20 µg
Vit. C	19 mg
Aminosäuren	
Arginin	18 mg
Histidin	13 mg
Isoleucin	25 mg
Leucin	30 mg
Lysin	30 mg
Methionin	7 mg
Phenylalanin	25 mg
Threonin	25 mg
Tryptophan	6 mg
Tyrosin	12 mg
Valin	25 mg
Kohlenhydrate	
Glucose	1080 mg
Fructose	1360 mg
Saccharose	85 mg
Stärke	80 mg
Lipide	
Palmitinsäure	30 mg
Stearinsäure	5 mg
Ölsäure	25 mg
Linolsäure	90 mg
Linolensäure	9 mg
Sonstige Inhaltsstoffe	
Apfelsäure	50 mg
Milchsäure	6 mg
Zitronensäure	330 mg
Oxalsäure	0 µg
Salizylsäure	130 µg
Purine	11 mg

[1] β-Carotin 590 µg
[2] Gesamttocopherol 930 µg, α-Tocopherol 800 µg

Zucchini, Sommer-Squash

Energiegehalt

der verdaulichen Bestandteile	kJ:	83
aus 100 g essbarem Anteil (Abfall: 13%)	kcal:	20

Hauptbestandteile in 100 g essbarem Anteil

Wasser	93,0 g	Kohlenhydrate	2,3 g
Eiweiß [N: 0,30 g]	1,9 g	Ballaststoffe	1,1 g
Fett	0,3 g	Mineralstoffe	0,6 g

Einzelne Inhaltsstoffe in 100 g essbarem Anteil

Mineralstoffe

Natrium	3 mg
Kalium	175 mg
Magnesium	18 mg
Calcium	25 mg
Mangan	125 µg
Eisen	1000 µg
Kupfer	45 µg
Zink	250 µg
Phosphor	30 mg
Chlorid	25 mg
Jodid	2 µg
Selen	1 µg

Vitamine

Vit. A	30 µg
Gesamtcarotinoide[1]	195 µg
Vit. K	11 µg
Vit. B_1	210 µg
Vit. B_2	80 µg
Nicotinamid	400 µg
Vit. B_6	120 µg
Vit. C	17 mg

Kohlenhydrate

Glucose	1020 mg
Fructose	1140 mg
Saccharose	100 mg

Sonstige Inhaltsstoffe

Salizylsäure	1 mg
Purine	25 mg

[1] β-Carotin 180 µg

Zuckermais
Speisemais, Maiskörner roh

Energiegehalt

der verdaulichen Bestandteile		kJ:	369
aus 100 g essbarem Anteil	(Abfall: 63%)	kcal:	87

Hauptbestandteile in 100 g essbarem Anteil

Wasser	74,7 g	Kohlenhydrate	15,7 g
Eiweiß [N: 0,53 g]	3,3 g	Organische Säuren	0,1 g
Fett	1,2 g	Mineralstoffe	0,8 g

Einzelne Inhaltsstoffe in 100 g essbarem Anteil

Mineralstoffe

Natrium	300 µg
Kalium	300 mg
Magnesium	25 mg
Calcium	2 mg
Mangan	160 µg
Eisen	405 µg
Kupfer	45 µg
Zink	565 µg
Nickel	6 µg
Phosphor	85 mg
Chlorid	7 mg
Jodid	3 µg
Selen	1 µg

Vitamine

Vit. A	10 µg
Gesamtcarotinoide[1]	90 µg
Vit. E[2]	95 µg
Vit. K	3 µg
Vit. B_1	150 µg
Vit. B_2	120 µg
Nicotinamid	1700 µg
Pantothensäure	890 µg
Vit. B_6	220 µg
Folsäure	45 µg
Vit. C	12 mg

Aminosäuren

Arginin	160 mg
Histidin	85 mg
Isoleucin	130 mg
Leucin	350 mg
Lysin	130 mg
Methionin	55 mg
Phenylalanin	200 mg
Threonin	130 mg
Tryptophan	16 mg
Valin	220 mg

Kohlenhydrate

Glucose	620 mg
Fructose	375 mg
Saccharose	2160 mg
Maltose	270 mg
Stärke	12,3 g

Sonstige Inhaltsstoffe

Apfelsäure	30 mg
Zitronensäure	20 mg
Salizylsäure	130 µg
Purine	50 mg

[1] β-Carotin 30 µg
[2] Gesamttocopherol 620 µg, α-Tocopherol 40 µg

Gemüse und Gemüseprodukte

Blatt-, Stengel- und Blütengemüse bzw. Samen, grün

ungesalzen, gekocht, abgetropft

Energiegehalte, Hauptbestandteile und wichtige Inhaltsstoffe
in 100 g essbarem Anteil

		Blumenkohl	Broccoli	Rosenkohl	Spargel	Spinat	Erbsen, grün
Energie	**kJ**	79	93	129	53	62	279
	kcal	19	22	31	12	15	66
Wasser	**(g)**	92,8	91,2	87,9	95,5	92,9	80,4
Eiweiß	**(g)**	2,0	2,8	3,8	1,7	2,4	5,6
Fett	**(g)**	0,3	0,2	0,5	0,1	0,3	0,5
Kohlenhydrate	**(g)**	2,0	2,0	2,4	1,1	0,5	9,7
Ballaststoffe	**(g)**	2,4	2,7	4,0	1,3	2,1	3,4
Organ. Säuren	**(g)**		0,3	0,4	0,1	0,1	
Mineralstoffe	**(g)**	0,6	0,8	0,9	0,4	1,1	0,7
Natrium	**(mg)**	11	9	5	2	45	2
Kalium	**(mg)**	160	325	350	135		215
Calcium	**(mg)**	20	85	30	20	126	20
Magan	**(µg)**	80		250			
Eisen	**(µg)**	385	900	750	600	2900	1300
Zink	**(µg)**			410			
Posphor	**(mg)**	40	65	75	35	40	90
Vitamin B_1	**(µg)**	90	90	90	90	75	230
Vitamin B_2	**(µg)**	80	180	120	110	160	160
Nicotinamid	**(µg)**	510	900	590	930	520	2000
Vitamin C	**(mg)**	50	90	85	16	30	17

Blatt- u. Stengelgemüse, Gemüsefrüchte und Samen

Konserven, gesamter Doseninhalt

Energiegehalte, Hauptbestandteile und wichtige Inhaltsstoffe in 100 g essbarem Anteil

		Spargel	Spinat	Schnittbohnen, grün	Erbsen, grün	Tomaten
Energie	**kJ**	67	62	53	159	77
	kcal	16	15	12	38	18
Wasser	**(g)**	94,0	92,7	93,1	84,2	94,1
Eiweiß	**(g)**	1,9	2,2	1,2	3,6	1,2
Fett	**(g)**	0,3	0,4	0,1	0,4	0,2
Kohlenhydrate	**(g)**	1,3	0,5	1,6	4,8	2,5
Ballaststoffe	**(g)**	1,1		1,5	4,3	0,9
Organ. Säuren	**(g)**	0,1	0,1	0,1	0,1	0,5
Mineralstoffe	**(g)**	1,4	1,7	1,0	1,1	0,7
Natrium	**(mg)**	370	170	250	220	9
Kalium	**(mg)**	120	215	145	150	195
Magnesium	**(mg)**	8	65	20	20	13
Calcium	**(mg)**	17	85	35	20	25
Mangan	**(µg)**	105		170	200	100
Eisen	**(µg)**	730		1300	1500	540
Kupfer	**(µg)**	85		230	130	80
Zink	**(µg)**	345			650	230
Posphor	**(mg)**	30	30	25	60	11
Vit. A	**(µg)**	60	550	35	45	80
Vitamin E	**(µg)**		60	50		
Vitamin K	**(µg)**		290			
Vitamin B_1	**(µg)**	60	17	70	100	60
Vitamin B_2	**(µg)**	80	60	40	55	30
Nicotinamid	**(µg)**	800	300	300	880	700
Pantothensäure	**(µg)**	130	50	90	110	
Vitamin B_6	**(µg)**	30	70	30	45	
Folsäure	**(µg)**	55		13	12	
Vitamin C	**(mg)**	15	14	4	9	17

Weitere Wurzel-, Knollen- und Blattgemüse

Energiegehalte, Hauptbestandteile sowie wichtige Inhaltsstoffe in 100 g essbarem Anteil

	kJ	kcal	Wasser (g)	Eiweiß (g)	Fett (g)	Kohlenhydrate (g)	org. Säuren (g)	Ballaststoffe (g)	Mineralstoffe (g)
Cassave (Knolle) Maniok	570	134	63,1	1,0	0,2	32,1[a]		2,9	0,7
Taro, Wasserbrotwurzel	456	107	68,7	2,0	0,3	24,0	0,2	3,9	1,0
Topinambur Erdartischocke	129	30	78,9	2,4	0,4	4,0	0,4	12,1[a),b)]	1,7
Yamswurzel	419	99	68,9	2,0	0,1	22,4[a]		5,6	1,0
Brunnenkresse Wasserkresse[1]	72	17	93,5	1,6	0,3	2,0[a]		1,5	1,1
Portulak[2]	47	11	92,2	1,5	0,3	0,6			1,4
Bambussprossen	73	17	91,0	2,5	0,3	1,0	0,2		0,9
Erbsensprossen	130	31	90,0	5,1	0,3	1,9		2,1	0,5
Linsensprossen	124	29	90,7	4,7	0,4	1,7[a]		2,1	0,5
Mungbohnensprossen	96	23	93,1	3,2	0,3	1,8[a]		1,2	0,4
Sojasprossen	210	50	85,6	5,5	1,0	4,7[a]		2,4	0,8

a) Differenzberechnung;
b) unverwertbares Inulin mit einbezogen
1) Salizylsäure: 840 µg;
2) Oxalsäure: 220–650 mg

Weitere Wurzel-, Knollen- und Blattgemüse

Kalium (mg)	Calcium (mg)	Magnesium (mg)	Eisen (µg)	Vit. A (µg)	Vit. K (µg)	Vit. B_1 (µg)	Vit. B_2 (µg)	Nicotinamid (µg)	Vit. B_6 (µg)	Vit. C (mg)	Purine (mg)
345	30	65	1200	5		60	30	600		30	
435	30	30	1100	2		120	35	1000		6	
480	10	20	3700	2		200	60	1300		4	
395	25		900	2		90	30	600		10	
275	180	35	3100	825	250	85	170	650		95	
390	95	150	3600	175	380	30	100	500	150	70	
470	15		700	2		130	80	600		7	30
175	55	18	980			170	150	940	220	20	
115	6	15	1000			100	120	920	150	35	
180	4	12	460			40	90	790	65	11	
235	30	19	895	4		155	165	1500	160	20	80

Wildpflanzen: Gemüse, Salate, Kräuter

Energiegehalte, Hauptbestandteile sowie wichtige Inhaltsstoffe in 100 g essbarem Anteil

	Verwendung [a]	kJ	kcal	Wasser (g)	Eiweiß (g)	Fett (g)	Kohlenhydrate (g)	Ballaststoffe (g)	Mineralstoffe (g)	Kalium (mg)
Barbarakraut	1			82,5	5,2				1,5	560
Bärlauch	1			89,4			2,9	2,2	0,9	335
Breitwegerich	1	103	24	83,9	3,4	0,4	1,8		1,7	535
Brennessel	2	170	40	83,3	7,4	0,6	1,3	3,1	2,3	475
Franzosenkraut				88,4	3,3		1,5		2,1	415
Gartenmelde	2	86	20	87,0	3,2	0,3	1,2		2,1	545
Giersch, Geißfuß	2	166	39	82,2	8,4	0,4	0,5		1,5	585
Gundermann	1,3			83,1	6,1		0,6		1,5	520
Guter Heinrich	3	161	38	82,3	6,5	0,5	1,9		2,0	725
Malve, wild	1,3			79,6	7,3		1,9	3,5	2,4	690
Rucola	1	106	25	91,7	2,6	0,7	2,1	1,6	-	370
Sauerampfer[b]	1,3	90	21	89,2	3,2	0,4	1,2	2,0	0,8	285
Scharbockskraut	1,3			88,0	2,5		1,2		1,3	440
Spitzwegerich	1,3	79	19	85,9	2,2	0,4	1,6		1,4	370
Taubnessel, weiß	1,3	128	30	83,4	5,3	0,6	0,9	3,9	1,6	510
Vogelmiere	3			91,3	1,8			2,8	1,6	580
Wiesenbocksbart[c]	1			86,7	2,9		1,3	3,8	1,5	510
Wiesenknöterich	2	119	28	85,0	5,0	0,4	1,1		1,3	480

[a] hauptsächl. Verwendung: 1 = als Salat; 2 = spinatähnliche Zubereitung; 3 = als Gemüse
[b] relat. hoher Oxalsäuregehalt
[c] Wurzeln sind süßlich – „falsche Schwarzwurzel"

Wildpflanzen: Gemüse, Salate, Kräuter

Calium (mg)	Eisen (µg)	Magnesium (mg)	Glucose (mg)	Fluctose (mg)	Saccharose (mg)	Stärke (mg)	Linolsäure (mg)	Linolensäure (mg)	Nitrat (mg)	Vit. C (mg)	Ret.-equiv. (mg)
155	2300	35								315	
75	2900	20	685	845	1360	45					
410	4300	45	535	440	175	620	45	160	30	90	
715	4100	80	245	285	315	460	170	180	145	335	0,74
370	4800	65	105	85	35	1310					
195	6100	105	205	175	60	735	35	105	35	145	0,38
130	2900	35	190	180	Spuren	135	105	105	75	140	0,68
290	3700	55	150	155	0	265			175	230	
130	2900	50	1210	250	70	360	70	165	80	220	0,95
505	4100	80	290	250	175	1210			85	180	1,0
160	1500										0,22
60	2100	35	225	265	230	435	60	130	18	115	0,23
175	3500	30	615	500	13	55			18	130	0,39
250	2500	45	740	210	110	530	45	195	40	170	
165	3200	65	225	205	125	320	35	235	25	215	0,56
150	4600	45							185	75	0,38
120	2000	30	400	110	695	120			60	145	
120	2400	55	390	235	225	280			17	175	

Augenbohne
Kuhbohne, Samen, trocken

Energiegehalt

der verdaulichen Bestandteile	kJ:	1014
aus 100 g essbarem Anteil	kcal:	239

Hauptbestandteile in 100 g essbarem Anteil

Wasser	11,2 g	Kohlenhydrate	33,1 g*
Eiweiß [N: 3,76 g]	23,5 g	Ballaststoffe	20,6 g
Fett	1,4 g	Mineralstoffe	3,5 g

Einzelne Inhaltsstoffe in 100 g essbarem Anteil

Mineralstoffe

Natrium	12 mg
Kalium	1550 mg
Magnesium	250 mg
Calcium	95 mg
Mangan	3700 µg
Eisen	6700 µg
Kupfer	1100 µg
Zink	2500 µg
Phosphor	410 mg

Vitamine

Vit. A	5 µg
Gesamtcarotinoide[1]	30 µg
Vit. B_1	830 µg
Vit. B_2	175 µg
Nicotinamid	2700 µg
Pantothensäure	1400 µg
Vit. B_6	440 µg
Folsäure	540 µg
Vit. C	1500 µg

Aminosäuren

Arginin	2040 mg
Histidin	1180 mg
Isoleucin	1660 mg
Leucin	2110 mg
Lysin	1570 mg
Methionin	330 mg
Phenylalanin	1300 mg
Threonin	1010 mg
Tryptophan	330 mg
Tyrosin	620 mg
Valin	1740 mg

Kohlenhydrate

Glucose	180 mg
Fructose	360 mg
Saccharose	1330 mg

Lipide

Palmitinsäure	350 mg
Stearinsäure	75 mg
Ölsäure	110 mg
Linolsäure	445 mg
Linolensäure	260 mg

Sonstige Inhaltsstoffe

Raffinose + Stachyose + Verbascose	6,7 g

* Differenzberechnung

[1] β-Carotin 30 µg

Bohne, Gartenbohne*
Stangenbohne, Samen, weiß, trocken

Energiegehalt

der verdaulichen Bestandteile		kJ:	1008
aus 100 g essbarem Anteil	(Abfall: 1%)	kcal:	238

Hauptbestandteile in 100 g essbarem Anteil

Wasser	10,3 g	Kohlenhydrate	34,7 g**
Eiweiß [N: 3,38 g]	21,1 g	Ballaststoffe	23,2 g
Fett	1,6 g	Mineralstoffe	3,9 g

Einzelne Inhaltsstoffe in 100 g essbarem Anteil

Mineralstoffe

Natrium	4 mg
Kalium	1340 mg
Magnesium	140 mg
Calcium	115 mg
Mangan	1600 µg
Eisen	6200 µg
Kupfer	635 µg
Zink	2600 µg
Nickel	185 µg
Chrom	20 µg
Phosphor	425 mg
Chlorid	45 mg
Fluorid	95 µg
Jodid	2 µg
Selen	14 µg

Vitamine

Vit. A	65 µg
Gesamtcarotinoide[1]	400 µg
Vit. E[2]	210 µg
Vit. B_1	500 µg
Vit. B_2	175 µg
Nicotinamid	2000 µg
Pantothensäure	870 µg
Vit. B_6	410 µg
Folsäure	185 µg
Vit. C	3 mg

Aminosäuren

Arginin	1490 mg
Histidin	700 mg
Isoleucin	1490 mg
Leucin	2260 mg
Lysin	1870 mg
Methionin	260 mg
Phenylalanin	1400 mg
Threonin	1150 mg
Tryptophan	230 mg
Tyrosin	970 mg
Valin	1630 mg

Kohlenhydrate

Glucose	Spuren
Fructose	Spuren
Saccharose	1880 mg

Sonstige Inhaltsstoffe

Phytinsäure	800 mg
Purine	130 mg
Raffinose	715 mg
Stachyose	3710 mg

* Die Samen der Varietäten der Gartenbohne Phaseolus vulgaris (z. B. Kidney-, Navy-, Pinto- und Toparybohne) ähneln sich weitgehend in ihrer Zusammensetzung
** Differenzberechnung

[1] β-Carotin 400 µg
[2] Gesamttocopherol 2100 µg, α-Tocopherol Spuren

Erbse, Gartenerbse
Samen, grün, frisch

Energiegehalt

der verdaulichen Bestandteile	kJ:	344
aus 100 g essbarem Anteil	kcal:	81

Hauptbestandteile in 100 g essbarem Anteil

Wasser	75,2 g	Organische Säuren	0,3 g
Eiweiß [N: 1,05 g]	6,6 g	Ballaststoffe	4,3 g
Fett	0,5 g	Mineralstoffe	0,9 g
Kohlenhydrate	12,3 g		

Einzelne Inhaltsstoffe in 100 g essbarem Anteil

Mineralstoffe	
Natrium	2 mg
Kalium	275 mg
Magnesium	35 mg
Calcium	25 mg
Mangan	350 µg
Eisen	1700 µg
Kupfer	245 µg
Zink	860 µg
Nickel	25 µg
Phosphor	115 mg
Chlorid	40 mg
Fluorid	25 µg
Jodid	4 µg
Selen	1 µg
Vitamine	
Vit. A	70 µg
Gesamtcarotinoide[1]	440 µg
Vit. E[2]	255 µg
Vit. K	30 µg
Vit. B_1	300 µg
Vit. B_2	160 µg
Nicotinamid	2400 µg
Pantothensäure	720 µg
Vit. B_6	160 µg
Biotin	5 µg
Folsäure	160 µg
Vit. C	25 mg
Aminosäuren	
Arginin	1060 mg
Histidin	220 mg
Isoleucin	540 mg
Leucin	670 mg
Lysin	610 mg
Methionin	100 mg
Phenylalanin	400 mg
Threonin	450 mg
Tryptophan	100 mg
Tyrosin	350 mg
Valin	520 mg
Kohlenhydrate	
Glucose	90 mg
Fructose	65 mg
Saccharose	1150 mg
Stärke	11 g
Lipide	
Palmitinsäure	95 mg
Stearinsäure	6 mg
Ölsäure	35 mg
Linolsäure	245 mg
Linolensäure	50 mg
Sonstige Inhaltsstoffe	
Apfelsäure	140 mg
Milchsäure	Spuren
Zitronensäure	140 mg
Oxalsäure	0 µg
Salizylsäure	40 µg
Purine	85 mg

[1] β-Carotin 420 µg
[2] Gesamttocopherol 2000 µg, α-Tocopherol 65 µg

Erbse, Gartenerbse
Samen, trocken

Energiegehalt

der verdaulichen Bestandteile	kJ:	1149
aus 100 g essbarem Anteil (Abfall: 1%)	kcal:	271

Hauptbestandteile in 100 g essbarem Anteil

Wasser	11,0 g	Organische Säuren	0,6 g
Eiweiß [N: 3,66 g]	22,9 g	Ballaststoffe	16,6 g
Fett	1,4 g	Mineralstoffe	2,7 g
Kohlenhydrate	41,2* g		

Einzelne Inhaltsstoffe in 100 g essbarem Anteil

Mineralstoffe

Natrium	25 mg
Kalium	940 mg
Magnesium	120 mg
Calcium	50 mg
Mangan	1200 µg
Eisen	5000 µg
Kupfer	720 µg
Zink	3300 µg
Nickel	95 µg
Chrom	4 µg
Phosphor	375 mg
Chlorid	55 mg
Fluorid	40 µg
Jodid	14 µg
Selen	3 µg

Vitamine

Vit. A	13 µg
Gesamtcarotinoide[1]	80 µg
Vit. K	80 µg
Vit. B_1	765 µg
Vit. B_2	275 µg
Nicotinamid	2800 µg
Pantothensäure	2000 µg
Vit. B_6	120 µg
Biotin	19 µg
Folsäure	150 µg
Vit. C	2 mg

Aminosäuren

Arginin	3710 mg
Histidin	770 mg
Isoleucin	1880 mg
Leucin	2340 mg
Lysin	2130 mg
Methionin	350 mg
Phenylalanin	1390 mg
Threonin	1570 mg
Tryptophan	350 mg
Tyrosin	1220 mg
Valin	1820 mg

Kohlenhydrate

Saccharose	2800 mg

Lipide

Palmitinsäure	230 mg
Stearinsäure	30 mg
Ölsäure	110 mg
Linolsäure	630 mg
Linolensäure	160 mg

Sonstige Inhaltsstoffe

Apfelsäure	80 mg
Zitronensäure	550 mg
Oxalsäure	2700 µg
Purine	95 mg
Raffinose + Stachyose + Verbascose	3530 mg

* Differenzberechnung

[1] β-Carotin 80 µg

Goabohne, Flügel-, Manila-, Prinzessbohne, Samen, trocken

Energiegehalt

der verdaulichen Bestandteile	kJ:	1686
aus 100 g essbarem Anteil	kcal:	401

Hauptbestandteile in 100 g essbarem Anteil

Wasser	10,6 g	Kohlenhydrate	30,8 g*
Eiweiß [N: 5,30 g]	33,1 g	Mineralstoffe	3,8 g
Fett	16,2 g		

Einzelne Inhaltsstoffe in 100 g essbarem Anteil

Mineralstoffe

Natrium	50 mg
Kalium	1020 mg
Magnesium	170 mg
Calcium	530 mg
Mangan	3900 µg
Eisen	15 mg
Kupfer	3500 µg
Zink	4600 µg
Phosphor	480 mg

Aminosäuren

Arginin	2510 mg
Histidin	1060 mg
Isoleucin	1850 mg
Leucin	3210 mg
Lysin	2930 mg
Methionin	450 mg
Phenylalanin	1870 mg
Threonin	1640 mg
Tryptophan	360 mg
Tyrosin	1660 mg
Valin	2010 mg

Kohlenhydrate

Saccharose	6600 mg

Lipide

Palmitinsäure	1560 mg
Stearinsäure	890 mg
Ölsäure	5790 mg
Linolsäure	3510 mg
Linolensäure	240 mg

Sonstige Inhaltsstoffe

Raffinose + Stachyose + Verbascose	5510 mg

* Differenzberechnung; der Wert enthält auch die Ballaststoffe.

Kichererbse
Samen, trocken

Energiegehalt

der verdaulichen Bestandteile	kJ:	1294
aus 100 g essbarem Anteil	kcal:	306

Hauptbestandteile in 100 g essbarem Anteil

Wasser	9,3 g	Kohlenhydrate	44,3 g*
Eiweiß [N: 3,04 g]	19,0 g	Ballaststoffe	15,5 g
Fett	5,9 g	Mineralstoffe	2,9 g

Einzelne Inhaltsstoffe in 100 g essbarem Anteil

Mineralstoffe

Natrium	25 mg
Kalium	755 mg
Magnesium	125 mg
Calcium	125 mg
Mangan	2700 µg
Eisen	6100 µg
Kupfer	450 µg
Zink	2400 µg
Nickel	160 µg
Chrom	5 µg
Phosphor	330 mg
Chlorid	80 mg
Selen	9 µg

Vitamine

Vit. A	30 µg
Gesamtcarotinoide[1]	180 µg
Vit. K	265 µg
Vit. B_1	510 µg
Vit. B_2	135 µg
Nicotinamid	1600 µg
Pantothensäure	1300 µg
Vit. B_6	550 µg
Folsäure	340 µg
Vit. C	5 mg

Aminosäuren

Arginin	1480 mg
Histidin	530 mg
Isoleucin	1140 mg
Leucin	1460 mg
Lysin	1370 mg
Methionin	260 mg
Phenylalanin	960 mg
Threonin	700 mg
Tryptophan	160 mg
Tyrosin	660 mg
Valin	980 mg

Kohlenhydrate

Glucose	90 mg
Fructose	90 mg
Saccharose	2230 mg

Lipide

Palmitinsäure	310 mg
Stearinsäure	40 mg
Ölsäure	730 mg
Linolsäure	1440 mg
Linolensäure	70 mg

Sonstige Inhaltsstoffe

Raffinose + Stachyose + Verbascose	2,7 g
Phytinsäure	340 mg
Purine	110 mg

* Differenzberechnung

[1] β-Carotin 180 µg

Lein
Samen, trocken

Energiegehalt

der verdaulichen Bestandteile aus 100 g essbarem Anteil — kJ: 1558, kcal: 376

Hauptbestandteile in 100 g essbarem Anteil

Wasser	6,1 g	Fett	30,9 g
Eiweiß[1] ..... [N: 4,60 g]	24,4 g	Ballaststoffe	38,6 g

Einzelne Inhaltsstoffe in 100 g essbarem Anteil

Mineralstoffe

Natrium	60 mg
Kalium	725 mg
Calcium	200 mg
Mangan	2600 µg
Eisen	8200 µg
Kupfer	1200 µg
Zink	5500 µg
Nickel	190 µg
Chrom	6 µg
Phosphor	660 mg

Vitamine

Vit. K	5 µg
Vit. B_1	170 µg
Vit. B_2	160 µg
Nicotinamid	1400 µg

Lipide

Palmitinsäure	1840 mg
Stearinsäure	1110 mg
Ölsäure	5620 mg
Linolsäure	4200 mg
Linolensäure	16,7 g

Sonstige Inhaltsstoffe

Purine	105 mg

[1] Eiweißgehalt nach der EU-Richtlinie zur Nährwertkennzeichnung (Faktor 6,25): 28,8 g

Limabohne
Butterbohne, Mondbohne, Samen, trocken

Energiegehalt

der verdaulichen Bestandteile	kJ:	1167
aus 100 g essbarem Anteil	kcal:	275

Hauptbestandteile in 100 g essbarem Anteil

Wasser	11,5 g	Kohlenhydrate	45,0 g
Eiweiß [N: 3,30 g]	20,6 g	Ballaststoffe	14,2 g
Fett	1,4 g	Mineralstoffe	3,7 g

Einzelne Inhaltsstoffe in 100 g essbarem Anteil

Mineralstoffe

Natrium	13 mg
Kalium	1750 mg
Magnesium	205 mg
Calcium	90 mg
Mangan	1800 µg
Eisen	6300 µg
Kupfer	805 µg
Zink	3000 µg
Phosphor	355 mg
Selen	1 µg

Vitamine

Vit. K	6 µg
Vit. B_1	500 µg
Vit. B_2	195 µg
Nicotinamid	1900 µg
Pantothensäure	1300 µg
Vit. B_6	470 µg
Folsäure	360 µg
Vit. C	0–1 mg

Aminosäuren

Arginin	1390 mg
Histidin	680 mg
Isoleucin	1290 mg
Leucin	1900 mg
Lysin	1470 mg
Methionin	270 mg
Phenylalanin	1350 mg
Threonin	930 mg
Tryptophan	300 mg
Tyrosin	850 mg
Valin	1450 mg

Kohlenhydrate

Glucose	70 mg
Fructose	500 mg
Saccharose	1420 mg
Stärke	43,0 g

Lipide

Palmitinsäure	300 mg
Stearinsäure	85 mg
Ölsäure	125 mg
Linolsäure	560 mg
Linolensäure	250 mg

Sonstige Inhaltsstoffe

Raffinose + Stachyose + Verbascose	3,6 g

Gemüse und Gemüseprodukte

Linse
Samen, trocken

Energiegehalt

der verdaulichen Bestandteile	kJ:	1144
aus 100 g essbarem Anteil	kcal:	270

Hauptbestandteile in 100 g essbarem Anteil

Wasser	11,5 g	Kohlenhydrate	40,6 g*
Eiweiß [N: 3,75 g]	23,4 g	Ballaststoffe	17,0 g
Fett	1,5 g	Mineralstoffe	2,7 g

Einzelne Inhaltsstoffe in 100 g essbarem Anteil

Mineralstoffe

Natrium	7 mg
Kalium	835 mg
Magnesium	130 mg
Calcium	65 mg
Mangan	1500 µg
Eisen	8000 µg
Kupfer	740 µg
Zink	3800 µg
Nickel	305 µg
Chrom	5 µg
Phosphor	410 mg
Chlorid	85 mg
Fluorid	25 µg
Selen	10 µg

Vitamine

Vit. A	17 µg
Gesamtcarotinoide[1]	100 µg
Vit. K	125 µg
Vit. B_1	480 µg
Vit. B_2	260 µg
Nicotinamid	2500 µg
Pantothensäure	1600 µg
Vit. B_6	575 µg
Folsäure	170 µg
Vit. C	7 mg

Aminosäuren

Arginin	2240 mg
Histidin	710 mg
Isoleucin	1190 mg
Leucin	2110 mg
Lysin	1890 mg
Methionin	220 mg
Phenylalanin	1400 mg
Threonin	1120 mg
Tryptophan	250 mg
Tyrosin	840 mg
Valin	1390 mg

Kohlenhydrate

Fructose	65 mg
Saccharose	1050 mg

Sonstige Inhaltsstoffe

Raffinose	410 mg
Stachyose	1730 mg
Purine	125 mg

* Differenzberechnung

[1] β-Carotin 100 µg

Mohn
Schlafmohn, Samen, trocken

Energiegehalt

der verdaulichen Bestandteile aus 100 g essbarem Anteil	kJ:	1976
	kcal:	477

Hauptbestandteile in 100 g essbarem Anteil

Wasser	6,1 g
Eiweiß[1] [N: 3,81 g]	20,2 g
Fett	42,2 g
Kohlenhydrate	4,2 g*
Ballaststoffe	20,5 g
Mineralstoffe	6,8 g

Einzelne Inhaltsstoffe in 100 g essbarem Anteil

Mineralstoffe

Natrium	20 mg
Kalium	705 mg
Magnesium	335 mg
Calcium	1460 µg
Mangan	12 mg
Eisen	9500 µg
Kupfer	1000 µg
Zink	8100 µg
Nickel	130 µg
Chrom	12 µg
Phosphor	855 mg

Vitamine

Vit. B_1	860 µg
Vit. B_2	170 µg
Nicotinamid	990 µg
Vit. B_6	440 µg

Aminosäuren

Arginin	2830 mg
Histidin	720 mg
Isoleucin	1230 mg
Leucin	1960 mg
Lysin	1390 mg
Methionin	430 mg
Phenylalanin	1100 mg
Threonin	1200 mg
Tryptophan	380 mg
Tyrosin	420 mg
Valin	1670 mg

Lipide

Palmitinsäure	4050 mg
Stearinsäure	800 mg
Ölsäure	4470 mg
Linolsäure	30,7 g
Linolensäure	420 mg

Sonstige Inhaltsstoffe

Purine	170 mg

* Differenzberechnung

[1] Eiweißgehalt nach der EU-Richtlinie zur Nährwertkennzeichnung (Faktor 6,25): 23,8 g

Mungbohne
Samen, trocken

Energiegehalt

der verdaulichen Bestandteile aus 100 g essbarem Anteil	kJ:	1194
	kcal:	281

Hauptbestandteile in 100 g essbarem Anteil

Wasser	6,4 g	Kohlenhydrate	43,6 g
Eiweiß [N: 3,81 g]	23,8 g	Ballaststoffe	15,8 g
Fett	1,3 g	Mineralstoffe	3,3 g

Einzelne Inhaltsstoffe in 100 g essbarem Anteil

Mineralstoffe

Natrium	4 mg
Kalium	1030 mg
Magnesium	165 mg
Calcium	110 mg
Mangan	1200 µg
Eisen	6500 µg
Kupfer	835 µg
Zink	2100 µg
Phosphor	375 mg
Selen	13 µg

Vitamine

Vit. K	170 µg
Vit. B_1	565 µg
Vit. B_2	295 µg
Nicotinamid	2200 µg
Pantothensäure	1700 µg
Vit. B_6	410 µg
Folsäure	490 µg
Vit. C	15 mg

Aminosäuren

Arginin	1900 mg
Histidin	830 mg
Isoleucin	1270 mg
Leucin	2220 mg
Lysin	1950 mg
Methionin	390 mg
Phenylalanin	1650 mg
Threonin	1020 mg
Tryptophan	380 mg
Tyrosin	800 mg
Valin	1450 mg

Kohlenhydrate

Glucose	645 mg
Saccharose	1410 mg
Stärke	41,6 g

Sonstige Inhaltsstoffe

Raffinose + Stachyose + Verbascose	5,2 g
Phytinsäure	630 mg

Sesam
Samen, trocken

Energiegehalt

der verdaulichen Bestandteile aus 100 g essbarem Anteil	kJ:	2339
	kcal:	565

Hauptbestandteile in 100 g essbarem Anteil

Wasser	5,2 g	Kohlenhydrate	10,2 g*
Eiweiß[1] [N: 3,34 g]	17,7 g	Ballaststoffe	11,2 g
Fett	50,4 g	Mineralstoffe	5,3 g

Einzelne Inhaltsstoffe in 100 g essbarem Anteil

Mineralstoffe

Natrium	45 mg
Kalium	460 mg
Magnesium	345 mg
Calcium	785 mg
Eisen	10 mg
Phosphor	605 mg

Vitamine

Vit. K	2 µg
Vit. B_1	790 µg
Vit. B_2	250 µg
Nicotinamid	4500 µg
Vit. B_6	790 µg

Aminosäuren

Arginin	2200 mg
Histidin	490 mg
Isoleucin	930 mg
Leucin	1540 mg
Lysin	640 mg
Methionin	640 mg
Phenylalanin	1250 mg
Threonin	910 mg
Tryptophan	290 mg
Tyrosin	720 mg
Valin	1110 mg

Lipide

Palmitinsäure	5700 mg
Stearinsäure	1600 mg
Ölsäure	19,9 g
Linolsäure	18,7 g
Linolensäure	670 mg

Sonstige Inhaltsstoffe

Salizylsäure	230 µg
Purine	60 mg

* Differenzberechnung

[1] Eiweißgehalt nach der EU-Richtlinie zur Nährwertkennzeichnung (Faktor 6,25): 20,9 g

Sojabohne
Samen, trocken

Energiegehalt

der verdaulichen Bestandteile	kJ:	1367
aus 100 g essbarem Anteil	kcal:	327

Hauptbestandteile in 100 g essbarem Anteil

Wasser	8,5 g	Kohlenhydrate	6,3 g
Eiweiß[1] [N: 6,01 g]	34,3 g	Ballaststoffe	22,0 g
Fett	18,3 g	Mineralstoffe	4,7 g

Einzelne Inhaltsstoffe in 100 g essbarem Anteil

Mineralstoffe

Natrium	5 mg
Kalium	1800 mg
Magnesium	220 mg
Calcium	200 mg
Mangan	2700 µg
Eisen	6600 µg
Kupfer	1200 µg
Zink	4200 µg
Nickel	480 µg
Chrom	6 µg
Phosphor	550 mg
Chlorid	7 mg
Jodid	6 µg
Selen	19 µg

Vitamine

Vit. A	65 µg
Gesamtcarotinoide[2]	380 µg
Vit. E[3]	1500 µg
Vit. K.	40 µg
Vit. B_1	1000 µg
Vit. B_2	460 µg
Nicotinamid	2600 µg
Pantothensäure	1900 µg
Vit. B_6	1000 µg
Biotin	60 µg
Folsäure	240 µg

Aminosäuren

Arginin	2360 mg
Histidin	830 mg
Isoleucin	1780 mg
Leucin	2840 mg
Lysin	1900 mg
Methionin	580 mg
Phenylalanin	1970 mg
Threonin	1490 mg
Tryptophan	450 mg
Tyrosin	1250 mg
Valin	1760 mg

Kohlenhydrate

Glucose	5 mg
Saccharose	5670 mg
Stärke	620 mg

Lipide

Palmitinsäure	1730 mg
Stearinsäure	610 mg
Ölsäure	3980 mg
Linolsäure	9800 mg
Linolensäure	930 mg

Sonstige Inhaltsstoffe

Raffinose	1240 mg
Stachyose	3740 mg
Phytinsäure	1250 mg
Purine	190 mg

1 Eiweißgehalt nach der EU-Richtlinie zur Nährwertkennzeichnung (Faktor 6,25): 37,6 g
2 β-Carotin 380 µg
3 Gesamttocopherol 15 mg, α-Tocopherol 640 µg

Sojamehl
vollfett

Energiegehalt

der verdaulichen Bestandteile aus 100 g essbarem Anteil	kJ:	1449
	kcal:	347

Hauptbestandteile in 100 g essbarem Anteil

Wasser	9,1 g	Kohlenhydrate	3,1 g
Eiweiß[1] [N: 6,53 g]	37,3 g	Ballaststoffe	18,5 g*
Fett	20,6 g	Mineralstoffe	4,4 g

Einzelne Inhaltsstoffe in 100 g essbarem Anteil

Mineralstoffe

Natrium	4 mg
Kalium	1870 mg
Magnesium	245 mg
Calcium	195 mg
Mangan	4000 µg
Eisen	12 mg
Zink	4900 µg
Nickel	410 µg
Phosphor	555 mg
Chlorid	105 mg
Fluorid	110 µg
Jodid	1 µg

Vitamine

Vit. A	14 µg
Gesamtcarotinoide[2]	85 µg
Vit. E[3]	1500 µg
Vit. K	200 µg
Vit. B_1	770 µg
Vit. B_2	280 µg
Nicotinamid	2200 µg
Pantothensäure	1800 µg
Vit. B_6	515 µg
Folsäure	190 µg
Vit. C	0

Aminosäuren

Arginin	3140 mg
Histidin	950 mg
Isoleucin	1900 mg
Leucin	2880 mg
Lysin	2560 mg
Methionin	580 mg
Phenylalanin	1860 mg
Threonin	1610 mg
Tryptophan	480 mg
Tyrosin	1450 mg
Valin	1970 mg

Kohlenhydrate

Saccharose	3100 mg

Lipide

Palmitinsäure	1960 mg
Stearinsäure	680 mg
Ölsäure	3350 mg
Linolsäure	10,7 g
Linolensäure	1400 mg

Sonstige Inhaltsstoffe

Raffinose	3280 mg
Stachyose	3680 mg

* Differenzberechnung

[1] Eiweißgehalt nach der EU-Richtlinie zur Nährwertkennzeichnung (Faktor 6,25): 40,8 g
[2] β-Carotin 85 µg
[3] Gesamttocopherol 15 mg, α-Tocopherol 640 µg

Weitere Sojaprodukte

Energiegehalte, Hauptbestandteile und wichtige Inhaltsstoffe in 100 g essbarem Anteil

		Sojamilch	Tofu
Energie	kJ	220	346
	kcal	52	83
Wasser	(g)	88,7	84,6
Eiweiß	(g)	3,2 [3,5]*	8,1 [8,9]*
Fett	(g)	1,8	4,8
Kohlenhydrate**	(g)	5,8	1,8
Ballaststoffe	(g)		
Mineralstoffe	(g)	0,5	0,7
Natrium	(mg)	3	4
Kalium	(mg)	190	95
Magnesium	(mg)	30	100
Calcium	(mg)	3	85
Eisen	(µg)	800	3700
Vitamin B_1	(µg)	120	80
Vitamin B_2	(µg)	40	50
Nicotinamid	(µg)	220	200
Pantothensäure	(µg)	75	70
Vitamin B_6	(µg)	60	45
Folsäure	(µg)	1	15
Purine	(mg)		70

* Eiweißgehalt nach der EU-Richtlinie zur Nährwertkennzeichnung (Faktor 6,25)
** Differenzberechnung

Sonnenblume
Samen, trocken

Energiegehalt

der verdaulichen Bestandteile	kJ:	2405
aus 100 g essbarem Anteil	kcal:	580

Hauptbestandteile in 100 g essbarem Anteil

Wasser	6,6 g	Kohlenhydrate	12,3 g*
Eiweiß[1] [N: 4,24 g]	22,5 g	Ballaststoffe	6,3 g
Fett	49,0 g	Mineralstoffe	3,3 g

Einzelne Inhaltsstoffe in 100 g essbarem Anteil

Mineralstoffe

Natrium	2 mg
Kalium	725 mg
Magnesium	420 mg
Calcium	100 mg
Mangan	2800 µg
Eisen	6300 µg
Kupfer	1700 µg
Zink	5600 µg
Nickel	310 µg
Phosphor	620 mg

Vitamine

Vit. B_1	1900 µg
Vit. B_2	140 µg
Nicotinamid	4100 µg
Vit. B_6	605 µg
Vit. C	0 µg

Aminosäuren

Arginin	2200 mg
Histidin	630 mg
Isoleucin	1370 mg
Leucin	1710 mg
Lysin	890 mg
Methionin	490 mg
Phenylalanin	1260 mg
Threonin	910 mg
Tryptophan	310 mg
Tyrosin	650 mg
Valin	1260 mg

Lipide

Palmitinsäure	3140 mg
Stearinsäure	2120 mg
Ölsäure	13,4 g
Linolsäure	27,9 g
Linolensäure	90 mg

Sonstige Inhaltstoffe

Salizylsäure	120 µg
Purine	145 mg

* Differenzberechnung

[1] Eiweißgehalt nach der EU-Richtlinie zur Nährwertkennzeichnung (Faktor 6,25): 26,5 g

Straucherbse, Taubenerbse, Samen, trocken

Energiegehalt

der verdaulichen Bestandteile	kJ:	1194
aus 100 g essbarem Anteil	kcal:	281

Hauptbestandteile in 100 g essbarem Anteil

Wasser	11,2 g	Kohlenhydrate	47,0 g
Eiweiß [N: 3,23 g]	20,2 g	Ballaststoffe	8,6 g*
Fett	1,4 g	Mineralstoffe	3,6 g

Einzelne Inhaltsstoffe in 100 g essbarem Anteil

Mineralstoffe

Natrium	25 mg
Kalium	925 mg
Magnesium	170 mg
Calcium	125 mg
Mangan	1800 µg
Eisen	5800 µg
Kupfer	1100 µg
Zink	2800 µg
Phosphor	280 mg
Selen	6 µg

Vitamine

Vit. A	17 µg
Gesamtcarotinoide[1]	100 µg
Vit. B_1	580 µg
Vit. B_2	170 µg
Nicotinamid	2600 µg
Pantothensäure	1400 µg
Vit. B_6	260 µg
Folsäure	340 mg

Aminosäuren

Arginin	1390 mg
Histidin	700 mg
Isoleucin	950 mg
Leucin	1880 mg
Lysin	1500 mg
Methionin	150 mg
Phenylalanin	1740 mg
Threonin	800 mg
Tryptophan	120 mg
Tyrosin	700 mg
Valin	830 mg

Kohlenhydrate

Saccharose	2700 mg
Stärke	44,3 g

Sonstige Inhaltsstoffe

Raffinose + Stachyose + Verbascose	8,0 g

* Differenzberechnung

[1] β-Carotin 100 µg

Urdbohne
Samen, trocken

Energiegehalt

der verdaulichen Bestandteile	kJ:	1143
aus 100 g essbarem Anteil	kcal:	269

Hauptbestandteile in 100 g essbarem Anteil

Wasser	9,1 g	Kohlenhydrate	41,5 g
Eiweiß [N: 3,70 g]	23,1 g	Ballaststoffe	17,3 g*
Fett	1,2 g	Mineralstoffe	3,5 g

Einzelne Inhaltsstoffe in 100 g essbarem Anteil

Mineralstoffe

Natrium	9 mg
Kalium	170 mg
Magnesium	165 mg
Calcium	90 mg
Mangan	1300 µg
Eisen	6800 µg
Kupfer	270 µg
Zink	1800 µg
Phosphor	365 mg
Selen	11 µg

Vitamine

Vit. A	6 µg
Gesamtcarotinoide[1]	35 µg
Vit. K	130 µg
Vit. B_1	490 µg
Vit. B_2	230 µg
Nicotinamid	2300 µg
Pantothensäure	3500 µg
Vit. B_6	200–1100 µg
Biotin	8 µg
Folsäure	140 µg
Vit. C	3 mg

Aminosäuren

Arginin	2080 mg
Histidin	1040 mg
Isoleucin	2170 mg
Leucin	1320 mg
Lysin	2080 mg
Methionin	210 mg
Phenylalanin	1570 mg
Threonin	810 mg
Tryptophan	1340 mg
Tyrosin	880 mg
Valin	1460 mg

Kohlenhydrate

Saccharose	1400 mg
Stärke	40,1 g

Lipide

Palmitinsäure	210 mg
Stearinsäure	60 mg
Ölsäure	200 mg
Linolsäure	140 mg
Linolensäure	570 mg

Sonstige Inhaltsstoffe

Raffinose + Stachyose + Verbascose	4,3 g
Purine	220 mg

* Differenzberechnung

[1] β-Carotin 35 µg

Austernpilz
Austernseitling

Energiegehalt

der verdaulichen Bestandteile	kJ:	49
aus 100 g essbarem Anteil	kcal:	12

Hauptbestandteile in 100 g essbarem Anteil

Wasser	90,1 g	Ballaststoffe	5,8 g
Eiweiß[1] [N: 0,55 g]	2,3 g	Mineralstoffe	0,8 g
Fett	0,2 g		

Einzelne Inhaltsstoffe in 100 g essbarem Anteil

Mineralstoffe

Natrium	6 mg
Kalium	255 mg
Magnesium	13 mg
Calcium	12 mg
Mangan	160 µg
Eisen	1200 µg
Kupfer	120 µg
Zink	865 µg
Nickel	25 µg
Chrom	7 µg
Phosphor	65 mg

Vitamine

Vit. B_1	190 µg
Vit. B_2	285 µg
Nicotinamid	10 mg
Vit. B_6	90 µg
Vit. C	600 µg

Aminosäuren

Histidin	50 mg
Isoleucin	110 mg
Leucin	170 mg
Lysin	150 mg
Methionin	50 mg
Phenylalanin	100 mg
Threonin	120 mg
Tryptophan	30 mg
Valin	140 mg

Kohlenhydrate

Trehalose	590 mg
Mannit	160 mg

Lipide

Palmitinsäure	25 mg
Stearinsäure	5 mg
Ölsäure	19 mg
Linolsäure	95 mg

Sonstige Inhaltsstoffe

Purine	50 mg

[1] Eiweißgehalt nach der EU-Richtlinie zur Nährwertkennzeichnung (Faktor 6,25): 3,5 g

Champignon, frisch
Kulturchampignon

Energiegehalt

der verdaulichen Bestandteile	kJ:	69
aus 100 g essbarem Anteil (Abfall: 2%)	kcal:	16

Hauptbestandteile in 100 g essbarem Anteil

Wasser	91,0 g	Organische Säuren	0,1 g
Eiweiß[1] [N: 0,65 g]	2,7 g	Ballaststoffe	2,0 g
Fett	0,3 g	Mineralstoffe	1,0 g
Kohlenhydrate	0,6 g		

Einzelne Inhaltsstoffe in 100 g essbarem Anteil

Mineralstoffe	
Natrium	8 mg
Kalium	390 mg
Magnesium	14 mg
Calcium	11 mg
Mangan	75 µg
Eisen	1200 µg
Kupfer	365 µg
Zink	520 µg
Nickel	7 µg
Chrom	17 µg
Phosphor	125 mg
Chlorid	65 mg
Fluorid	20 µg
Jodid	18 µg
Selen	7 µg
Vitamine	
Vit. A	2 µg
Gesamtcarotinoide[2]	10 µg
Vit. D	2 µg
Vit. E[3]	115 µg
Vit. K	14 µg
Vit. B_1	100 µg
Vit. B_2	435 µg
Nicotinamid	5200 µg
Pantothensäure	2100 µg
Vit. B_6	65 µg
Biotin	16 µg
Folsäure	25 µg
Vit. C	5 mg
Aminosäuren	
Arginin	200 mg
Histidin	55 mg
Isoleucin	110 mg
Leucin	120 mg
Lysin	170 mg
Methionin	25 mg
Phenylalanin	75 mg
Threonin	85 mg
Tryptophan	25 mg
Tyrosin	65 mg
Valin	90 mg
Kohlenhydrate	
Glucose	205 mg
Fructose	215 mg
Saccharose	145 mg
Mannit	1150 mg
Lipide	
Palmitinsäure	30 mg
Stearinsäure	5 mg
Linolsäure	150 mg
Sonstige Inhaltstoffe	
Apfelsäure	125 mg
Zitronensäure	9 mg
Salizylsäure	240 µg
Purine	60 mg

[1] Eiweißgehalt nach der EU-Richtlinie zur Nährwertkennzeichnung (Faktor 6,25): 4,1 g

[2] β-Carotin 10 µg

[3] Gesamttocopherol 200 µg, α-Tocopherol 80 µg

Die Proteingehalte einzelner Pilzarten sind sehr unterschiedlich. Die höchsten Werte weist die **Trüffel** (5,5 g) auf, dann folgen **Steinpilz** (3,6 g) und **Zuchtchampignon** (2,7 g). Bei **Birkenpilz, Butterpilz, Hallimasch, Pfifferling, Reizker** und **Rotkappe** liegen die entsprechenden Werte durchschnittlich tiefer.

Pfifferling, frisch
Rehling

Energiegehalt

der verdaulichen Bestandteile	kJ:	49
aus 100 g essbarem Anteil (Abfall: 39%)	kcal:	12

Hauptbestandteile in 100 g essbarem Anteil

Wasser	91,5 g	Kohlenhydrate	0,2 g
Eiweiß[1] [N: 0,38 g]	1,6 g	Ballaststoffe	3,3 g*
Fett	0,5 g	Mineralstoffe	1,6 g

Einzelne Inhaltsstoffe in 100 g essbarem Anteil

Mineralstoffe

Natrium	3 mg
Kalium	365 mg
Magnesium	14 mg
Calcium	4 mg
Mangan	180 µg
Kupfer	200 µg
Zink	650 µg
Nickel	10 µg
Chrom	4 µg
Phosphor	55 mg
Fluorid	50 µg
Selen	1 µg

Vitamine

Vit. A	215 µg
Gesamtcarotinoide[2]	1300 µg
Vit. D	2 µg
Vit. B_1	20 µg
Vit. B_2	230 µg
Nicotinamid	6500 µg
Vit. C	6 mg

Aminosäuren

Arginin	75 mg
Histidin	30 mg
Isoleucin	40 mg
Leucin	85 mg
Lysin	40 mg
Methionin	9 mg
Phenylalanin	65 mg
Threonin	90 mg
Tryptophan	50 mg
Tyrosin	60 mg
Valin	55 mg

Kohlenhydrate

Glucose	95 mg
Fructose	70 mg
Trehalose	1010 mg
Mannit	390 mg

Sonstige Inhaltsstoffe

Purine	20 mg

* Differenzberechnung

[1] Eiweißgehalt nach der EU-Richtlinie zur Nährwertkennzeichnung (Faktor 6,25): 2,4 g
[2] β-Carotin 1300 µg

Steinpilz, frisch

Energiegehalt

der verdaulichen Bestandteile	kJ:	85
aus 100 g essbarem Anteil (Abfall: 20%)	kcal:	20

Hauptbestandteile in 100 g essbarem Anteil

Wasser	88,6 g	Kohlenhydrate	0,5 g
Eiweiß[1] [N: 0,86 g]	3,6 g	Ballaststoffe	6,0* g
Fett	0,4 g	Mineralstoffe	0,9 g

Einzelne Inhaltsstoffe in 100 g essbarem Anteil

Mineralstoffe

Natrium	6 mg
Kalium	340 mg
Magnesium	12 mg
Calcium	4 mg
Mangan	115 µg
Eisen	1000 µg
Kupfer	275 µg
Zink	1500 µg
Nickel	10 µg
Chrom	5 µg
Phosphor	85 mg
Fluorid	65 µg
Selen	185 µg

Vitamine

Vit. D	3 µg
Vit. E[2]	160 µg
Vit. B_1	35 µg
Vit. B_2	370 µg
Nicotinamid	4900 µg
Pantothensäure	2700 µg
Vit. C	3 mg

Aminosäuren

Arginin	260 mg
Histidin	220 mg
Isoleucin	30 mg
Leucin	120 mg
Lysin	190 mg
Methionin	60 mg
Phenylalanin	100 mg
Threonin	110 mg
Tryptophan	210 mg
Tyrosin	120 mg
Valin	80 mg

Kohlenhydrate

Glucose	270 mg
Fructose	260 mg

Sonstige Inhaltsstoffe

Purine	90 mg

* Differenzberechnung

[1] Eiweißgehalt nach der EU-Richtlinie zur Nährwertkennzeichnung (Faktor 6,25): 5,4 g

[2] Gesamttocopherol 490 µg, α-Tocopherol 40 µg

11 Früchte, Obst

Apfel

Energiegehalt

der verdaulichen Bestandteile	kJ:	228
aus 100 g essbarem Anteil (Abfall: 8%)	kcal:	54

Hauptbestandteile in 100 g essbarem Anteil

Wasser	84,9 g	Organische Säuren	0,5 g
Eiweiß [N: 0,05 g]	0,3 g	Ballaststoffe	2,0 g
Fett	0,6 g	Mineralstoffe	0,3 g
Kohlenhydrate	11,4 g		

Einzelne Inhaltsstoffe in 100 g essbarem Anteil

Mineralstoffe	
Natrium	1 mg
Kalium	120 mg
Magnesium	6 mg
Calcium	6 mg
Mangan	45 µg
Eisen	250 µg
Kupfer	50 µg
Zink	100 µg
Nickel	2 µg
Chrom	4 µg
Phosphor	11 mg
Chlorid	2 mg
Fluorid	9 µg
Jodid	1 µg
Selen	1 µg
Vitamine	
Vit. A	6 µg
Gesamtcarotinoide[1]	40 µg
Vit. E[2]	490 µg
Vit. K	4 µg
Vit. B_1	35 µg
Vit. B_2	30 µg
Nicotinamid	300 µg
Pantothensäure	100 µg
Vit. B_6	105 µg
Biotin	5 µg
Folsäure	8 µg
Vit. C	12 mg
Aminosäuren	
Arginin	8 mg
Histidin	6 mg
Isoleucin	10 mg
Leucin	16 mg
Lysin	15 mg
Methionin	3 mg
Phenylalanin	9 mg
Threonin	8 mg
Tryptophan	2 mg
Tyrosin	5 mg
Valin	12 mg
Kohlenhydrate	
Glucose	2030 mg
Fructose	5740 mg
Saccharose	2550 mg
Stärke	600 mg
Sorbit	515 mg
Lipide	
Palmitinsäure	125 mg
Stearinsäure	40 mg
Ölsäure	18 mg
Linolsäure	200 mg
Linolensäure	45 mg
Sonstige Inhaltsstoffe	
Apfelsäure	425 mg
Zitronensäure	30 mg
Oxalsäure	500 µg
Salizylsäure	310 µg
Purine	14 mg

[1] β-Carotin 30 µg

[2] Gesamttocopherol 490 µg, α-Tocopherol 490 µg

Apfel, getrocknet

Energiegehalt

der verdaulichen Bestandteile	kJ:	1053
aus 100 g essbarem Anteil	kcal:	248

Hauptbestandteile in 100 g essbarem Anteil

Wasser	26,7 g	Organische Säuren	2,2 g
Eiweiß [N: 0,22 g]	1,4 g	Ballaststoffe	11,2 g*
Fett	1,6 g	Mineralstoffe	1,5 g
Kohlenhydrate	55,4 g		

Einzelne Inhaltsstoffe in 100 g essbarem Anteil

Mineralstoffe

Natrium	10 mg
Kalium	620 mg
Calcium	30 mg
Eisen	1200 µg
Phosphor	50 mg

Vitamine

Vit. B_1	100 µg
Vit. B_2	100 µg
Nicotinamid	800 µg
Vit. C	12 mg

Aminosäuren

Arginin	35 mg
Histidin	20 mg
Isoleucin	45 mg
Leucin	70 mg
Lysin	65 mg
Methionin	13 mg
Phenylalanin	40 mg
Threonin	35 mg
Tryptophan	12 mg
Tyrosin	20 mg
Valin	55 mg

Kohlenhydrate

Glucose	9,8 g
Fructose	27,3 g
Saccharose	12,3 g
Stärke	2910 mg
Sorbit	2490 mg

Sonstige Inhaltsstoffe

Apfelsäure	2070 mg
Zitronensäure	140 mg

* Differenzberechnung

Birne

Energiegehalt

der verdaulichen Bestandteile	kJ:	234
aus 100 g essbarem Anteil (Abfall: 7%)	kcal:	55

Hauptbestandteile in 100 g essbarem Anteil

Wasser	82,9 g	Organische Säuren	0,3 g
Eiweiß [N: 0,08 g]	0,5 g	Ballaststoffe	3,3 g
Fett	0,3 g	Mineralstoffe	0,3 g
Kohlenhydrate	12,4 g		

Einzelne Inhaltsstoffe in 100 g essbarem Anteil

Mineralstoffe

Natrium	2 mg
Kalium	115 mg
Magnesium	7 mg
Calcium	10 mg
Mangan	60 µg
Eisen	165 µg
Kupfer	75 µg
Zink	125 µg
Nickel	12 µg
Chrom	25 µg
Phosphor	12 mg
Chlorid	2 mg
Fluorid	10 µg
Jodid	1 µg
Selen	1 µg

Vitamine

Vit. A	3 µg
Gesamtcarotinoide[1]	16 µg
Vit. E[2]	430 µg
Vit. K	5 µg
Vit. B_1	35 µg
Vit. B_2	40 µg
Nicotinamid	220 µg
Pantothensäure	60 µg
Vit. B_6	15 µg
Biotin	Spuren
Folsäure	14 µg
Vit. C	5 mg

Kohlenhydrate

Glucose	1670 mg
Fructose	6730 mg
Saccharose	1810 mg
Sorbit	2170 mg

Lipide

Palmitinsäure	32 mg
Stearinsäure	7 mg
Ölsäure	62 mg
Linolsäure	110 mg
Linolensäure	20 mg

Sonstige Inhaltsstoffe

Apfelsäure	170 mg
Zitronensäure	140 mg
Oxalsäure	6200 µg
Purine	12 mg

[1] β-Carotin 16 µg
[2] Gesamttocopherol 430 µg, α-Tocopherol 430 µg

Quitte

Energiegehalt

der verdaulichen Bestandteile	kJ:	161
aus 100 g essbarem Anteil (Abfall: 16%)	kcal:	38

Hauptbestandteile in 100 g essbarem Anteil

Wasser	83,1 g	Organische Säuren	0,9 g
Eiweiß [N: 0,07 g]	0,4 g	Ballaststoffe	5,9 g
Fett	0,5 g	Mineralstoffe	0,4 g
Kohlenhydrate	7,3 g		

Einzelne Inhaltsstoffe in 100 g essbarem Anteil

Mineralstoffe

Natrium	2 mg
Kalium	185 mg
Magnesium	8 mg
Calcium	10 mg
Mangan	20 µg
Eisen	600 µg
Kupfer	100 µg
Zink	200 µg
Chlorid	2 mg
Fluorid	6 µg

Vitamine

Vit. A	6 µg
Gesamtcarotinoide[1]	35 µg
Vit. B_1	30 µg
Vit. B_2	30 µg
Nicotinamid	200 µg
Vit. C	13 mg

Kohlenhydrate

Saccharose	640 mg
Reduzierende Zucker	6680 mg

Lipide

Palmitinsäure	30 mg
Stearinsäure	8 mg
Ölsäure	150 mg
Linolsäure	205 mg

Sonstige Inhaltsstoffe

Apfelsäure	930 mg
Purine	30 mg

[1] β-Carotin 35 µg

Frisches Obst

Aprikose

Energiegehalt

der verdaulichen Bestandteile	kJ:	182
aus 100 g essbarem Anteil (Abfall: 9%)	kcal:	43

Hauptbestandteile in 100 g essbarem Anteil

Wasser	85,3 g	Organische Säuren	1,4 g
Eiweiß [N: 0,14 g]	0,9 g	Ballaststoffe	1,5 g
Fett	0,1 g	Mineralstoffe	0,7 g
Kohlenhydrate	8,5 g		

Einzelne Inhaltsstoffe in 100 g essbarem Anteil

Mineralstoffe

Natrium	2 mg
Kalium	280 mg
Magnesium	9 mg
Calcium	16 mg
Mangan	170 µg
Eisen	650 µg
Kupfer	135 µg
Zink	140 µg
Nickel	17 µg
Phosphor	20 mg
Chlorid	1 mg
Fluorid	10 µg
Jodid	1 µg
Selen	1 µg

Kohlenhydrate

Glucose	1730 mg
Fructose	870 mg
Saccharose	5120 mg
Sorbit	820 mg

Lipide

Palmitinsäure	9 mg
Stearinsäure	1 mg
Linolsäure	30 mg

Sonstige Inhaltsstoffe

Apfelsäure	1 g
Zitronensäure	400 mg
Oxalsäure	7 mg
Salizylsäure	3 mg

Vitamine

Vit. A	280 µg
Gesamtcarotinoide[1]	1800 µg
Vit. E[2]	500 µg
Vit. K	3 µg
Vit. B_1	40 µg
Vit. B_2	55 µg
Nicotinamid	770 µg
Pantothensäure	290 µg
Vit. B_6	70 µg
Folsäure	4 µg
Vit. C	9 mg

[1] β-Carotin 1600 µg
[2] Gesamttocopherol 500 µg, α-Tocopherol 500 µg

Aprikose, getrocknet

Energiegehalt

der verdaulichen Bestandteile	kJ:	1021
aus 100 g essbarem Anteil	kcal:	240

Hauptbestandteile in 100 g essbarem Anteil

Wasser	17,6 g	Organische Säuren	7,9 g
Eiweiß [N: 0,80 g]	5,0 g	Ballaststoffe	17,7 g*
Fett	0,5 g	Mineralstoffe	3,5 g
Kohlenhydrate	47,9 g		

Einzelne Inhaltsstoffe in 100 g essbarem Anteil

Mineralstoffe	
Natrium	11 mg
Kalium	1370 mg
Magnesium	50 mg
Calcium	80 mg
Mangan	1500 µg
Eisen	4400 µg
Kupfer	800 µg
Zink	400 µg
Phosphor	115 mg
Chlorid	5 mg
Fluorid	50 µg
Jodid	3 µg
Vitamine	
Vit. B_1	7 µg
Vit. B_2	110 µg
Nicotinamid	3200 µg
Pantothensäure	830 µg
Vit. B_6	170 µg
Folsäure	5 µg
Vit. C	11 mg
Kohlenhydrate	
Glucose	9690 mg
Fructose	4880 mg
Saccharose	28,7 g
Sorbit	4600 mg
Sonstige Inhaltsstoffe	
Apfelsäure	5610 mg
Zitronensäure	2240 mg
Purine	75 mg

* Differenzberechnung

Kirsche, sauer

Energiegehalt

der verdaulichen Bestandteile	kJ:	226
aus 100 g essbarem Anteil (Abfall: 11 %)	kcal:	53

Hauptbestandteile in 100 g essbarem Anteil

Wasser	84,8 g	Organische Säuren	1,8 g
Eiweiß [N: 0,14 g]	0,9 g	Ballaststoffe	1,0 g
Fett	0,5 g	Mineralstoffe	0,5 g
Kohlenhydrate	9,9 g		

Einzelne Inhaltsstoffe in 100 g essbarem Anteil

Mineralstoffe

Natrium	2 mg
Kalium	115 mg
Magnesium	8 mg
Calcium	8 mg
Eisen	600 µg
Phosphor	19 mg
Chlorid	20 mg

Vitamine

Vit. A	40 µg
Gesamtcarotinoide[1]	240 µg
Vit. E[2]	130 µg
Vit. B_1	50 µg
Vit. B_2	60 µg
Nicotinamid	400 µg
Folsäure	75 µg
Vit. C	12 mg

Kohlenhydrate

Glucose	5180 mg
Fructose	4280 mg
Saccharose	420 mg

Lipide

Palmitinsäure	80 mg
Stearinsäure	25 mg
Ölsäure	135 mg
Linolsäure	75 mg
Linolensäure	75 mg

Sonstige Inhaltsstoffe

Apfelsäure	1800 mg
Oxalsäure	4700 µg
Purine	17 mg

1 β-Carotin 240 µg
2 Gesamttocopherol 130 µg, α-Tocopherol 130 µg

Kirsche,
süß

Energiegehalt

der verdaulichen Bestandteile	kJ:	266
aus 100 g essbarem Anteil (Abfall: 12%)	kcal:	63

Hauptbestandteile in 100 g essbarem Anteil

Wasser	82,8 g
Eiweiß [N: 0,14 g]	0,9 g
Fett	0,3 g
Kohlenhydrate	13,3 g
Organische Säuren	1,0 g
Ballaststoffe	1,3 g
Mineralstoffe	0,5 g

Einzelne Inhaltsstoffe in 100 g essbarem Anteil

Mineralstoffe

Natrium	3 mg
Kalium	235 mg
Magnesium	13 mg
Calcium	17 mg
Mangan	85 µg
Eisen	350 µg
Kupfer	100 µg
Zink	85 µg
Nickel	5 µg
Chrom	3 µg
Phosphor	25 mg
Chlorid	3 mg
Fluorid	18 µg
Jodid	1 µg
Selen	1 µg

Vitamine

Vit. A	6 µg
Gesamtcarotinoide[1]	35 µg
Vit. E[2]	130 µg
Vit. K	2 µg
Vit. B_1	40 µg
Vit. B_2	40 µg
Nicotinamid	270 µg
Pantothensäure	190 µg
Vit. B_6	45 µg
Biotin	400 ng
Folsäure	50 µg
Vit. C	15 mg

Aminosäuren

Arginin	14 mg
Histidin	11 mg
Isoleucin	16 mg
Leucin	23 mg
Lysin	31 mg
Methionin	4 mg
Phenylalanin	16 mg
Threonin	18 mg
Tryptophan	8 mg
Tyrosin	10 mg
Valin	20 mg

Kohlenhydrate

Glucose	6930 mg
Fructose	6140 mg
Saccharose	190 mg

Lipide

Palmitinsäure	50 mg
Stearinsäure	17 mg
Ölsäure	85 mg
Linolsäure	45 mg
Linolensäure	45 mg

Sonstige Inhaltsstoffe

Apfelsäure	940 mg
Zitronensäure	13 mg
Oxalsäure	7200 µg
Salizylsäure	850 µg
Purine	17 mg

[1] β-Carotin 35 µg
[2] Gesamttocopherol 130 µg, α-Tocopherol 130 µg

Mirabelle

Energiegehalt

der verdaulichen Bestandteile	kJ:	269
aus 100 g essbarem Anteil (Abfall: 6%)	kcal:	63

Hauptbestandteile in 100 g essbarem Anteil

Wasser	82,4 g	Organische Säuren	0,9 g
Eiweiß [N: 0,11 g]	0,7 g	Ballaststoffe	1,3 g*
Fett	0,2 g	Mineralstoffe	0,5 g
Kohlenhydrate	14,0 g		

Einzelne Inhaltsstoffe in 100 g essbarem Anteil

Mineralstoffe

Natrium	400 µg
Kalium	230 mg
Magnesium	15 mg
Calcium	12 mg
Eisen	500 µg
Kupfer	100 µg
Zink	100 µg
Phosphor	35 mg
Chlorid	3 mg

Vitamine

Vit. A	40 µg
Gesamtcarotinoide[1]	255 µg
Vit. B_1	60 µg
Vit. B_2	40 µg
Nicotinamid	600 µg
Vit. C	7 mg

Kohlenhydrate

Glucose	5100 mg
Fructose	4300 mg
Saccharose	4600 mg

Sonstige Inhaltsstoffe

Apfelsäure	890 mg
Oxalsäure	11 mg

*Differenzberechnung

[1] β-Carotin 200 µg

Pfirsich

Energiegehalt

der verdaulichen Bestandteile	kJ:	176
aus 100 g essbarem Anteil (Abfall: 8%)	kcal:	42

Hauptbestandteile in 100 g essbarem Anteil

Wasser	87,3 g	Organische Säuren	0,6 g
Eiweiß [N: 0,13 g]	0,8 g	Ballaststoffe	1,9 g
Fett	0,1 g	Mineralstoffe	0,5 g
Kohlenhydrate	8,9 g		

Einzelne Inhaltsstoffe in 100 g essbarem Anteil

Mineralstoffe	
Natrium	1 mg
Kalium	195 mg
Magnesium	9 mg
Calcium	6 mg
Mangan	65 µg
Eisen	325 µg
Kupfer	65 µg
Zink	140 µg
Nickel	20 µg
Chrom	2 µg
Phosphor	20 mg
Chlorid	3 mg
Fluorid	12 µg
Jodid	3 µg
Selen	1 µg
Vitamine	
Vit. A	16 µg
Gesamtcarotinoide[1]	110 µg
Vit. E[2]	965 µg
Vit. K	2 µg
Vit. B_1	25 µg
Vit. B_2	50 µg
Nicotinamid	850 µg
Pantothensäure	140 µg
Vit. B_6	25 µg
Biotin	2 µg
Folsäure	3 µg
Vit. C	10 mg
Aminosäuren	
Arginin	17 mg
Histidin	17 mg
Isoleucin	13 mg
Leucin	30 mg
Lysin	30 mg
Methionin	30 mg
Phenylalanin	18 mg
Threonin	25 mg
Tryptophan	5 mg
Tyrosin	20 mg
Valin	40 mg
Kohlenhydrate	
Glucose	1030 mg
Fructose	1230 mg
Saccharose	5730 mg
Sorbit	890 mg
Lipide	
Palmitinsäure	9 mg
Stearinsäure	1 mg
Ölsäure	35 mg
Linolsäure	45 mg
Linolensäure	1 mg
Sonstige Inhaltsstoffe	
Apfelsäure	330 mg
Zitronensäure	240 mg
Oxalsäure	0
Salizylsäure	580 µg
Purine	20 mg

[1] β-Carotin 80 µg
[2] Gesamttocopherol 1000 µg, α-Tocopherol 960 µg

Frisches Obst

Pfirsich, getrocknet

Energiegehalt

der verdaulichen Bestandteile	kJ:	1021
aus 100 g essbarem Anteil	kcal:	240

Hauptbestandteile in 100 g essbarem Anteil

Wasser	24,0 g	Organische Säuren	3,4 g
Eiweiß [N: 0,48 g]	3,0 g	Ballaststoffe	12,8 g*
Fett	0,6 g	Mineralstoffe	3,0 g
Kohlenhydrate	53,2 g		

Einzelne Inhaltsstoffe in 100 g essbarem Anteil

Mineralstoffe

Natrium	9 mg
Kalium	1340 mg
Magnesium	55 mg
Calcium	45 mg
Eisen	6900 µg
Kupfer	630 µg
Phosphor	125 mg
Chlorid	11 mg
Jodid	1 µg

Vitamine

Vit. A	85 µg
Gesamtcarotinoide[1]	500 µg
Vit. B_1	10 µg
Vit. B_2	140 µg
Nicotinamid	3300 µg
Vit. B_6	150 µg
Vit. C	17 mg

Kohlenhydrate

Glucose	6190 mg
Fructose	7390 mg
Saccharose	34,3 g
Sorbit	5330 mg

Lipide

Palmitinsäure	50 mg
Stearinsäure	10 mg
Ölsäure	185 mg
Linolsäure	250 mg
Linolensäure	10 mg

Sonstige Inhaltsstoffe

Apfelsäure	1980 mg
Zitronensäure	1440 mg

* Differenzberechnung

[1] β-Carotin 500 µg

Pflaume

Energiegehalt

der verdaulichen Bestandteile		kJ:	208
aus 100 g essbarem Anteil	(Abfall: 6%)	kcal:	49

Hauptbestandteile in 100 g essbarem Anteil

Wasser	83,7 g	Organische Säuren	1,3 g
Eiweiß [N: 0,10 g]	0,6 g	Ballaststoffe	1,6 g
Fett	0,2 g	Mineralstoffe	0,5 g
Kohlenhydrate	10,2 g		

Einzelne Inhaltsstoffe in 100 g essbarem Anteil

Mineralstoffe

Natrium	2 mg
Kalium	175 mg
Magnesium	8 mg
Calcium	8 mg
Mangan	70 µg
Eisen	255 µg
Kupfer	70 µg
Zink	95 µg
Nickel	13 µg
Chrom	2 µg
Phosphor	17 mg
Chlorid	2 mg
Fluorid	2 µg
Jodid	1 µg
Selen	1 µg

Vitamine

Vit. A	65 µg
Gesamtcarotinoide[1]	410 µg
Vit. E[2]	860 µg
Vit. K	8 µg
Vit. B_1	70 µg
Vit. B_2	45 µg
Nicotinamid	440 µg
Pantothensäure	180 µg
Vit. B_6	45 µg
Biotin	Spuren
Folsäure	2 µg
Vit. C	5 mg

Kohlenhydrate

Glucose	3360 mg
Fructose	2010 mg
Saccharose	3380 mg
Sorbit	1410 mg

Lipide

Palmitinsäure	17 mg
Stearinsäure	5 mg
Ölsäure	50 mg
Linolsäure	45 mg
Linolensäure	30 mg

Sonstige Inhaltsstoffe

Apfelsäure	1220 mg
Zitronensäure	35 mg
Oxalsäure	12 mg
Salizylsäure	140 µg
Purine	25 mg

[1] β-Carotin 365 µg
[2] Gesamttocopherol 940 µg, α-Tocopherol 850 µg

Pflaume, getrocknet

Energiegehalt

der verdaulichen Bestandteile	kJ:	943
aus 100 g essbarem Anteil	kcal:	222

Hauptbestandteile in 100 g essbarem Anteil

Wasser	24,0 g	Organische Säuren	5,8 g
Eiweiß [N: 0,37 g]	2,3 g	Ballaststoffe	17,8 g*
Fett	0,6 g	Mineralstoffe	2,1 g
Kohlenhydrate	47,4 g		

Einzelne Inhaltsstoffe in 100 g essbarem Anteil

Mineralstoffe

Natrium	8 mg
Kalium	825 mg
Magnesium	25 mg
Calcium	40 mg
Eisen	2300 µg
Kupfer	400 µg
Phosphor	75 mg
Chlorid	50 mg
Jodid	1 µg
Selen	3 µg

Sonstige Inhaltsstoffe

Apfelsäure	5690 mg
Zitronensäure	160 mg
Purine	65 mg

Vitamine

Vit. A	25 µg
Gesamtcarotinoide[1]	140 µg
Vit. B_1	150 µg
Vit. B_2	120 µg
Nicotinamid	1700 µg
Pantothensäure	460 µg
Vit. B_6	150 µg
Folsäure	4 µg
Vit. C	5 mg

Kohlenhydrate

Glucose	15,7 g
Fructose	9370 mg
Saccharose	15,8 g
Sorbit	6570 mg

* Differenzberechnung

[1] β-Carotin 140 µg

Reineclaude

Energiegehalt

der verdaulichen Bestandteile	kJ:	240
aus 100 g essbarem Anteil (Abfall: 4%)	kcal:	56

Hauptbestandteile in 100 g essbarem Anteil

Wasser	80,7 g	Organische Säuren	1,3 g
Eiweiß [N: 0,13 g]	0,8 g	Ballaststoffe	2,3 g
Kohlenhydrate	12,3 g	Mineralstoffe	0,6 g

Einzelne Inhaltsstoffe in 100 g essbarem Anteil

Mineralstoffe

Natrium	750 µg
Kalium	245 mg
Magnesium	10 mg
Calcium	13 mg
Eisen	1100 µg
Kupfer	80 µg
Phosphor	25 mg
Chlorid	2 mg

Vitamine

Vit. A	30 µg
Gesamtcarotinoide[1]	180 µg
Vit. C	6 mg

Kohlenhydrate

Glucose	4960 mg
Fructose	3670 mg
Saccharose	3640 mg

Sonstige Inhaltsstoffe

Apfelsäure	1250 mg

[1] β-Carotin 180 µg

Eberesche
Vogelbeere, süß

Energiegehalt

der verdaulichen Bestandteile	kJ:	363
aus 100 g essbarem Anteil (Abfall: 50%)	kcal:	85

Hauptbestandteile in 100 g essbarem Anteil

Wasser	71,7 g	Organische Säuren	2,4 g
Eiweiß [N: 0,24 g]	1,5 g	Mineralstoffe	0,7 g
Kohlenhydrate	18,0 g		

Einzelne Inhaltsstoffe in 100 g essbarem Anteil

Mineralstoffe

Natrium	Spuren
Kalium	235 mg
Magnesium	17 mg
Calcium	40 mg
Mangan	1600 µg
Eisen	1500 µg
Kupfer	90 µg
Zink	260 µg
Nickel	10 µg
Chrom	3 µg
Phosphor	33 mg
Chlorid	5 mg
Fluorid	30 µg

Vitamine

Vit. A	410 µg
Gesamtcarotinoide[1]	2500 µg
Vit. C	100 mg

Kohlenhydrate

Reduzierende Zucker	9300 mg
Saccharose	150 mg
Sorbit	8500 mg

Sonstige Inhaltsstoffe

Gesamtsäure	2370 mg

[1] β-Carotin 2500 µg

Hagebutte

Energiegehalt

der verdaulichen Bestandteile	kJ:	399
aus 100 g essbarem Anteil (Abfall: 35 %)	kcal:	94

Hauptbestandteile in 100 g essbarem Anteil

Wasser	50,2 g	Organische Säuren	3,1 g
Eiweiß [N: 0,58 g]	3,6 g	Ballaststoffe	23,7 g*
Fett	0,6 g	Mineralstoffe	2,6 g
Kohlenhydrate	16,2 g		

Einzelne Inhaltsstoffe in 100 g essbarem Anteil

Mineralstoffe

Natrium	25 mg
Kalium	290 mg
Magnesium	105 mg
Calcium	255 mg
Mangan	1200 µg
Eisen	520 µg
Kupfer	1800 µg
Zink	920 µg
Nickel	40 µg
Chrom	3 µg
Phosphor	260 mg
Chlorid	16 mg
Fluorid	60 µg
Jodid	1 µg
Selen	Spuren

Vitamine

Vit. A	800 µg
Gesamtcarotinoide[1]	4800 µg
Vit. E[2]	4200 µg
Vit. K	90 µg
Vit. B_1	60 µg
Vit. B_2	65 µg
Nicotinamid	480 µg
Vit. B_6	50 µg
Vit. C	1250 mg

Kohlenhydrate

Glucose	7300 mg
Fructose	7300 mg
Saccharose	1600 mg

Sonstige Inhaltsstoffe

Apfelsäure	3100 mg
Weinsäure	1650 mg

* Differenzberechnung

[1] β-Carotin 4800 µg
[2] Gesamttocopherol 4400 µg, α-Tocopherol 4100 µg

Frisches Obst

Holunderbeere,
schwarz

Energiegehalt

der verdaulichen Bestandteile	kJ:	228
aus 100 g essbarem Anteil (Abfall: 30%)	kcal:	54

Hauptbestandteile in 100 g essbarem Anteil

Wasser	80,9 g	Kohlenhydrate	6,5 g
Eiweiß [N: 0,40 g]	2,5 g	Organische Säuren	0,9 g
Fett	1,7 g	Mineralstoffe	0,7 g

Einzelne Inhaltsstoffe in 100 g essbarem Anteil

Mineralstoffe

Natrium	500 µg
Kalium	305 mg
Calcium	35 mg
Chrom	4 µg
Phosphor	55 mg

Vitamine

Vit. A	60 µg
Gesamtcarotinoide[1]	360 µg
Vit. B[1]	65 µg
Vit. B_2	80 µg
Nicotinamid	1500 µg
Pantothensäure	180 µg
Vit. B_6	250 µg
Biotin	2 µg
Folsäure	17 µg
Vit. C	18 mg

Kohlenhydrate

Reduzierende Zucker	6270 mg
Saccharose	250 mg

Lipide

Palmitinsäure	100 mg
Stearinsäure	30 mg
Ölsäure	110 mg
Linolsäure	610 mg
Linolensäure	510 mg

Sonstige Inhaltsstoffe

Purine	35 mg

[1] β-Carotin 360 µg

Sanddornbeere

Energiegehalt

der verdaulichen Bestandteile	kJ:	369
aus 100 g essbarem Anteil (Abfall: 40%)	kcal:	89

Hauptbestandteile in 100 g essbarem Anteil

Wasser	82,6 g	Kohlenhydrate	3,3 g
Eiweiß [N: 0,22 g]	1,4 g	Organische Säuren	2,0 g
Fett	7,1 g	Mineralstoffe	0,5 g

Einzelne Inhaltsstoffe in 100 g essbarem Anteil

Mineralstoffe

Natrium	4 mg
Kalium	135 mg
Magnesium	30 mg
Calcium	40 mg
Eisen	440 µg
Phosphor	9 mg
Chlorid	390 µg

Vitamine

Vit. A	250 µg
Gesamtcarotinoide[1]	1500 µg
Vit. E[2]	3200 µg
Vit. B_1	35 µg
Vit. B_2	210 µg
Nicotinamid	260 µg
Pantothensäure	150 µg
Vit. B_6	110 µg
Biotin	3 µg
Folsäure	10 µg
Vit. C	450 mg

Kohlenhydrate

Reduzierende Zucker	3000 mg
Saccharose	290 mg

Sonstige Inhaltsstoffe

Gesamtsäure	1950 mg

[1] β-Carotin 1500 µg
[2] Gesamttocopherol 4100 µg, α-Tocopherol 3100 µg

Frisches Obst

Brombeere

Energiegehalt

der verdaulichen Bestandteile	kJ:	185
aus 100 g essbarem Anteil	kcal:	44

Hauptbestandteile in 100 g essbarem Anteil

Wasser	84,7 g	Organische Säuren	1,7 g
Eiweiß [N: 0,19 g]	1,2 g	Ballaststoffe	3,2 g
Fett	1,0 g	Mineralstoffe	0,5 g
Kohlenhydrate	6,2 g		

Einzelne Inhaltsstoffe in 100 g essbarem Anteil

Mineralstoffe

Natrium	2 mg
Kalium	190 mg
Magnesium	30 mg
Calcium	45 mg
Mangan	895 µg
Eisen	900 µg
Kupfer	110 µg
Zink	190 µg
Phosphor	30 mg
Jodid	Spuren

Vitamine

Vit. A	45 µg
Gesamtcarotinoide[1]	270 µg
Vit. E[2]	720 µg
Vit. B_1	30 µg
Vit. B_2	40 µg
Nicotinamid	400 µg
Pantothensäure	220 µg
Vit. B_6	50 µg
Vit. C	17 mg

Kohlenhydrate

Glucose	2960 mg
Fructose	3110 mg
Saccharose	170 mg

Sonstige Inhaltsstoffe

Apfelsäure	900 mg
Zitronensäure	18 mg
Oxalsäure	12 mg
Isozitronensäure	810 mg

[1] β-Carotin 270 µg
[2] Gesamttocopherol 2700 µg, α-Tocopherol 600 µg

Erdbeere

Energiegehalt

der verdaulichen Bestandteile	kJ:	136
aus 100 g essbarem Anteil (Abfall: 3%)	kcal:	32

Hauptbestandteile in 100 g essbarem Anteil

Wasser	89,5 g	Organische Säuren	1,1 g
Eiweiß [N: 0,13 g]	0,8 g	Ballaststoffe	1,6 g
Fett	0,4 g	Mineralstoffe	0,5 g
Kohlenhydrate	5,5 g		

Einzelne Inhaltsstoffe in 100 g essbarem Anteil

Mineralstoffe	
Natrium	1 mg
Kalium	160 mg
Magnesium	13 mg
Calcium	20 mg
Mangan	390 µg
Eisen	640 µg
Kupfer	45 µg
Zink	265 µg
Nickel	5 µg
Chrom	1 µg
Phosphor	25 mg
Chlorid	9 mg
Fluorid	15 µg
Jodid	3 µg
Selen	1 µg
Vitamine	
Vit. A	3 µg
Gesamtcarotinoide[1]	20 µg
Vit. E[2]	120 µg
Vit. K	6 µg
Vit. B_1	30 µg
Vit. B_2	55 µg
Nicotinamid	510 µg
Pantothensäure	300 µg
Vit. B_6	60 µg
Biotin	4 µg
Folsäure	45 µg
Vit. C	65 mg
Aminosäuren	
Arginin	35 mg
Histidin	16 mg
Isoleucin	19 mg
Leucin	45 mg
Lysin	35 mg
Methionin	1 mg
Phenylalanin	25 mg
Threonin	25 mg
Tryptophan	15 mg
Tyrosin	30 mg
Valin	25 mg
Kohlenhydrate	
Glucose	2170 mg
Fructose	2300 mg
Saccharose	1000 mg
Sorbit	30 mg
Lipide	
Palmitinsäure	25 mg
Stearinsäure	5 mg
Ölsäure	60 mg
Linolsäure	135 mg
Linolensäure	105 mg
Sonstige Inhaltsstoffe	
Apfelsäure	305 mg
Zitronensäure	750 mg
Oxalsäure	16 mg
Salizylsäure	1400 µg
Purine	20 mg

[1] β-Carotin 16 µg
[2] Gesamttocopherol 120 µg, α-Tocopherol 120 µg

Heidelbeere,
Blaubeere

Energiegehalt

der verdaulichen Bestandteile	kJ:	154
aus 100 g essbarem Anteil (Abfall: 3%)	kcal:	36

Hauptbestandteile in 100 g essbarem Anteil

Wasser	84,6 g	Organische Säuren	1,4 g
Eiweiß [N: 0,10 g]	0,6 g	Ballaststoffe	4,9 g
Fett	0,6 g	Mineralstoffe	0,3 g
Kohlenhydrate	6,1 g		

Einzelne Inhaltsstoffe in 100 g essbarem Anteil

Mineralstoffe

Natrium	1 mg
Kalium	80 mg
Magnesium	2 mg
Calcium	10 mg
Mangan	4200 µg
Eisen	740 µg
Kupfer	75 µg
Zink	130 µg
Nickel	7 µg
Chrom	Spuren
Phosphor	13 mg
Chlorid	5 mg
Fluorid	2 µg

Vitamine

Vit. A	6 µg
Gesamtcarotinoide[1]	35 µg
Vit. E[2]	2100 µg
Vit. K	12 µg
Vit. B_1	20 µg
Vit. B_2	20 µg
Nicotinamid	400 µg
Pantothensäure	160 µg
Vit. B_6	60 µg
Biotin	1 µg
Folsäure	10 µg
Vit. C	20 mg

Kohlenhydrate

Glucose	2470 mg
Fructose	3350 mg
Saccharose	235 mg
Xylit	2 mg
Sorbit	4 mg

Sonstige Inhaltsstoffe

Apfelsäure	850 mg
Zitronensäure	525 mg
Oxalsäure	0
Weinsäure	220 µg
Purine	20 mg

[1] β-Carotin 35 µg
[2] Gesamttocopherol 2700 µg, α-Tocopherol 1900 µg

Himbeere

Energiegehalt

der verdaulichen Bestandteile	kJ:	142
aus 100 g essbarem Anteil	kcal:	33

Hauptbestandteile in 100 g essbarem Anteil

Wasser	84,5 g	Organische Säuren	2,1 g
Eiweiß [N: 0,21 g]	1,3 g	Ballaststoffe	4,7 g
Fett	0,3 g	Mineralstoffe	0,5 g
Kohlenhydrate	4,8 g		

Einzelne Inhaltsstoffe in 100 g essbarem Anteil

Mineralstoffe

Natrium	1 mg
Kalium	200 mg
Magnesium	30 mg
Calcium	40 mg
Mangan	385 µg
Eisen	1000 µg
Kupfer	95 µg
Zink	360 µg
Nickel	20 µg
Chrom	1 µg
Phosphor	45 mg
Jodid	3 µg
Selen	1 µg

Vitamine

Vit. A	4 µg
Gesamtcarotinoide[1]	30 µg
Vit. E[2]	910 µg
Vit. K	10 µg
Vit. B_1	25 µg
Vit. B_2	50 µg
Nicotinamid	300 µg
Pantothensäure	300 µg
Vit. B_6	75 µg
Folsäure	30 µg
Vit. C	25 mg

Kohlenhydrate

Glucose	1780 mg
Fructose	2050 mg
Saccharose	970 mg
Sorbit	9 mg

Lipide

Palmitinsäure	8 mg
Stearinsäure	2 mg
Ölsäure	30 mg
Linolsäure	130 mg
Linolensäure	65 mg

Sonstige Inhaltsstoffe

Apfelsäure	400 mg
Zitronensäure	1720 mg
Oxalsäure	16 mg
Salizylsäure	5100 µg
Purine	18 mg

[1] β-Carotin 16 µg
[2] Gesamttocopherol 4000 µg, α-Tocopherol 685 µg

Johannisbeere, rot

Energiegehalt

der verdaulichen Bestandteile	kJ:	139
aus 100 g essbarem Anteil (Abfall: 2%)	kcal:	33

Hauptbestandteile in 100 g essbarem Anteil

Wasser	84,7 g	Organische Säuren	2,4 g
Eiweiß [N: 0,18 g]	1,1 g	Ballaststoffe	3,5 g
Fett	0,2 g	Mineralstoffe	0,6 g
Kohlenhydrate	4,8 g		

Einzelne Inhaltsstoffe in 100 g essbarem Anteil

Mineralstoffe

Natrium	2 mg
Kalium	255 mg
Magnesium	13 mg
Calcium	30 mg
Mangan	240 µg
Eisen	910 µg
Kupfer	140 µg
Zink	240 µg
Nickel	5 µg
Chrom	2 µg
Phosphor	25 mg
Chlorid	14 mg
Fluorid	25 µg
Jodid	1 µg
Selen	Spuren

Vitamine

Vit. A	4 µg
Gesamtcarotinoide[1]	25 µg
Vit. E[2]	715 µg
Vit. K	11 µg
Vit. B_1	40 µg
Vit. B_2	30 µg
Nicotinamid	230 µg
Pantothensäure	60 µg
Vit. B_6	45 µg
Biotin	3 µg
Folsäure	11 µg
Vit. C	35 mg

Kohlenhydrate

Glucose	2010 mg
Fructose	2490 mg
Saccharose	275 mg

Lipide

Palmitinsäure	30 mg
Stearinsäure	7 mg
Ölsäure	25 mg
Linolsäure	40 mg
Linolensäure	30 mg

Sonstige Inhaltsstoffe

Apfelsäure	595 mg
Zitronensäure	1775 mg
Oxalsäure	10 mg
Salizylsäure	5100 µg
Purine	17 mg

[1] β-Carotin 25 µg
[2] Gesamttocopherol 1200 µg, α-Tocopherol 615 µg

Johannisbeere, schwarz

Energiegehalt

der verdaulichen Bestandteile	kJ:	167
aus 100 g essbarem Anteil (Abfall: 2%)	kcal:	39

Hauptbestandteile in 100 g essbarem Anteil

Wasser	81,3 g	Organische Säuren	2,6 g
Eiweiß [N: 0,21 g]	1,3 g	Ballaststoffe	6,8 g
Fett	0,2 g	Mineralstoffe	0,8 g
Kohlenhydrate	6,1 g		

Einzelne Inhaltsstoffe in 100 g essbarem Anteil

Mineralstoffe

Natrium	2 mg
Kalium	305 mg
Magnesium	17 mg
Calcium	45 mg
Mangan	345 µg
Eisen	1300 µg
Kupfer	105 µg
Zink	250 µg
Nickel	16 µg
Chrom	1 µg
Phosphor	40 mg
Chlorid	15 mg
Fluorid	30 µg
Jodid	1 µg
Selen	2 µg

Vitamine

Vit. A	14 µg
Gesamtcarotinoide[1]	80 µg
Vit. E[2]	1900 µg
Vit. K	30 µg
Vit. B_1	50 µg
Vit. B_2	45 µg
Nicotinamid	280 µg
Pantothensäure	400 µg
Vit. B_6	80 µg
Biotin	2 µg
Folsäure	9 µg
Vit. C	175 mg

Kohlenhydrate

Glucose	2350 mg
Fructose	3070 mg
Saccharose	690 mg

Lipide

Palmitinsäure	20 mg
Stearinsäure	4 mg
Ölsäure	25 mg
Linolsäure	70 mg
Linolensäure	40 mg

Sonstige Inhaltsstoffe

Apfelsäure	235 mg
Zitronensäure	2390 mg
Salizylsäure	3100 µg

[1] β-Carotin 80 µg
[2] Gesamttocopherol 2700 µg, α-Tocopherol 1800 µg

Moosbeere, Torfbeere

Energiegehalt

der verdaulichen Bestandteile	kJ:	150
aus 100 g essbarem Anteil (Abfall: 8 %)	kcal:	35

Hauptbestandteile in 100 g essbarem Anteil

Wasser	87,4 g	Kohlenhydrate	3,9 g
Eiweiß [N: 0,06 g]	0,4 g	Organische Säuren	3,9 g
Fett	0,7 g	Mineralstoffe	0,2 g

Einzelne Inhaltsstoffe in 100 g essbarem Anteil

Mineralstoffe

Natrium	2 mg
Kalium	90 mg
Magnesium	7 mg
Calcium	14 mg
Mangan	2300 µg
Eisen	860 µg
Kupfer	100 µg
Zink	440 µg
Nickel	18 µg
Phosphor	10 mg
Chlorid	700 µg

Vitamine

Vit. A	3 µg
Gesamtcarotinoide[1]	20 µg
Vit. B_1	30 µg
Vit. B_2	20 µg
Nicotinamid	100 µg
Vit. C	11 mg

Kohlenhydrate

Saccharose	230 mg
Reduzierende Zucker	3700 mg

Sonstige Inhaltsstoffe

Gesamtsäure	3890 mg

[1] β-Carotin 20 µg

Preiselbeere, Kronsbeere

Energiegehalt

der verdaulichen Bestandteile	kJ:	147
aus 100 g essbarem Anteil (Abfall: 6%)	kcal:	35

Hauptbestandteile in 100 g essbarem Anteil

Wasser	87,4 g	Organische Säuren	1,4 g
Eiweiß [N: 0,05 g]	0,3 g	Ballaststoffe	2,9 g
Fett	0,5 g	Mineralstoffe	0,3 g
Kohlenhydrate	6,2 g		

Einzelne Inhaltsstoffe in 100 g essbarem Anteil

Mineralstoffe

Natrium	2 mg
Kalium	80 mg
Magnesium	6 mg
Calcium	14 mg
Mangan	260 µg
Eisen	500 µg
Kupfer	170 µg
Zink	190 µg
Nickel	5 µg
Chrom	1 µg
Phosphor	10 mg
Chlorid	4 mg
Jodid	5 µg

Vitamine

Vit. A	3 µg
Gesamtcarotinoide[1]	20 µg
Vit. E[2]	990 µg
Vit. B_1	14 µg
Vit. B_2	25 µg
Nicotinamid	30–500 µg
Pantothensäure	30–220 µg
Vit. B_6	12 µg
Folsäure	3 µg
Vit. C	12 mg

Kohlenhydrate

Glucose	3030 mg
Fructose	2930 mg
Saccharose	140 mg
Stärke	120 mg

Sonstige Inhaltsstoffe

Apfelsäure	260 mg
Zitronensäure	1100 mg
Oxalsäure	0

[1] β-Carotin 20 µg

[2] Gesamttocopherol 1700 µg, α-Tocopherol 940 µg

Stachelbeere

Energiegehalt

der verdaulichen Bestandteile	kJ:	160
aus 100 g essbarem Anteil (Abfall: 2%)	kcal:	38

Hauptbestandteile in 100 g essbarem Anteil

Wasser	87,2 g	Organische Säuren	1,4 g
Eiweiß [N: 0,13 g]	0,8 g	Ballaststoffe	3,0 g
Fett	0,2 g	Mineralstoffe	0,5 g
Kohlenhydrate	7,1 g		

Einzelne Inhaltsstoffe in 100 g essbarem Anteil

Mineralstoffe

Natrium	2 mg
Kalium	200 mg
Magnesium	15 mg
Calcium	30 mg
Mangan	95 µg
Eisen	630 µg
Kupfer	165 µg
Zink	150 µg
Nickel	3 µg
Chrom	1 µg
Phosphor	30 mg
Chlorid	900 µg
Fluorid	11 µg
Jodid	1 µg
Selen	1 µg

Vitamine

Vit. A	18 µg
Gesamtcarotinoide[1]	110 µg
Vit. E[2]	620 µg
Vit. B_1	16 µg
Vit. B_2	18 µg
Nicotinamid	250 µg
Pantothensäure	200 µg
Vit. B_6	15 µg
Biotin	1 µg
Folsäure	20 µg
Vit. C	35 mg

Kohlenhydrate

Glucose	3020 mg
Fructose	3330 mg
Saccharose	710 mg

Lipide

Palmitinsäure	11 mg
Stearinsäure	3 mg
Ölsäure	15 mg
Linolsäure	60 mg
Linolensäure	20 mg

Sonstige Inhaltsstoffe

Apfelsäure	720 mg
Zitronensäure	720 mg
Oxalsäure	19 mg
Purine	16 mg

[1] β-Carotin 110 µg
[2] Gesamttocopherol 720 µg, α-Tocopherol 610 µg

Weinbeere,
Weintraube

Energiegehalt

der verdaulichen Bestandteile		kJ:	287
aus 100 g essbarem Anteil	(Abfall: 4%)	kcal:	68

Hauptbestandteile in 100 g essbarem Anteil

Wasser	81,1 g
Eiweiß [N: 0,11 g]	0,7 g
Fett	0,3 g
Kohlenhydrate	15,2 g
Organische Säuren	0,4 g
Ballaststoffe	1,5 g
Mineralstoffe	0,5 g

Einzelne Inhaltsstoffe in 100 g essbarem Anteil

Mineralstoffe

Natrium	2 mg
Kalium	195 mg
Magnesium	8 mg
Calcium	12 mg
Mangan	70 µg
Eisen	415 µg
Kupfer	95 µg
Zink	50 µg
Nickel	5 µg
Chrom	2 µg
Phosphor	20 mg
Chlorid	2 mg
Fluorid	13 µg
Jodid	1 µg
Selen	2 µg

Vitamine

Vit. A	6 µg
Gesamtcarotinoide[1]	35 µg
Vit. E[2]	665 µg
Vit. K	15 µg
Vit. B_1	45 µg
Vit. B_2	25 µg
Nicotinamid	230 µg
Pantothensäure	65 µg
Vit. B_6	75 µg
Biotin	2 µg
Folsäure	45 µg
Vit. C	4 mg

Aminosäuren

Arginin	50 mg
Histidin	25 mg
Isoleucin	5 mg
Leucin	14 mg
Lysin	15 mg
Methionin	23 mg
Phenylalanin	14 mg
Threonin	19 mg
Tryptophan	4 mg
Tyrosin	12 mg
Valin	19 mg

Kohlenhydrate

Glucose	7180 mg
Fructose	7440 mg
Saccharose	425 mg
Sorbit	200 mg

Lipide

Palmitinsäure	55 mg
Stearinsäure	7 mg
Ölsäure	13 mg
Linolsäure	110 mg
Linolensäure	35 mg

Sonstige Inhaltsstoffe

Apfelsäure	325 mg
Zitronensäure	25 mg
Oxalsäure	8 mg
Weinsäure	530 mg
Salizylsäure	1400 µg
Purine	25 mg

[1] β-Carotin 35 µg

[2] Gesamttocopherol 900 µg, α-Tocopherol 630 µg

Weinbeere, getrocknet,
Rosine

Energiegehalt

der verdaulichen Bestandteile	kJ:	1242
aus 100 g essbarem Anteil	kcal:	292

Hauptbestandteile in 100 g essbarem Anteil

Wasser	15,7 g	Organische Säuren	1,6 g
Eiweiß [N: 0,40 g]	2,5 g	Ballaststoffe	5,2 g
Fett	0,6 g	Mineralstoffe	2,0 g
Kohlenhydrate	68,0 g		

Einzelne Inhaltsstoffe in 100 g essbarem Anteil

Mineralstoffe

Natrium	20 mg
Kalium	780 mg
Magnesium	40 mg
Calcium	80 mg
Mangan	465 µg
Eisen	2300 µg
Kupfer	370 µg
Zink	245 µg
Phosphor	110 mg
Chlorid	10 mg
Fluorid	60 µg
Selen	7 µg

Vitamine

Vit. A	5 µg
Gesamtcarotinoide[1]	30 µg
Vit. B_1	120 µg
Vit. B_2	55 µg
Nicotinamid	500 µg
Pantothensäure	100 µg
Vit. B_6	110 µg
Folsäure	4 µg
Vit. C	1 mg

Aminosäuren

Arginin	305 mg
Histidin	50 mg
Isoleucin	45 mg
Leucin	75 mg
Lysin	70 mg
Methionin	13 mg
Phenylalanin	45 mg
Threonin	55 mg
Tryptophan	5 mg
Tyrosin	10 mg
Valin	70 mg

Kohlenhydrate

Glucose	32,0 g
Fructose	33,2 g
Saccharose	1,9 g
Sorbit	890 mg

Sonstige Inhaltsstoffe

Apfelsäure	1460 mg
Zitronensäure	105 mg
Weinsäure	2360 mg
Salizylsäure	6700 µg
Purine	105 mg

[1] β-Carotin 30 µg

Ananas

Energiegehalt

der verdaulichen Bestandteile	kJ:	236
aus 100 g essbarem Anteil (Abfall: 46%)	kcal:	56

Hauptbestandteile in 100 g essbarem Anteil

Wasser	84,9 g
Eiweiß [N: 0,08 g]	0,5 g
Fett	0,2 g
Kohlenhydrate	12,4 g
Organische Säuren	0,7 g
Ballaststoffe	1,0 g
Mineralstoffe	0,4 g

Einzelne Inhaltsstoffe in 100 g essbarem Anteil

Mineralstoffe

Natrium	2 mg
Kalium	175 mg
Magnesium	17 mg
Calcium	16 mg
Mangan	320 µg
Eisen	400 µg
Kupfer	60 µg
Zink	125 µg
Nickel	16 µg
Phosphor	9 mg
Chlorid	40 mg
Fluorid	14 µg
Jodid	Spuren
Selen	1 µg

Vitamine

Vit. A	10 µg
Gesamtcarotinoide[1]	60 µg
Vit. E[2]	100 µg
Vit. K	Spuren
Vit. B_1	80 µg
Vit. B_2	30 µg
Nicotinamid	220 µg
Pantothensäure	180 µg
Vit. B_6	75 µg
Folsäure	4 µg
Vit. C	19 mg

Kohlenhydrate

Glucose	2130 mg
Fructose	2440 mg
Saccharose	7830 mg

Lipide

Palmitinsäure	10 mg
Stearinsäure	6 mg
Ölsäure	25 mg
Linolsäure	45 mg
Linolensäure	35 mg

Sonstige Inhaltsstoffe

Apfelsäure	95 mg
Zitronensäure	630 mg
Salizylsäure	2100 µg
Purine	19 mg

[1] β-Carotin 60 µg
[2] Gesamttocopherol 100 µg, α-Tocopherol 100 µg

Apfelsine, Orange

Energiegehalt

der verdaulichen Bestandteile	kJ:	180
aus 100 g essbarem Anteil (Abfall: 28%)	kcal:	42

Hauptbestandteile in 100 g essbarem Anteil

Wasser	85,7 g
Eiweiß [N: 0,16 g]	1,0 g
Fett	0,2 g
Kohlenhydrate	8,3 g
Organische Säuren	1,1 g
Ballaststoffe	1,6 g
Mineralstoffe	0,5 g

Einzelne Inhaltsstoffe in 100 g essbarem Anteil

Mineralstoffe

Natrium	1 mg
Kalium	165 mg
Magnesium	12 mg
Calcium	40 mg
Mangan	35 µg
Eisen	186 µg
Kupfer	55 µg
Zink	85 µg
Nickel	4 µg
Chrom	1 µg
Phosphor	20 mg
Chlorid	4 mg
Fluorid	5 µg
Jodid	1 µg
Selen	1 µg

Vitamine

Vit. A	13 µg
Gesamtcarotinoide[1]	105 µg
Vit. E[2]	320 µg
Vit. K	4 µg
Vit. B_1	80 µg
Vit. B_2	40 µg
Nicotinamid	300 µg
Pantothensäure	240 µg
Vit. B_6	105 µg
Biotin	2 µg
Folsäure	30 µg
Vit. C	50 mg

Aminosäuren

Arginin	75 mg
Histidin	12 mg
Isoleucin	20 mg
Leucin	30 mg
Lysin	40 mg
Methionin	8 mg
Phenylalanin	20 mg
Threonin	20 mg
Tryptophan	7 mg
Tyrosin	13 mg
Valin	35 mg

Kohlenhydrate

Glucose	2270 mg
Fructose	2580 mg
Saccharose	3410 mg

Lipide

Palmitinsäure	25 mg
Stearinsäure	3 mg
Ölsäure	45 mg
Linolsäure	50 mg
Linolensäure	25 mg

Sonstige Inhaltsstoffe

Apfelsäure	90 mg
Zitronensäure	1040 mg
Salizylsäure	2400 µg
Purine	19 mg

[1] β-Carotin 50 µg
[2] Gesamttocopherol 320 µg, α-Tocopherol 320 µg

Avocado

Energiegehalt

der verdaulichen Bestandteile	kJ:	909
aus 100 g essbarem Anteil (Abfall: 25%)	kcal:	221

Hauptbestandteile in 100 g essbarem Anteil

Wasser	66,5 g	Kohlenhydrate	0,4 g
Eiweiß [N: 0,30 g]	1,9 g	Ballaststoffe	6,3 g
Fett	23,5 g	Mineralstoffe	1,4 g

Einzelne Inhaltsstoffe in 100 g essbarem Anteil

Mineralstoffe

Natrium	5 mg
Kalium	485 mg
Magnesium	30 mg
Calcium	12 mg
Mangan	160 µg
Eisen	495 µg
Kupfer	230 µg
Zink	625 µg
Phosphor	45 mg
Chlorid	6 mg
Jodid	1 µg

Vitamine

Vit. A	12 µg
Gesamtcarotinoide[1]	105 µg
Vit. E[2]	1300 µg
Vit. K	19 µg
Vit. B_1	80 µg
Vit. B_2	150 µg
Nicotinamid	1100 µg
Pantothensäure	1100 µg
Vit. B_6	530 µg
Biotin	10 µg
Folsäure	30 µg
Vit. C	13 mg

Aminosäuren

Arginin	60 mg
Histidin	30 mg
Isoleucin	110 mg
Leucin	195 mg
Lysin	155 mg
Methionin	45 mg
Phenylalanin	110 mg
Threonin	120 mg
Tryptophan	20 mg
Tyrosin	75 mg
Valin	170 mg

Kohlenhydrate

Glucose	100 mg
Fructose	200 mg
Saccharose	100 mg

Lipide

Palmitinsäure	1790 mg
Stearinsäure	105 mg
Ölsäure	15,1 g
Linolsäure	1660 mg
Linolensäure	165 mg

Sonstige Inhaltsstoffe

Salizylsäure	600 µg
Purine	19 mg

[1] β-Carotin 40 µg
[2] Gesamttocopherol 1300 µg, α-Tocopherol 1300 µg

Banane

Energiegehalt

der verdaulichen Bestandteile	kJ:	376
aus 100 g essbarem Anteil (Abfall: 33%)	kcal:	88

Hauptbestandteile in 100 g essbarem Anteil

Wasser	73,9 g	Organische Säuren	0,6 g
Eiweiß [N: 0,19 g]	1,2 g	Ballaststoffe	1,8 g
Fett	0,2 g	Mineralstoffe	0,8 g
Kohlenhydrate	20,0 g		

Einzelne Inhaltsstoffe in 100 g essbarem Anteil

Mineralstoffe

Natrium	1 mg
Kalium	370 mg
Magnesium	30 mg
Calcium	7 mg
Mangan	285 µg
Eisen	350 µg
Kupfer	110 µg
Zink	195 µg
Nickel	10 µg
Chrom	2 µg
Phosphor	25 mg
Chlorid	110 mg
Fluorid	14 µg
Jodid	2 µg
Selen	1 µg

Vitamine

Vit. A	9 µg
Gesamtcarotinoide[1]	70 µg
Vit. E[2]	270 µg
Vit. K	260 ng
Vit. B_1	45 µg
Vit. B_2	55 µg
Nicotinamid	650 µg
Pantothensäure	230 µg
Vit. B_6	365 µg
Biotin	6 µg
Folsäure	14 µg
Vit. C	12 mg

Aminosäuren

Arginin	55 mg
Histidin	75 mg
Isoleucin	40 mg
Leucin	85 mg
Lysin	55 mg
Methionin	9 mg
Phenylalanin	35 mg
Threonin	40 mg
Tryptophan	18 mg
Tyrosin	20 mg
Valin	55 mg

Kohlenhydrate

Glucose	3550 mg
Fructose	3400 mg
Saccharose	10,3 g
Stärke	2760 mg

Lipide

Palmitinsäure	50 mg
Stearinsäure	3 mg
Ölsäure	14 mg
Linolsäure	35 mg
Linolensäure	25 mg

Sonstige Inhaltsstoffe

Apfelsäure	360 mg
Zitronensäure	200 mg

1 β-Carotin 30 µg

2 Gesamttocopherol 270 µg, α-Tocopherol 270 µg

Dattel, getrocknet

Energiegehalt

der verdaulichen Bestandteile	kJ:	1174
aus 100 g essbarem Anteil (Abfall: 13%)	kcal:	276

Hauptbestandteile in 100 g essbarem Anteil

Wasser	20,2 g	Organische Säuren	1,3 g
Eiweiß [N: 0,30 g]	1,9 g	Ballaststoffe	8,7 g
Fett	0,5 g	Mineralstoffe	1,8 g
Kohlenhydrate	65,1 g		

Einzelne Inhaltsstoffe in 100 g essbarem Anteil

Mineralstoffe

Natrium	35 mg
Kalium	650 mg
Magnesium	50 mg
Calcium	65 mg
Mangan	150 µg
Eisen	1900 µg
Kupfer	290 µg
Zink	400 µg
Chrom	30 µg
Phosphor	55 mg
Chlorid	115 mg
Jodid	1 µg

Vitamine

Vit. A	25 µg
Gesamtcarotinoide[1]	150 µg
Vit. B_1	35 µg
Vit. B_2	75 µg
Nicotinamid	1900 µg
Pantothensäure	800 µg
Vit. B_6	130 µg
Folsäure	20 µg
Vit. C	3 mg

Aminosäuren

Arginin	40 mg
Histidin	40 mg
Isoleucin	60 mg
Leucin	60 mg
Lysin	45 mg
Methionin	20 mg
Phenylalanin	50 mg
Threonin	50 mg
Tryptophan	50 mg
Tyrosin	30 mg
Valin	75 mg

Kohlenhydrate

Glucose	25,0 g
Fructose	24,9 g
Saccharose	13,8 g
Sorbit	1350 mg

Sonstige Inhaltsstoffe

Apfelsäure	1260 mg
Salizylsäure	4500 µg
Purine	35 mg

[1] β-Carotin 150 µg

Edelkastanie, Marone

Energiegehalt

der verdaulichen Bestandteile	kJ:	813
aus 100 g essbarem Anteil (Abfall: 20%)	kcal:	192

Hauptbestandteile in 100 g essbarem Anteil

Wasser	44,9 g	Kohlenhydrate	41,2 g
Eiweiß[1] [N: 0,47 g]	2,5 g	Ballaststoffe	8,4 g
Fett	1,9 g	Mineralstoffe	1,2 g

Einzelne Inhaltsstoffe in 100 g essbarem Anteil

Mineralstoffe

Natrium	2 mg
Kalium	705 mg
Magnesium	45 mg
Calcium	35 mg
Mangan	750 µg
Eisen	1300 µg
Kupfer	230 µg
Phosphor	85 mg
Chlorid	13 mg
Jodid	Spuren
Selen	2 µg

Vitamine

Vit. A	4 µg
Gesamtcarotinoide[2]	25 µg
Vit. E[3]	1200 µg
Vit. B_1	200 µg
Vit. B_2	210 µg
Nicotinamid	870 µg
Pantothensäure	500 µg
Vit. B_6	350 µg
Biotin	2 µg
Vit. C	25 mg

Aminosäuren

Arginin	200 mg
Histidin	80 mg
Lysin	150 mg
Methionin	40 mg
Phenylalanin	110 mg
Threonin	140 mg
Tryptophan	30 mg
Tyrosin	140 mg
Valin	160 mg

Kohlenhydrate

Saccharose	13,9 g
Stärke	27,3 g

Lipide

Palmitinsäure	265 mg
Stearinsäure	20 mg
Ölsäure	980 mg
Linolsäure	450 mg
Linolensäure	50 mg

1 Eiweißgehalt nach der EU-Richtlinie zur Nährwertkennzeichnung (Faktor 6,25): 2,9 g
2 β-Carotin 25 µg
3 Gesamttocopherol 7500 µg, α-Tocopherol 500 µg

Feige

Energiegehalt

der verdaulichen Bestandteile	kJ:	260
aus 100 g essbarem Anteil	kcal:	61

Hauptbestandteile in 100 g essbarem Anteil

Wasser	80,2 g	Kohlenhydrate	12,9 g
Eiweiß [N: 0,21 g]	1,3 g	Ballaststoffe	2,0 g
Fett	0,5 g	Mineralstoffe	0,7 g

Einzelne Inhaltsstoffe in 100 g essbarem Anteil

Mineralstoffe

Natrium	1 mg
Kalium	250 mg
Magnesium	20 mg
Calcium	55 mg
Mangan	45 µg
Eisen	600 µg
Kupfer	80 µg
Zink	235 µg
Phosphor	30 mg
Chlorid	18 mg
Fluorid	20 µg
Jodid	2 µg
Selen	2 µg

Vitamine

Vit. A	8 µg
Gesamtcarotinoide[1]	50 µg
Vit. B_1	45 µg
Vit. B_2	50 µg
Nicotinamid	425 µg
Pantothensäure	300 µg
Vit. B_6	110 µg
Folsäure	7 µg
Vit. C	3 mg

Kohlenhydrate

Reduzierende Zucker	12,9 g

Lipide

Palmitinsäure	70 mg
Stearinsäure	18 mg
Ölsäure	100 mg
Linolsäure	215 mg

Sonstige Inhaltsstoffe

Salizylsäure	180 µg

[1] β-Carotin 50 µg

Feige, getrocknet

Energiegehalt

der verdaulichen Bestandteile	kJ:	1059
aus 100 g essbarem Anteil (Abfall: 1%)	kcal:	250

Hauptbestandteile in 100 g essbarem Anteil

Wasser	23,7 g	Organische Säuren	1,1 g
Eiweiß [N: 0,56 g]	3,5 g	Ballaststoffe	12,9 g
Fett	1,3 g	Mineralstoffe	2,4 g
Kohlenhydrate	55,1 g		

Einzelne Inhaltsstoffe in 100 g essbarem Anteil

Mineralstoffe

Natrium	40 mg
Kalium	850 mg
Magnesium	70 mg
Calcium	195 mg
Mangan	350 μg
Eisen	3300 μg
Kupfer	380 μg
Zink	900 μg
Phosphor	110 mg
Chlorid	45 mg
Jodid	4 μg
Selen	6 μg

Vitamine

Vit. A	9 μg
Gesamtcarotinoide[1]	50 μg
Vit. B_1	120 μg
Vit. B_2	85 μg
Nicotinamid	1200 μg
Pantothensäure	390 μg
Vit. B_6	120 μg
Folsäure	14 μg
Vit. C	3 mg

Aminosäuren

Arginin	90 mg
Histidin	90 mg
Isoleucin	140 mg
Leucin	140 mg
Lysin	140 mg
Methionin	40 mg
Phenylalanin	120 mg
Threonin	120 mg
Tryptophan	40 mg
Tyrosin	220 mg

Kohlenhydrate

Glucose	25,7 g
Fructose	23,5 g
Saccharose	5,9 g

Sonstige Inhaltsstoffe

Apfelsäure	1080 mg
Salizylsäure	640 μg
Purine	65 mg

[1] β-Carotin 50 μg

Grapefruit, Pampelmuse

Energiegehalt

der verdaulichen Bestandteile		kJ:	163
aus 100 g essbarem Anteil	(Abfall: 34%)	kcal:	38

Hauptbestandteile in 100 g essbarem Anteil

Wasser	88,5 g	Organische Säuren	1,5 g
Eiweiß [N: 0,10 g]	0,6 g	Ballaststoffe	1,6 g
Fett	0,2 g	Mineralstoffe	0,4 g
Kohlenhydrate	7,4 g		

Einzelne Inhaltsstoffe in 100 g essbarem Anteil

Mineralstoffe	
Natrium	1 mg
Kalium	150 mg
Magnesium	10 mg
Calcium	25 mg
Mangan	25 µg
Eisen	165 µg
Kupfer	35 µg
Zink	65 µg
Nickel	8 µg
Chrom	1 µg
Phosphor	16 mg
Chlorid	2 mg
Fluorid	25 µg
Jodid	1 µg
Selen	1 µg
Vitamine	
Vit. A	2 µg
Gesamtcarotinoide[1]	14 µg*
Vit. E[2]	295 µg
Vit. B_1	50 µg
Vit. B_2	25 µg
Nicotinamid	240 µg
Pantothensäure	250 µg
Vit. B_6	30 µg
Biotin	Spuren
Folsäure	11 µg
Vit. C	45 mg
Aminosäuren	
Arginin	40 mg
Histidin	6 mg
Isoleucin	10 mg
Leucin	15 mg
Lysin	19 mg
Methionin	3 mg
Phenylalanin	10 mg
Threonin	11 mg
Tryptophan	4 mg
Tyrosin	7 mg
Valin	14 mg
Kohlenhydrate	
Glucose	2380 mg
Fructose	2100 mg
Saccharose	2930 mg
Lipide	
Palmitinsäure	30 mg
Stearinsäure	4 mg
Ölsäure	25 mg
Linolsäure	45 mg
Linolensäure	12 mg
Sonstige Inhaltsstoffe	
Apfelsäure	180 mg
Zitronensäure	1300 mg
Salizylsäure	680 µg

* Die Werte beziehen sich auf Grapefruits mit weißem Fruchtfleisch; mit rotem Fruchtfleisch: Gesamtcarotin: 250 µg, β-Carotin: 245 µg, Vitamin A Aktivität: 40 µg

[1] β-Carotin 8 µg

[2] Gesamttocopherol 295 µg, α-Tocopherol 295 µg

Kiwi

Energiegehalt

der verdaulichen Bestandteile	kJ:	213
aus 100 g essbarem Anteil (Abfall: 13%)	kcal:	50

Hauptbestandteile in 100 g essbarem Anteil

Wasser	83,2 g	Organische Säuren	1,5 g
Eiweiß [N: 0,16 g]	1,0 g	Ballaststoffe	2,1 g
Fett	0,6 g	Mineralstoffe	0,7 g
Kohlenhydrate	9,1 g		

Einzelne Inhaltsstoffe in 100 g essbarem Anteil

Mineralstoffe

Natrium	3 mg
Kalium	315 mg
Magnesium	25 mg
Calcium	40 mg
Mangan	95 µg
Eisen	800 µg
Kupfer	95 µg
Zink	110 µg
Phosphor	30 mg
Chlorid	65 mg

Vitamine

Vit. A	8 µg
Gesamtcarotinoide[1]	45 µg
Vit. K	35 µg
Vit. B_1	17 µg
Vit. B_2	50 µg
Nicotinamid	410 µg
Vit. C	20–300 mg*

Kohlenhydrate

Glucose	4320 mg
Fructose	4600 mg
Saccharose	210 mg

Sonstige Inhaltsstoffe

Apfelsäure	500 mg
Zitronensäure	995 mg
Oxalsäure	Spuren
Salizylsäure	320 µg
Purine	19 mg

* in Abhängigkeit von Erntezeit und Lagerung

[1] β-Carotin 45 µg

Mandarine

Energiegehalt

der verdaulichen Bestandteile		kJ:	195
aus 100 g essbarem Anteil	(Abfall: 35%)	kcal:	46

Hauptbestandteile in 100 g essbarem Anteil

Wasser	86,5 g	Kohlenhydrate	10,1 g
Eiweiß [N: 0,11 g]	0,7 g	Ballaststoffe	1,7 g
Fett	0,3 g	Mineralstoffe	0,7 g

Einzelne Inhaltsstoffe in 100 g essbarem Anteil

Mineralstoffe

Natrium	1 mg
Kalium	150 mg
Magnesium	11 mg
Calcium	35 mg
Mangan	35 µg
Eisen	300 µg
Kupfer	55 µg
Zink	65 µg
Nickel	3 µg
Chrom	1 µg
Phosphor	20 mg
Chlorid	4 mg
Fluorid	10 µg
Jodid	1 µg
Selen	2 µg

Vitamine

Vit. A	140 µg
Gesamtcarotinoide[1]	1600 µg
Vit. E[2]	320 µg
Vit. B_1	60 µg
Vit. B_2	30 µg
Nicotinamid	200 µg
Vit. B_6	25 µg
Biotin	1 µg
Folsäure	7 µg
Vit. C	30 mg

Aminosäuren

Arginin	45 mg
Histidin	11 mg
Isoleucin	19 mg
Leucin	18 mg
Lysin	35 mg
Methionin	11 mg
Phenylalanin	25 mg
Threonin	11 mg
Tryptophan	4 mg
Tyrosin	14 mg
Valin	25 mg

Kohlenhydrate

Glucose	1700 mg
Fructose	1300 mg
Saccharose	7100 mg

Sonstige Inhaltsstoffe

Salizylsäure	560 µg

[1] β-Carotin 105 µg

[2] Gesamttocopherol 320 µg, α-Tocopherol 320 µg

Mango

Energiegehalt

der verdaulichen Bestandteile	kJ:	245
aus 100 g essbarem Anteil (Abfall: 31%)	kcal:	58

Hauptbestandteile in 100 g essbarem Anteil

Wasser	82,0 g	Organische Säuren	0,3 g
Eiweiß [N: 0,10 g]	0,6 g	Ballaststoffe	1,7 g
Fett	0,5 g	Mineralstoffe	0,5 g
Kohlenhydrate	12,5 g		

Einzelne Inhaltsstoffe in 100 g essbarem Anteil

Mineralstoffe

Natrium	5 mg
Kalium	170 mg
Magnesium	18 mg
Calcium	12 mg
Mangan	170 µg
Eisen	400 µg
Kupfer	65 µg
Zink	120 µg
Phosphor	13 mg
Jodid	2 µg
Selen	1 µg

Vitamine

Vit. A	200 µg
Gesamtcarotinoide[1]	1300 µg
Vit. E[2]	1000 µg
Vit. B_1	45 µg
Vit. B_2	50 µg
Nicotinamid	700 µg
Folsäure	35 µg
Vit. C	35 mg

Kohlenhydrate

Glucose	850 mg
Fructose	2600 mg
Saccharose	9000 mg

Lipide

Palmitinsäure	85 mg
Stearinsäure	5 mg
Ölsäure	85 mg
Linolsäure	9 mg
Linolensäure	65 mg

Sonstige Inhaltsstoffe

Apfelsäure	75 mg
Zitronensäure	265 mg
Oxalsäure	35 mg
Weinsäure	80 mg
Salizylsäure	110 µg

[1] β-Carotin 1200 µg
[2] Gesamttocopherol 1000 µg, α-Tocopherol 1000 µg

Oliven,
grün, mariniert

Energiegehalt

der verdaulichen Bestandteile	kJ:	567
aus 100 g essbarem Anteil (Abfall: 20%)	kcal:	138

Hauptbestandteile in 100 g essbarem Anteil

Wasser	74,8 g	Kohlenhydrate	1,7 g*
Eiweiß [N: 0,22 g]	1,4 g	Ballaststoffe	2,4 g
Fett	13,9 g	Mineralstoffe	5,8 g

Einzelne Inhaltsstoffe in 100 g essbarem Anteil

Mineralstoffe

Natrium	2100 mg
Kalium	45 mg
Magnesium	19 mg
Calcium	95 mg
Mangan	60 µg
Eisen	1800 µg
Kupfer	270 µg
Phosphor	17 mg

Vitamine

Vit. A	50 µg
Gesamtcarotinoide[1]	300 µg
Vit. B_1	30 µg
Vit. B_2	80 µg
Nicotinamid	500 µg
Pantothensäure	560 µg
Vit. B_6	25 µg
Vit. C	0

Lipide

Palmitinsäure	1500 mg
Stearinsäure	330 mg
Ölsäure	10,0 g
Linolsäure	1120 mg
Linolensäure	130 mg

Sonstige Inhaltsstoffe

Salizylsäure	340 µg
Purine	30 mg

* Differenzberechnung

[1] β-Carotin 280 µg

Wassermelone

Energiegehalt

der verdaulichen Bestandteile	kJ:	159
aus 100 g essbarem Anteil (Abfall: 56%)	kcal:	37

Hauptbestandteile in 100 g essbarem Anteil

Wasser	90,3 g	Kohlenhydrate	8,3 g
Eiweiß [N: 0,10 g]	0,6 g	Ballaststoffe	0,2 g
Fett	0,2 g	Mineralstoffe	0,4 g

Einzelne Inhaltsstoffe in 100 g essbarem Anteil

Mineralstoffe

Natrium	1 mg
Kalium	115 mg
Magnesium	9 mg
Calcium	7 mg
Mangan	35 µg
Eisen	225 µg
Kupfer	30 µg
Zink	85 µg
Nickel	14 µg
Phosphor	9 mg
Chlorid	8 mg
Fluorid	11 µg
Jodid	1 µg
Selen	Spuren

Vitamine

Vit. A	85 µg
Gesamtcarotinoide[1]	795 µg
Vit. K	Spuren
Vit. B_1	45 µg
Vit. B_2	50 µg
Nicotinamid	150 µg
Pantothensäure	1600 µg
Vit. B_6	70 µg
Folsäure	5 µg
Vit. C	6 mg

Kohlenhydrate

Glucose	2020 mg
Fructose	3920 mg
Saccharose	2350 mg

Lipide

Palmitinsäure	45 mg
Stearinsäure	9 mg
Ölsäure	20 mg
Linolsäure	25 mg
Linolensäure	40 mg

Sonstige Inhaltsstoffe

Salizylsäure	480 µg

[1] β-Carotin 245 µg

Zitrone

Energiegehalt

der verdaulichen Bestandteile	kJ:	152
aus 100 g essbarem Anteil (Abfall: 36%)	kcal:	36

Hauptbestandteile in 100 g essbarem Anteil

Wasser	90,2 g	Kohlenhydrate	3,2 g
Eiweiß [N: 0,11 g]	0,7 g	Organische Säuren	4,9 g
Fett	0,6 g	Mineralstoffe	0,5 g

Einzelne Inhaltsstoffe in 100 g essbarem Anteil

Mineralstoffe

Natrium	2 mg
Kalium	170 mg
Magnesium	30 mg
Calcium	11 mg
Mangan	40 µg
Eisen	450 µg
Kupfer	130 µg
Zink	105 µg
Nickel	20 µg
Phosphor	16 mg
Chlorid	5 mg
Fluorid	10 µg
Jodid	2 µg
Selen	1 µg

Vitamine

Vit. A	565 ng
Gesamtcarotinoide[1]	3 µg
Vit. K	Spuren
Vit. B_1	50 µg
Vit. B_2	20 µg
Nicotinamid	170 µg
Pantothensäure	270 µg
Vit. B_6	60 µg
Folsäure	6 µg
Vit. C	50 mg

Aminosäuren

Arginin	40 mg
Histidin	10 mg
Isoleucin	19 mg
Leucin	18 mg
Lysin	35 mg
Methionin	10 mg
Phenylalanin	25 mg
Threonin	10 mg
Tryptophan	4 mg
Tyrosin	14 mg
Valin	25 mg

Kohlenhydrate

Glucose	1400 mg
Fructose	1350 mg
Saccharose	410 mg

Lipide

Palmitinsäure	120 mg
Stearinsäure	7 mg
Ölsäure	35 mg
Linolsäure	215 mg
Linolensäure	90 mg

Sonstige Inhaltsstoffe

Apfelsäure	200 mg
Zitronensäure	4680 mg
Salizylsäure	180 µg

[1] β-Carotin 3 µg

Zuckermelone,
Honigmelone

Energiegehalt

der verdaulichen Bestandteile	kJ:	231
aus 100 g essbarem Anteil (Abfall: 20%)	kcal:	54

Hauptbestandteile in 100 g essbarem Anteil

Wasser	85,4 g
Eiweiß [N: 0,14 g]	0,9 g
Fett	0,1 g
Kohlenhydrate	12,4 g
Organische Säuren	0,1 g
Ballaststoffe	0,7 g
Mineralstoffe	0,4 g

Einzelne Inhaltsstoffe in 100 g essbarem Anteil

Mineralstoffe

Natrium	17 mg
Kalium	310 mg
Magnesium	13 mg
Calcium	13 mg
Mangan	45 µg
Eisen	200 µg
Kupfer	45 µg
Zink	190 µg
Phosphor	25 mg
Jodid	2 µg
Selen	1 µg

Vitamine

Vit. A	785 µg
Gesamtcarotinoide[1]	4700 µg
Vit. E[2]	140 µg
Vit. K	1 µg
Vit. B_1	60 µg
Vit. B_2	20 µg
Nicotinamid	600 µg
Folsäure	30 µg
Vit. C	30 mg

Aminosäure

Lysin	20 mg
Phenylalanin	30 mg
Tryptophan	5 mg

Kohlenhydrate

Glucose	1600 mg
Fructose	1300 mg
Saccharose	9500 mg

Lipide

Palmitinsäure	22 mg
Stearinsäure	4 mg
Ölsäure	11 mg
Linolsäure	13 mg
Linolensäure	2 mg

Sonstige Inhaltsstoffe

Apfelsäure	25 mg
Zitronensäure	75 mg
Oxalsäure	0
Purine	35 mg

1 β-Carotin 4700 µg
2 Gesamttocopherol 140 µg, α-Tocopherol 140 µg

Weitere exotische Früchte

Energiegehalte, Hauptbestandteile und wichtige Inhaltsstoffe in 100 g essbarem Anteil

	kJ	kcal	Wasser (g)	Eiweiß (g)	Fett (g)	Kohlenhydrate (g)	org. Säuren (g)
Acerola	68	16	89,2	0,2	0,2	2,7	0,9
Akee	903	218	69,2	5,0	20,0	4,6*	
Baumtomate	239	56	86,0	1,7	0,8	10,6*	
Brotfrucht	467	110	72,0	1,5	0,3	25,3*	
Carissa	330	78	81,5	0,5	1,1	16,5*	
Cashew-Apfel	225	53	85,6	1,0	0,7	10,5	0,3
Chayote	113	27	93,2	0,8	0,1	5,6*	
Cherimoya	264	62	74,1	1,5	0,3	13,4	
Durian	597	141	61,5	2,7	1,8	28,5	
Granatapfel	316	74	79,1	0,7	0,6	16,1	0,6
Guave	144	34	83,5	0,9	0,5	5,8	0,9
Jabotikaba	310	73	83,5	0,5	1,8	13,8*	
Jackfrucht	297	70	74,6	1,1	0,5	15,3	
Japanische Mispel	170	40	87,0	0,6	0,2	8,6	0,5
Jujube	445	105	73,5	1,4	0,3	24,1*	
Kakifrucht	297	70	79,6	0,6	0,3	16,0	0,3
Kapstachelbeere	306	72	82,5	2,3	1,1	13,3*	
Karambole	100	24	91,2	1,2	0,5	3,5	0,1
Kumquat	271	64	83,9	0,7	0,3	14,6*	
Limone	130	31	91,0	0,5	2,4	1,9	
Litchi	316	74	79,6	0,9	0,3	16,8	0,3
Longan	298	70	81,5	1,0	0,8	14,8	
Mammey-Apfel	232	55	86,5	0,5	0,4	12,3*	
Mangostane	303	71	81,3	0,6	0,6	15,9	
Naranjilla	189	45	88,5	1,0	0,2	9,7*	
Okra, Eibisch	81	19	86,7	2,1	0,2	2,2	
Opuntie	154	36	86,1	1,0	0,4	7,1	0,1
Papaya	134	32	87,9	0,5	0,1	7,1	0,1
Passionsfrucht	268	63	75,8	2,4	0,4	9,5	3,9
Rambutan	276	65	82,0	1,0	0,1	15,0	
Rosenapfel	137	32	85,0	0,6	0,3	6,8	
Sapodille	365	86	74,0	0,5	0,9	19,0	
Sapote	397	94	67,6	1,4	0,5	20,9	
Tamarinde	1010	238	38,7	2,3	0,2	56,7*	
Wasserkastanie	273	64	79,6	1,4	0,3	14,0	

* Differenzberechnung; Kohlenhydrate und Ballaststoffe als verwertbare Kohlenhydrate berechnet.

Ballaststoffe (g)	Mineralstoffe (g)	Natrium (mg)	Kalium (mg)	Calcium (mg)	Eisen (µg)	Carotinoide (µg)	Vit. B_1 (µg)	Vit. B_2 (µg)	Nicotinamid (µg)	Vit. C (mg)
	0,5	3	85	12	240	170	20	75	410	1700
	1,2			40	2700	560	130	140	1400	25
	0,9		320	12	700	1300	80	40	1100	25
	0,9	13	420	30	1000	20	100	40	1000	20
	0,4			14	1300	25	40	60	200	45
	0,4	6	150	12	900	760	30	20-200	220	250
	0,3	2	110	14	400	15	30	35	450	17
	0,8	8	250	13	400		90	110	1100	15
4,4	1,1	1	600	12	1000	190	450	350	1200	40
2,2	0,7	3	240	8	500	40	50	20	300	7
5,2	0,7	4	290	17	750	735	30	40	1100	275
	0,4			60	200		10	20	300	17
4,2	1,0	2	405	25	600	60	30	110	600	9
2,1	0,5	4	265	20	300	800	20	30	200	4
	0,7	3	280	35	800	10	30	40	800	60
2,5	0,7	4	180	8	370	1600	25	30	230	16
	0,8			12	1300	900	60	40	2000	30
1,9	0,4	2	185	6	900	775	50	30	400	35
	0,6	110	200	16	600	350	85	80	500	40
	0,2	2	80	13	200	10	30	20	170	45
1,6	0,5	3	185	9	350		50	50	530	40
1,1	0,9			17	800		30	140	300	55
	0,3			11	600	120	20	40	400	14
1,4	0,2	1		15	400		50	15	320	3
	0,6			14	500	130	60	40	1500	65
4,9	0,9	4	200	70	655	420	70	80	800	35
5,0	0,3		90	30	300	60	18	30	380	25
1,9	0,6	2	190	20	420	1800	30	40	300	80
1,5	0,9		265	17	1300	710	20	100	2100	25
1,5	0,4	1	65	20	1900	0	10	60	400	55
	0,4			20	900	100	20	30	800	20
5,1	0,5		185	25	700	40	20	20	200	12
	0,9	6	225	30	900	60	40	20	1600	25
	2,1	3	570	80	1300	10	300	80	1100	3
3,6	1,1	10	490	5	700		85	110	1000	5

Früchte in Dosen

Energiegehalte, Hauptbestandteile und wichtige Inhaltsstoffe in 100 g essbarem Anteil

	kJ	kcal	Wasser (g)	Eiweiß (g)	Fett (g)	Kohlenhydrate (g)	org. Säuren (g)	Ballaststoffe (g)
Birnen	285	67	80,8	0,3	0,1	16,1	0,2	–
Aprikosen	278	65	81,6	0,5	0,1	15,1	0,7	–
Kirschen, süß	238	56	80,2	0,7	0,2	12,5	0,5	–
Pfirsich	269	63	82,1	0,4	0,1	14,9	0,4	1,1
Pflaume	305	72	79,9	0,5	0,1	17,2	–	–
Erdbeere	297	70	80,5	0,6	0,2	16,0	0,6	–
Heidelbeere	320	76	79,3	0,9	0,6	16,4	0,3	–
Himbeere	303	71	80,1	0,7	0,3	16,0	0,6	–
Preiselbeere (Zuckerzusatz)	778	183	52,6	0,5	0,3	44,1	0,7	–
Preiselbeere (ohne Zuckerzusatz)	145	34	87,6	0,7	0,6	6,5	–	–
Ananas	288	68	81,7	0,4	0,2	15,2	1,2	0,9

Mineralstoffe (g)	Kalium (mg)	Calcium (mg)	Eisen (µg)	Gesamt-carotinoide (µg)	Vit. B_1 (µg)	Nicotinamid (µg)	Vit. C (mg)	Glucose (g)	Fructose (g)	Saccharose (g)
0,2	65	7	400	10	10	130	2	5,8	7,9	2,5
0,4	170	11	700	805	20	500	4	5,9	5,8	3,4
0,5	135	12	500	–	30	180	5	6,9	5,1	0,5
0,3	105	3	420	210	10	580	4	4,3	3,8	6,8
0,5	120	10	1100	65	30	390	2	9,2	7,4	0,6
0,3	95	7	1900	Spuren	10	300	30	6,5	6,5	3,0
0,3	60	12	2600	Spuren	10	390	–	7,6	7,9	0,9
0,3	90	18	1800	–	10	270	5	6,5	6,7	2,8
0,2	70	11	2700	–	–	–	–	20,9	20,6	2,6
0,2	70	13	1500	–	–	–	–	–	–	–
0,4	125	16	190	20	70	200	7	5,2	5,2	4,8

Obst- u. Beerenkonfitüren, Obst- u. Beerengelees

Energiegehalte, Hauptbestandteile und wichtige Inhaltsstoffe in 100 g essbarem Anteil

	kJ	kcal	Wasser (g)	Eiweiß (g)	Fett (g)	Kohlenhydrate[1] (g)	org. Säuren (g)
Apfelsinenkonfitüre	1098	258	35,1	0,4	–	63,5[2]	0,9
Aprikosenkonfitüre	1053	248	36,9	0,3	0,1	60,6	1,1
Brombeerkonfitüre	1101	259	34,2	0,5	0,4	63,1	0,4
Erdbeerkonfitüre	1088	256	35,0	0,3	0,2	62,6	0,9
Hagebuttenmarmelade	1073	252	36,2	0,5	–	62,3[2]	0,4
Heidelbeerkonfitüre	1098	258	35,1	0,3	–	63,8[2]	0,6
Himbeerkonfitüre	1068	251	35,9	0,5	0,3	60,9	1,0
Johannisbeerkonfitüre (rot)	1092	257	33,3	0,5	0,2	62,3	1,3
Kirschkonfitüre	1061	250	36,6	0,5	0,1	60,7	1,3
Pflaumenkonfitüre	1024	241	31,1	0,3	–	59,6[3]	0,4
Pflaumenmus	858	202	46,3	0,9	0,2	48,0	1,5
Quittenkonfitüre	1001	236	34,5	0,2	–	58,3[3]	0,5
Apfelgelee	1101	259	35,0	–	–	64,2	0,7
Himbeergelee	1044	246	38,2	–	–	60,9	0,7
Johannisbeergelee (rot)	1050	247	37,9	–	–	60,6	1,5
Quittengelee	1064	250	37,3	–	–	62,2	0,5

[1] Differenzmethode: 100 – (Wasser + Eiweiß + Fett +Ballaststoffe + Mineralstoffe + verwertb. org. Säuren

[2] einschließlich der Gesamtballaststoffe

[3] Summe: Invertzucker + Saccharose

Ballaststoffe (g)	Mineralstoffe (g)	Kalium (mg)	Calcium (mg)	Vit. B_1 (µg)	Vit. C. (mg)	Glucose (g)	Fructose (g)	Saccarose (g)	Apfelsäure (mg)	Zitronensäure (mg)
–	0,14	55	30		4	17,4	15,4	27,2	30	860
0,6	0,3	75	8	10	1	17,4	13,5	18,3	310	830
1,2	0,2	40	–	7	0,4	22,0	20,1	14,1	140	230
0,8	0,2	60	10	10	6	21,9	18,7	13,5	100	790
–	0,6	165	70	–	50	12,2	8,9	29,2	40	350
–	0,2	65	–	–	–	22,4	19,9	13,5	30	570
1,2	0,2	55	–	9	3	16,5	13,8	20,9	30	1000
2,1	0,3	85	–	9	16	17,8	16,0	25,3	240	1100
0,5	0,3	90	9	12	1	27,8	21,7	5,5	510	750
–	0,2	–	–	–	–	33,5[a]		26,1	420[b]	
2,5	0,6	135	–	16	–	17,7	16,2	10,5	–	–
–	0,2	–	–	–	–	33,9[a]		24,4	520[b]	
–	0,1	50	–	–	–	26,1	27,1	8,4	290	380
–	0,2	70	–	–	–	18,8	18,2	23,8	–	740
–	–	80	6	–	–	19,7	14,1	24,2	440	1100
–	–	–	–	–	–	17,6	17,7	24,6	330	150

[a] Invertzucker
[b] Gesamtsäure

12 Schalenfrüchte

Cashewnuss,
Kaschunuss

Energiegehalt

der verdaulichen Bestandteile	kJ:	2377
aus 100 g essbarem Anteil	kcal:	572

Hauptbestandteile in 100 g essbarem Anteil

Wasser	4,0 g	Kohlenhydrate	30,5 g*
Eiweiß[1] [N: 3,30 g]	17,5 g	Ballaststoffe	2,9 g
Fett	42,2 g	Mineralstoffe	2,9 g

Einzelne Inhaltsstoffe in 100 g essbarem Anteil

Mineralstoffe

Natrium	14 mg
Kalium	550 mg
Magnesium	265 mg
Calcium	30 mg
Mangan	840 µg
Eisen	2800 µg
Kupfer	3700 µg
Zink	2100 µg
Nickel	500 µg
Phosphor	375 mg
Chlorid	18 mg
Fluorid	140 µg
Jodid	10 µg

Vitamine

Vit. A	10 µg
Gesamtcarotinoide[2]	60 µg
Vit. E[3]	780 µg
Vit. K	25 µg
Vit. B_1	630 µg
Vit. B_2	260 µg
Nicotinamid	2000 µg
Pantothensäure	1200 µg

Aminosäuren

Arginin	1980 mg
Histidin	390 mg
Isoleucin	1160 mg
Leucin	1440 mg
Lysin	750 mg
Methionin	330 mg
Phenylalanin	900 mg
Threonin	700 mg
Tryptophan	450 mg
Tyrosin	680 mg
Valin	1510 mg

Lipide

Palmitinsäure	4060 mg
Stearinsäure	3220 mg
Ölsäure	24,4 g
Linolsäure	7150 mg
Linolensäure	150 mg

Sonstige Inhaltsstoffe

Salizylsäure	70 µg

* Differenzberechnung

1 Eiweißgehalt nach der EU-Richtlinie zur Nährwertkennzeichnung (Faktor 6,25): 20,6 g
2 β-Carotin 60 µg
3 Gesamttocopherol 5700 µg, α-Tocopherol 260 µg

Erdnuss*

Energiegehalt

der verdaulichen Bestandteile aus 100 g essbarem Anteil	kJ:	2337
	kcal:	564

Hauptbestandteile in 100 g essbarem Anteil

Wasser	5,2 g	Kohlenhydrate	7,5 g**
Eiweiß[1] [N: 4,77 g]	25,3 g	Ballaststoffe	11,7 g
Fett	48,1 g	Mineralstoffe	2,2 g

Einzelne Inhaltsstoffe in 100 g essbarem Anteil

Mineralstoffe

Natrium	11 mg
Kalium	660 mg
Magnesium	160 mg
Calcium	40 mg
Mangan	1600 µg
Eisen	1800 µg
Kupfer	765 µg
Zink	2800 µg
Nickel	200 µg
Chrom	8 µg
Phosphor	340 mg
Chlorid	7 mg
Fluorid	130 µg
Jodid	13 µg
Selen	6 µg

Vitamine

Vit. A	335 ng
Gesamtcarotinoide[2]	2 µg
Vit. E[3]	11 mg
Vit. B_1	900 µg
Vit. B_2	155 µg
Nicotinamid	15 mg
Pantothensäure	2700 µg
Vit. B_6	440 µg
Biotin	35 µg
Folsäure	170 µg
Vit. C	0

Aminosäuren

Arginin	3460 mg
Histidin	710 mg
Isoleucin	1230 mg
Leucin	2030 mg
Lysin	1100 mg
Methionin	310 mg
Phenylalanin	1540 mg
Threonin	850 mg
Tryptophan	320 mg
Tyrosin	1190 mg
Valin	1450 mg

Kohlenhydrate

Stärke	5500 mg

Lipide

Palmitinsäure	5100 mg
Stearinsäure	1300 mg
Ölsäure	22,1 g
Linolsäure	13,9 g
Linolensäure	530 mg

Sonstige Inhaltsstoffe

Salizylsäure	1100 µg
Purine	80 mg

* botanisch zu den Leguminosen gehörend

** Differenzberechnung

1 Eiweißgehalt nach der EU-Richtlinie zur Nährwertkennzeichnung (Faktor 6,25): 29,8 g

2 β-Carotin 2 µg

3 Gesamttocopherol 19 mg, α-Tocopherol 10 mg

Schalenfrüchte

Erdnuss,
ungesalzen, geröstet

Energiegehalt

der verdaulichen Bestandteile	kJ:	2423
aus 100 g essbarem Anteil	kcal:	585

Hauptbestandteile in 100 g essbarem Anteil

Wasser	1,6 g	Kohlenhydrate	9,4 g*
Eiweiß[1] [N: 4,83 g]	25,6 g	Ballaststoffe	11,4 g
Fett	49,4 g	Mineralstoffe	2,6 g

Einzelne Inhaltsstoffe in 100 g essbarem Anteil

Mineralstoffe

Natrium	6 mg
Kalium	775 mg
Magnesium	180 mg
Calcium	65 mg
Mangan	1200 µg
Eisen	2300 µg
Kupfer	610 µg
Zink	3400 µg
Phosphor	410 mg
Chlorid	8 mg
Fluorid	140 µg
Jodid	14 µg
Selen	1 µg

Vitamine

Vit. E[2]	9 mg
Vit. B_1	250 µg
Vit. B_2	140 µg
Nicotinamid	14 mg
Pantothensäure	2100 µg
Vit. B_6	400 µg
Vit. C	0

Aminosäuren

Arginin	3460 mg
Histidin	710 mg
Isoleucin	1230 mg
Leucin	2030 mg
Lysin	1100 mg
Methionin	310 mg
Phenylalanin	1540 mg
Threonin	850 mg
Tryptophan	320 mg
Tyrosin	1190 mg
Valin	1450 mg

Kohlenhydrate

Stärke	5700 mg

Lipide

Palmitinsäure	5240 mg
Stearinsäure	1340 mg
Ölsäure	22,7 g
Linolsäure	14,3 g
Linolensäure	540 mg

* Differenzberechnung

1 Eiweißgehalt nach der EU-Richtlinie zur Nährwertkennzeichnung (Faktor 6,25): 30,2 g

2 Gesamttocopherol 16 mg, α-Tocopherol 8 mg

Haselnuss
ohne Samenschale

Energiegehalt

der verdaulichen Bestandteile	kJ:	2662
aus 100 g essbarem Anteil	kcal:	644

Hauptbestandteile in 100 g essbarem Anteil

Wasser	5,2 g	Kohlenhydrate	10,5 g*
Eiweiß[1] [N: 2,26 g]	12,0 g	Ballaststoffe	8,2 g
Fett	61,6 g	Mineralstoffe	2,4 g

Einzelne Inhaltsstoffe in 100 g essbarem Anteil

Mineralstoffe

Natrium	2 mg
Kalium	635 mg
Magnesium	155 mg
Calcium	225 mg
Mangan	5700 µg
Eisen	3800 µg
Kupfer	1300 µg
Zink	1900 µg
Nickel	120 µg
Chrom	12 µg
Phosphor	335 mg
Chlorid	10 mg
Fluorid	17 µg
Jodid	2 µg
Selen	5 µg

Vitamine

Vit. A	5 µg
Gesamtcarotinoide[2]	30 µg
Vit. E[3]	25 mg
Vit. K	9 µg
Vit. B_1	390 µg
Vit. B_2	210 µg
Nicotinamid	1400 µg
Pantothensäure	1200 µg
Vit. B_6	315 µg
Folsäure	70 µg
Vit. C	3 mg

Aminosäuren

Arginin	2030 mg
Histidin	280 mg
Isoleucin	770 mg
Leucin	890 mg
Lysin	380 mg
Methionin	140 mg
Phenylalanin	510 mg
Threonin	400 mg
Tryptophan	200 mg
Tyrosin	470 mg
Valin	870 mg

Lipide

Palmitinsäure	2850 mg
Stearinsäure	995 mg
Ölsäure	45,8 g
Linolsäure	8500 mg
Linolensäure	110 mg

Sonstige Inhaltsstoffe

Salizylsäure	140 µg
Purine	35 mg

* Differenzberechnung

[1] Eiweißgehalt nach der EU-Richtlinie zur Nährwertkennzeichnung (Faktor 6,25): 14,1 g
[2] β-Carotin 30 µg
[3] Gesamttocopherol 30 mg, α-Tocopherol 25 mg

Schalenfrüchte

Kokosnuss

Energiegehalt

der verdaulichen Bestandteile	kJ:	1498
aus 100 g essbarem Anteil (Abfall: 27%)	kcal:	363

Hauptbestandteile in 100 g essbarem Anteil

Wasser	44,6 g	Kohlenhydrate	4,8 g
Eiweiß[1] [N: 0,74 g]	3,9 g	Ballaststoffe	9,0 g
Fett	36,5 g	Mineralstoffe	1,2 g

Einzelne Inhaltsstoffe in 100 g essbarem Anteil

Mineralstoffe

Natrium	35 mg
Kalium	380 mg
Magnesium	40 mg
Calcium	20 mg
Mangan	1300 µg
Eisen	2300 µg
Kupfer	300–7000 µg
Zink	785 µg
Phosphor	95 mg
Chlorid	120 mg
Jodid	1 µg
Selen	1 µg

Vitamine

Vit. E[2]	725 µg
Vit. B_1	60 µg
Vit. B_2	8 µg
Nicotinamid	380 µg
Pantothensäure	200 µg
Vit. B_6	60 µg
Folsäure	30 µg
Vit. C	2 mg

Aminosäuren

Arginin	490 mg
Histidin	70 mg
Isoleucin	200 mg
Leucin	310 mg
Lysin	150 mg
Methionin	70 mg
Phenylalanin	180 mg
Threonin	130 mg
Tryptophan	40 mg
Tyrosin	120 mg
Valin	220 mg

Lipide

Laurinsäure	16,2 g
Myristinsäure	6100 mg
Palmitinsäure	3100 mg
Stearinsäure	1100 mg
Ölsäure	2100 mg
Linolsäure	680 mg
Linolensäure	0

Kokosmilch beinhaltet:
Wasser: *95,0 g;* Eiweiß: *0,3 g [N: 0,06 g];* Fett: *0,4 g;* Kohlenhydrate: *1,4 g;* Mineralstoffe: *0,7 g;* Kalium: *280 mg;* Calcium: *25 mg;* Eisen: *100 µg;* Vit. B_1 u. Vit. B_2: Spuren; Vit. B_6: *30 µg*

[1] Eiweißgehalt nach der EU-Richtlinie zur Nährwertkennzeichnung (Faktor 6,25): 4,6 g
[2] Gesamttocopherol 950 µg, α-Tocopherol 700 µg

Macadamianuss

Energiegehalt

der verdaulichen Bestandteile	kJ:	2896
aus 100 g essbarem Anteil (Abfall: 34%)	kcal:	703

Hauptbestandteile in 100 g essbarem Anteil

Wasser	2,5 g	Kohlenhydrate	4,0 g*
Eiweiß[1] [N: 1,41 g]	7,5 g	Ballaststoffe	11,4 g
Fett	73,0 g	Mineralstoffe	1,6 g

Einzelne Inhaltsstoffe in 100 g essbarem Anteil

Mineralstoffe

Kalium	265 mg
Calcium	50 mg
Eisen	200 µg
Phosphor	200 mg

Vitamine

Vit. B_1	280 µg
Vit. B_2	120 µg
Nicotinamid	1500 µg
Vit. C	0

Lipide

Palmitinsäure	5760 mg
Stearinsäure	1610 mg
Palmitoleinsäure	14,8 g
Ölsäure	40,8 g
Linolsäure	1740 mg

Sonstige Inhaltsstoffe

Salizylsäure	520 µg

Schalenfrüchte

* Differenzberechnung

[1] Eiweißgehalt nach der EU-Richtlinie zur Nährwertkennzeichnung (Faktor 6,25): 8,8 g

Mandel, süß
ohne Samenschale

Energiegehalt

der verdaulichen Bestandteile	kJ:	2411
aus 100 g essbarem Anteil	kcal:	583

Hauptbestandteile in 100 g essbarem Anteil

Wasser	5,7 g	Kohlenhydrate	5,4 g*
Eiweiß[1] [N: 3,53 g]	18,7 g	Ballaststoffe	13,5 g
Fett	54,1 g	Mineralstoffe	2,6 g

Einzelne Inhaltsstoffe in 100 g essbarem Anteil

Mineralstoffe

Natrium	2 mg
Kalium	835 mg
Magnesium	170 mg
Calcium	250 mg
Mangan	1900 µg
Eisen	4100 µg
Kupfer	850 µg
Zink	2200 µg
Nickel	130 µg
Chrom	6 µg
Phosphor	455 mg
Chlorid	40 mg
Fluorid	90 µg
Jodid	2 µg
Selen	4 µg

Vitamine

Vit. A	20 µg
Gesamtcarotinoide[2]	120 µg
Vit. E[3]	25 mg
Vit. B_1	220 µg
Vit. B_2	620 µg
Nicotinamid	4200 µg
Pantothensäure	580 µg
Vit. B_6	155 µg
Biotin	0–20 µg
Folsäure	45 µg
Vit. C	800–6500 µg

Aminosäuren

Arginin	2750 mg
Histidin	520 mg
Isoleucin	880 mg
Leucin	1460 mg
Lysin	580 mg
Methionin	270 mg
Phenylalanin	1160 mg
Threonin	610 mg
Tryptophan	170 mg
Tyrosin	620 mg
Valin	1140 mg

Lipide

Palmitinsäure	3440 mg
Stearinsäure	580 mg
Ölsäure	32,6 g
Linolsäure	12,6 g
Linolensäure	260 mg

Sonstige Inhaltsstoffe

Salizylsäure	3 mg
Purine	35 mg

* Differenzberechnung

1 Eiweißgehalt nach der EU-Richtlinie zur Nährwertkennzeichnung (Faktor 6,25): 22,1 g
2 β-Carotin 120 µg
3 Gesamttocopherol 25 mg, α-Tocopherol 25 mg

Paranuss

Energiegehalt

der verdaulichen Bestandteile	kJ:	2764
aus 100 g essbarem Anteil	kcal:	670

Hauptbestandteile in 100 g essbarem Anteil

Wasser	5,6 g	Kohlenhydrate	3,6 g*
Eiweiß[1] [N: 2,56 g]	13,6 g	Ballaststoffe	6,7 g
Fett	66,8 g	Mineralstoffe	3,7 g

Einzelne Inhaltsstoffe in 100 g essbarem Anteil

Mineralstoffe

Natrium	2 mg
Kalium	645 mg
Magnesium	160 mg
Calcium	130 mg
Mangan	600 µg
Eisen	3400 µg
Kupfer	1300 µg
Zink	4000 µg
Chrom	100 µg
Phosphor	675 mg
Jodid	Spuren
Selen	105 µg

Vitamine

Gesamtcarotinoide	Spuren
Vit. E[2]	7600 µg
Vit. B_1	1000 µg
Vit. B_2	35 µg
Nicotinamid	200 µg
Pantothensäure	230 µg
Vit. B_6	110 µg
Folsäure	40 µg
Vit. C	700 µg

Aminosäuren

Arginin	2120 mg
Histidin	350 mg
Isoleucin	560 mg
Leucin	1070 mg
Lysin	420 mg
Methionin	890 mg
Phenylalanin	580 mg
Threonin	400 mg
Tryptophan	170 mg
Tyrosin	460 mg
Valin	780 mg

Lipide

Palmitinsäure	9330 mg
Stearinsäure	5960 mg
Ölsäure	19,6 g
Linolsäure	20,1 g
Linolensäure	0

Sonstige Inhaltsstoffe

Salizylsäure	460 µg
Purine	25 mg

* Differenzberechnung

[1] Eiweißgehalt nach der EU-Richtlinie zur Nährwertkennzeichnung (Faktor 6,25): 16,0 g

[2] Gesamttocopherol 18 mg, α-Tocopherol 6500 µg

Schalenfrüchte

Pekannuss

Energiegehalt

der verdaulichen Bestandteile	kJ:	2897
aus 100 g essbarem Anteil	kcal:	703

Hauptbestandteile in 100 g essbarem Anteil

Wasser	3,2 g	Kohlenhydrate	4,4 g*
Eiweiß[1] [N: 1,76 g]	9,3 g	Ballaststoffe	9,5 g
Fett	72,0 g	Mineralstoffe	1,6 g

Einzelne Inhaltsstoffe in 100 g essbarem Anteil

Mineralstoffe

Natrium	3 mg
Kalium	605 mg
Magnesium	140 mg
Calcium	75 mg
Mangan	3500 µg
Eisen	2400 µg
Nickel	1500 µg
Phosphor	290 mg
Selen	3 µg

Vitamine

Vit. A	13 µg
Gesamtcarotinoide[2]	80 µg
Vit. E[3]	3100 µg
Vit. K	10 µg
Vit. B_1	860 µg
Vit. B_2	130 µg
Nicotinamid	2000 µg
Vit. C	2 mg

Lipide

Palmitinsäure	4010 mg
Stearinsäure	1640 mg
Ölsäure	44,9 g
Linolsäure	15,8 g
Linolensäure	790 mg

Sonstige Inhaltsstoffe

Salizylsäure	120 µg

* Differenzberechnung

1 Eiweißgehalt nach der EU-Richtlinie zur Nährwertkennzeichnung (Faktor 6,25): 11,0 g

2 β-Carotin 80 µg

3 Gesamttocopherol 20 mg, α-Tocopherol 1200 µg

Pistazie
ohne Samenschale

Energiegehalt

der verdaulichen Bestandteile	kJ:	2406
aus 100 g essbarem Anteil	kcal:	581

Hauptbestandteile in 100 g essbarem Anteil

Wasser	5,9 g	Kohlenhydrate	11,6 g*
Eiweiß[1] [N: 3,32 g]	17,6 g	Ballaststoffe	10,6 g
Fett	51,6 g	Mineralstoffe	2,7 g

Einzelne Inhaltsstoffe in 100 g essbarem Anteil

Mineralstoffe

Kalium	1020 mg
Magnesium	160 mg
Calcium	135 mg
Eisen	7300 µg
Zink	1400 µg
Nickel	80 µg
Phosphor	500 mg
Selen	6 µg

Vitamine

Vit. A	25 µg
Gesamtcarotinoide[2]	150 µg
Vit. E[3]	5200 µg
Vit. K	60 µg
Vit. B_1	690 µg
Vit. B_2	200 µg
Nicotinamid	1500 µg
Folsäure	60 µg
Vit. C	7 mg

Lipide

Palmitinsäure	4830 mg
Stearinsäure	990 mg
Ölsäure	34,2 g
Linolsäure	7410 mg
Linolensäure	200 mg

Sonstige Inhaltsstoffe

Salizylsäure	550 µg

* Differenzberechnung

1 Eiweißgehalt nach der EU-Richtlinie zur Nährwertkennzeichnung (Faktor 6,25): 20,8 g
2 β-Carotin 150 µg
3 Gesamttocopherol 5200 µg, α-Tocopherol 5200 µg

Schalenfrüchte

Walnuss
ohne Samenschale

Energiegehalt

der verdaulichen Bestandteile	kJ:	2738
aus 100 g essbarem Anteil	kcal:	663

Hauptbestandteile in 100 g essbarem Anteil

Wasser	4,4 g	Kohlenhydrate	10,6 g*
Eiweiß[1] [N: 2,72 g]	14,4 g	Ballaststoffe	6,1 g
Fett	62,5 g	Mineralstoffe	2,0 g

Einzelne Inhaltsstoffe in 100 g essbarem Anteil

Mineralstoffe

Natrium	2 mg
Kalium	545 mg
Magnesium	130 mg
Calcium	85 mg
Mangan	2000 µg
Eisen	2500 µg
Kupfer	880 µg
Zink	2700 µg
Nickel	130 µg
Phosphor	410 mg
Chlorid	25 mg
Fluorid	680 µg
Jodid	3 µg
Selen	6 µg

Vitamine

Vit. A	8 µg
Gesamtcarotinoide[2]	50 µg
Vit. E[3]	6000 µg
Vit. K	2 µg
Vit. B_1	340 µg
Vit. B_2	120 µg
Nicotinamid	1000 µg
Pantothensäure	820 µg
Vit. B_6	870 µg
Biotin	2–35 µg
Folsäure	75 µg
Vit. C	3 mg

Aminosäuren

Arginin	2090 mg
Histidin	360 mg
Isoleucin	670 mg
Leucin	1140 mg
Lysin	440 mg
Methionin	220 mg
Phenylalanin	660 mg
Threonin	540 mg
Tryptophan	170 mg
Tyrosin	640 mg
Valin	770 mg

Lipide

Palmitinsäure	4370 mg
Stearinsäure	1350 mg
Ölsäure	10,8 g
Linolsäure	34,2 g
Linolensäure	7490 mg

Sonstige Inhaltsstoffe

Salizylsäure	300 µg
Purine	25 mg

*Differenzberechnung

1 Eiweißgehalt nach der EU-Richtlinie zur Nährwertkennzeichnung (Faktor 6,25): 17,0 g
2 β-Carotin 50 µg
3 Gesamttocopherol 44 mg, α-Tocopherol 1900 µg

13 Honig, Zucker und Süßwaren

Honig,
Blütenhonig

Energiegehalt

der verdaulichen Bestandteile aus 100 g essbarem Anteil	kJ:	1284
	kcal:	302

Hauptbestandteile in 100 g essbarem Anteil

Wasser	18,6 g	Kohlenhydrate	75,1 g
Eiweiß [N: 0,06 g]	0,4 g	Mineralstoffe	0,2 g
Fett	0		

Einzelne Inhaltsstoffe in 100 g essbarem Anteil

Mineralstoffe

Natrium	2 mg
Kalium	45 mg
Magnesium	2 mg
Calcium	6 mg
Mangan	30 µg
Eisen	1300 µg
Kupfer	90 µg
Zink	350 µg
Nickel	1 µg
Chrom	13 µg
Phosphor	5 mg
Fluorid	7 µg
Jodid	1 µg
Selen	5 µg

Vitamine

Gesamtcarotinoide	0
Vitamin K	25 µg
Vit. B_1	3 µg
Vit. B_2	50 µg
Nicotinamid	130 µg
Pantothensäure	70 µg
Vit. B_6	160 µg
Vit. C	2 mg

Kohlenhydrate

Glucose	33,9 g
Fructose	38,8 g
Saccharose	2370 mg

Sonstige Inhaltsstoffe

Salizylsäure	6300 µg

Invertzuckercreme,
Kunsthonig

Energiegehalt

der verdaulichen Bestandteile	kJ:	1406
aus 100 g essbarem Anteil	kcal:	331

Hauptbestandteile in 100 g essbarem Anteil

Wasser	17,2 g	Kohlenhydrate	82,5 g
Eiweiß [N: 0,03 g]	0,2 g	Mineralstoffe	0,2 g
Fett	0		

Einzelne Inhaltsstoffe in 100 g essbarem Anteil

Mineralstoffe

Natrium	19 mg
Kalium	5 mg
Magnesisum	0
Calcium	6 mg
Eisen	0

Vitamine

Vit. A	0
Vit. D	0
Vit. E	0
Vit. K	0
Vit. B_1	0
Vit. B_2	0
Nicotinamid	0
Vit. C	0

Kohlenhydrate

Glucose	41,1 g
Fructose	36,1 g
Saccharose	5,3 g

Honig, Zucker, Süßwaren

Energiegehalte und Hauptbestandteile in 100 g

	kJ	kcal	Wasser (g)	Eiweiß (g)	Fett (g)	Kohlenhydrate (g)	Mineralstoffe (g)
Ahornsirup	1061	250	34,2	0,4		62,0	0,7
Honig, Blütenhonig	1284	302	18,6	0,4	0	75,1	0,2
Invertzuckercreme, Kunsthonig	1406	331	17,2	0,2	0	82,5	0,2
Zucker, (Rohrzucker, Rübenzucker)	1697	399	0,1	0	0	99,8	0,1
Fondant	1496	352	11,0	0	0	88,0**	1,0
Marzipan	2035	486	8,8	6,8 [8,0]*	24,9	58,7**	0,8
Nuss-Nougat-Creme	2224	533	0,6	4,3	31,3	58,4	0,9
Eiscreme	858	205	62,5	4,0 [3,9]*	11,7	21,0	0,8
Fruchteis	587	139	67,6	1,5	1,8	29,1**	

* Eiweißgehalt nach der EU-Richtlinie zur Nährwertkennzeichnung (Faktor 6,25)
** Differenzberechnung

Kakaopulver,
schwach entölt

Energiegehalt

der verdaulichen Bestandteile	kJ:	1427
aus 100 g essbarem Anteil	kcal:	343

Hauptbestandteile in 100 g essbarem Anteil

Wasser	5,6 g	Kohlenhydrate	10,8 g
Eiweiß [N: 3,17 g]	19,8 g	Ballaststoffe	30,4 g*
Fett	24,5 g	Mineralstoffe	6,5 g

Einzelne Inhaltsstoffe in 100 g essbarem Anteil

Mineralstoffe

Natrium	17 mg
Kalium	1920 mg
Magnesium	415 mg
Calcium	115 mg
Mangan	3 mg
Eisen	13 mg
Kupfer	3800 µg
Zink	8200 µg
Nickel	935 µg
Chrom	160 µg
Phosphor	655 mg
Chlorid	30 mg
Fluorid	120 µg
Jodid	3 µg

Vitamine

Vit. B_1	130 µg
Vit. B_2	400 µg
Nicotinamid	2700 µg
Pantothensäure	1100 µg
Vit. B_6	140 µg
Biotin	20 µg
Folsäure	40 µg
Vit. C	0

Kohlenhydrate

Stärke	8600 mg
Gesamtzucker	2240 mg

Lipide

Palmitinsäure	6490 mg
Stearinsäure	8260 mg
Ölsäure	7520 mg
Linolsäure	655 mg
Linolensäure	45 mg

Sonstige Inhaltsstoffe

Oxalsäure	395 mg
Purine	70 mg
Theobromin	2300 mg

* Differenzberechnung

Schokolade
milchfrei, mind. 40% Kakaomasse

Energiegehalt

der verdaulichen Bestandteile	kJ:	1999
aus 100 g essbarem Anteil	kcal:	479

Hauptbestandteile in 100 g essbarem Anteil

Wasser	0,9 g	Kohlenhydrate	47,0 g
Eiweiß [N: 0,85 g]	5,3 g	Ballaststoffe	15,0 g*
Fett	30,0 g	Mineralstoffe	1,2 g

Einzelne Inhaltsstoffe in 100 g essbarem Anteil

Mineralstoffe

Natrium	19 mg
Kalium	395 mg
Magnesium	100 mg
Calcium	65 mg
Mangan	920 µg
Eisen	3200 µg
Kupfer	1400 µg
Zink	1900 µg
Nickel	360 µg
Chrom	30 µg
Phosphor	285 mg
Chlorid	100 mg
Fluorid	75 µg
Jodid	6 µg
Selen	2 µg

Vitamine

Vit. B_1	40 µg
Vit. B_2	130 µg
Nicotinamid	860 µg
Pantothensäure	350 µg
Vit. B_6	50 µg
Biotin	6 µg
Folsäure	10 µg
Vit. C	0

Kohlenhydrate

Saccharose	47 g

Sonstige Inhaltsstoffe

Oxalsäure	90 mg
Theobromin	630 mg

* Differenzberechnung

Schokolade, Milchschokolade

Energiegehalt

der verdaulichen Bestandteile	kJ:	2242
aus 100 g essbarem Anteil	kcal:	537

Hauptbestandteile in 100 g essbarem Anteil

Wasser	1,4 g	Kohlenhydrate	54,1 g
Eiweiß [N: 1,47 g]	9,2 g	Mineralstoffe	2,2 g
Fett	31,5 g		

Einzelne Inhaltsstoffe in 100 g essbarem Anteil

Mineralstoffe

Natrium	60 mg
Kalium	465 mg
Magnesium	70 mg
Calcium	245 mg
Mangan	240 µg
Eisen	1700 µg
Kupfer	455 µg
Zink	1700 µg
Nickel	145 µg
Chrom	6 µg
Phosphor	260 mg
Chlorid	130 mg
Fluorid	75 µg
Jodid	6 µg
Selen	3 µg

Vitamine

Vit. A[1]	60 µg
Gesamtcarotinoide[2]	35 µg
Vit. B_1	110 µg
Vit. B_2	370 µg
Nicotinamid	460 µg
Pantothensäure	900 µg
Vit. B_6	110 µg
Biotin	3 µg
Folsäure	10 µg
Vit. C	0

Kohlenhydrate

Lactose	9500 mg
Saccharose	44,6 g

Sonstige Inhaltsstoffe

Oxalsäure	55 mg
Theobromin	180 mg

[1] Retinol 53 µg
[2] β-Carotin 35 µg

14 Getränke

Ananassaft
in Dosen, Handelsware

Energiegehalt

der verdaulichen Bestandteile	kJ:	185
aus 100 g essbarem Anteil	kcal:	43

Hauptbestandteile in 100 g essbarem Anteil

Wasser	86,1 g	Kohlenhydrate	9,7 g
Eiweiß [N: 0,06 g]	0,4 g	Organische Säuren	0,7 g
Fett	0,1 g	Mineralstoffe	0,3 g

Einzelne Inhaltsstoffe in 100 g essbarem Anteil

Mineralstoffe

Natrium	5 mg
Kalium	115 mg
Magnesium	13 mg
Calcium	15 mg
Eisen	295 µg
Kupfer	65 µg
Zink	80 µg
Phosphor	5 mg
Chlorid	40 µg

Vitamine

Vit. B_1	50 µg
Vit. B_2	20 µg
Nicotinamid	200 µg
Pantothensäure	100 µg
Vit. B_6	100 µg
Folsäure	2 µg
Vit. C	11 mg

Kohlenhydrate

Glucose	2600 mg
Fructose	2590 mg
Saccharose	4510 mg

Sonstige Inhaltsstoffe

Apfelsäure	190 mg
Zitronensäure	470 mg
Salizylsäure	160 µg

Apfelsaft
Handelsware

Energiegehalt

der verdaulichen Bestandteile	kJ:	204
aus 100 g essbarem Anteil	kcal:	48

Hauptbestandteile in 100 g essbarem Anteil

Wasser	88,1 g	Organische Säuren	0,8 g
Eiweiß [N: 0,02 g]	0,1 g	Ethanol	0,1 g
Fett	0	Mineralstoffe	0,3 g
Kohlenhydrate	11,1 g		

Einzelne Inhaltsstoffe in 100 g essbarem Anteil

Mineralstoffe

Natrium	2 mg
Kalium	115 mg
Magnesium	4 mg
Calcium	7 mg
Mangan	120 µg
Eisen	260 µg
Kupfer	60 µg
Zink	120 µg
Nickel	10 µg
Chrom	3 µg
Phosphor	7 mg
Chlorid	300 µg
Fluorid	10 µg
Jodid	1 µg

Vitamine

Vit. A	8 µg
Gesamtcarotinoide[1]	45 µg
Vit. K	100 ng
Vit. B_1	20 µg
Vit. B_2	25 µg
Nicotinamid	300 µg
Pantothensäure	55 µg
Vit. B_6	95 µg
Biotin	1 µg
Folsäure	3 µg
Vit. C	1 mg

Aminosäuren

Arginin	2 mg
Histidin	1 mg
Isoleucin	2 mg
Leucin	4 mg
Lysin	5 mg
Methionin	1 mg
Phenylalanin	2 mg
Threonin	2 mg
Tryptophan	1 mg
Tyrosin	1 mg
Valin	3 mg

Kohlenhydrate

Glucose	2400 mg
Fructose	6400 mg
Saccharose	1700 mg
Sorbit	560 mg

Sonstige Inhaltsstoffe

Apfelsäure	740 mg
Milchsäure	17 mg
Zitronensäure	9 mg
Salizylsäure	190 µg
Ethanol	140 mg

[1] β-Carotin 45 µg

Apfelsinensaft,
Orangensaft, ungesüßt, Handelsware

Energiegehalt

der verdaulichen Bestandteile	kJ:	180
aus 100 g essbarem Anteil	kcal:	42

Hauptbestandteile in 100 g essbarem Anteil

Wasser	88,7 g
Eiweiß [N: 0,11 g]	0,7 g
Fett	0,2 g
Kohlenhydrate	8,7 g
Organische Säuren	1,0 g
Ballaststoffe	0,4 g
Mineralstoffe	0,4 g

Einzelne Inhaltsstoffe in 100 g essbarem Anteil

Mineralstoffe

Natrium	1 mg
Kalium	140 mg
Magnesium	12 mg
Calcium	15 mg
Mangan	30 µg
Eisen	270 µg
Kupfer	55 µg
Zink	120 µg
Chrom	13 µg
Phosphor	16 mg

Vitamine

Vit. A	1 µg
Gesamtcarotinoide[1]	13 µg
Vit. E[2]	160 µg
Vit. B_1	60 µg
Vit. B_2	10 µg
Nicotinamid	250 µg
Pantothensäure	160 µg
Vit. B_6	125 µg
Biotin	1 µg
Folsäure	20 µg
Vit. C	45 mg

Aminosäuren

Arginin	45 mg
Histidin	3 mg
Isoleucin	7 mg
Leucin	12 mg
Lysin	9 mg
Methionin	3 mg
Phenylalanin	8 mg
Threonin	8 mg
Tryptophan	2 mg
Tyrosin	3 mg
Valin	10 mg

Kohlenhydrate

Glucose	2590 mg
Fructose	2500 mg
Saccharose	3610 mg

Sonstige Inhaltsstoffe

Apfelsäure	160 mg
Zitronensäure	855 mg

[1] β-Carotin 3 µg
[2] Gesamttocopherol 160 µg, α-Tocopherol 160 µg

Grapefruitsaft
Handelsware

Energiegehalt

der verdaulichen Bestandteile	kJ:	201
aus 100 g essbarem Anteil	kcal:	47

Hauptbestandteile in 100 g essbarem Anteil

Wasser	87,6 g	Kohlenhydrate	10,1 g
Eiweiß [N: 0,08 g]	0,5 g	Organische Säuren	1,3 g
Fett	0,1 g	Mineralstoffe	0,4 g

Einzelne Inhaltsstoffe in 100 g essbarem Anteil

Mineralstoffe

Natrium	1 mg
Kalium	150 mg
Magnesium	8 mg
Calcium	9 mg
Mangan	10 µg
Eisen	570 µg
Kupfer	12 µg
Zink	110 µg
Phosphor	13 mg
Chlorid	6 mg
Iodid	1 µg

Vitamine

Vit. A	1 µg
Gesamtcarotinoide[1]	6 µg
Vit. B_1	35 µg
Vit. B_2	18 µg
Nicotinamid	210 µg
Pantothensäure	150 µg
Vit. B_6	13 µg
Biotin	1 µg
Folsäure	9 µg
Vit. C	35 mg

Kohlenhydrate

Glucose	4300 mg
Fructose	4200 mg
Saccharose	1600 mg

Sonstige Inhaltsstoffe

Apfelsäure	30 mg
Zitronensäure	1230 mg
Salizylsäure	420 µg

[1] β-Carotin 6 µg

Getränke

Johannisbeernektar, rot, Handelsware

Energiegehalt

der verdaulichen Bestandteile	kJ:	231
aus 100 g essbarem Anteil	kcal:	54

Hauptbestandteile in 100 g essbarem Anteil

Wasser	85,6 g	Organische Säuren	0,8 g
Eiweiß [N: 0,06 g]	0,4 g	Ethanol	0,1 g
Fett	Spuren	Mineralstoffe	0,3 g
Kohlenhydrate	12,4 g		

Einzelne Inhaltsstoffe in 100 g essbarem Anteil

Mineralstoffe

Natrium	Spuren
Kalium	110 mg
Calcium	7 mg
Eisen	340 µg
Kupfer	20 µg
Phosphor	7 mg

Vitamine

Vit. A	4 µg
Gesamtcarotinoide[1]	25 µg
Vit. B_1	2 µg
Vit. B_2	2 µg
Pantothensäure	Spuren
Vit. B_6	Spuren
Biotin	Spuren
Folsäure	Spuren
Vit. C	6 mg

Kohlenhydrate

Glucose	2660 mg
Fructose	2870 mg
Saccharose	6830 mg
Sorbit	30 mg

Sonstige Inhaltsstoffe

Apfelsäure	185 mg
Milchsäure	6 mg
Zitronensäure	650 mg
Ethanol	140 mg

[1] β-Carotin 25 µg

Johannisbeernektar,
schwarz, Handelsware

Energiegehalt

der verdaulichen Bestandteile	kJ:	237
aus 100 g essbarem Anteil	kcal:	56

Hauptbestandteile in 100 g essbarem Anteil

Wasser	85,3 g	Organische Säuren	0,9 g
Eiweiß [N: 0,07 g]	0,4 g	Ethanol	0,2 g
Fett	Spuren	Mineralstoffe	0,3 g
Kohlenhydrate	12,5 g		

Einzelne Inhaltsstoffe in 100 g essbarem Anteil

Mineralstoffe

Natrium	5 mg
Kalium	100 mg
Calcium	15 mg
Eisen	300 µg
Kupfer	20 µg
Phosphor	10 mg

Vitamine

Vit. A	4 µg
Gesamtcarotinoide[1]	25 µg
Vit. B_1	5 µg
Vit. B_2	2 µg
Nicotinamid	30 µg
Pantothensäure	Spuren
Vit. B_6	Spuren
Biotin	Spuren
Folsäure	Spuren
Vit. C	30 mg

Kohlenhydrate

Glucose	4550 mg
Fructose	4650 mg
Saccharose	3290 mg
Sorbit	20 mg

Sonstige Inhaltsstoffe

Apfelsäure	80 mg
Milchsäure	5 mg
Zitronensäure	850 mg
Ethanol	200 mg

[1] β-Carotin 25 µg

Tomatensaft
Handelsware

Energiegehalt

der verdaulichen Bestandteile	kJ:	73
aus 100 g essbarem Anteil	kcal:	17

Hauptbestandteile in 100 g essbarem Anteil

Wasser	94,1 g	Kohlenhydrate	2,9 g
Eiweiß [N: 0,13 g]	0,8 g	Organische Säuren	0,5 g
Fett	0,1 g	Mineralstoffe	0,6 g

Einzelne Inhaltsstoffe in 100 g essbarem Anteil

Mineralstoffe

Natrium	5 mg
Kalium	235 mg
Magnesium	10 mg
Calcium	15 mg
Mangan	8 µg
Eisen	560 µg
Kupfer	120 µg
Zink	85 µg
Nickel	6 µg
Phosphor	16 mg

Vitamine

Vit. A	90 µg
Gesamtcarotinoide[1]	540 µg
Vit. K	4 µg
Vit. B_1	55 µg
Vit. B_2	25 µg
Nicotinamid	720 µg
Pantothensäure	200 µg
Vit. B_6	110 µg
Biotin	3 µg
Folsäure	13 µg
Vit. C	15 mg

Aminosäuren

Arginin	14 mg
Histidin	11 mg
Isoleucin	19 mg
Leucin	25 mg
Lysin	25 mg
Methionin	5 mg
Phenylalanin	19 mg
Threonin	19 mg
Tryptophan	4 mg
Tyrosin	10 mg
Valin	19 mg

Kohlenhydrate

Glucose	1210 mg
Fructose	1650 mg
Saccharose	0 mg
Stärke	100 mg

Sonstige Inhaltsstoffe

Apfelsäure	40 mg
Zitronensäure	440 mg
Salizylsäure	130 µg

[1] β-Carotin 540 µg

Traubensaft
Handelsware

Energiegehalt

der verdaulichen Bestandteile	kJ:	297
aus 100 g essbarem Anteil	kcal:	70

Hauptbestandteile in 100 g essbarem Anteil

Wasser	81,9 g	Organische Säuren	0,4 g
Eiweiß [N: 0,03 g]	0,2 g	Ethanol	0,2 g
Kohlenhydrate	16,6 g	Mineralstoffe	0,3 g

Einzelne Inhaltsstoffe in 100 g essbarem Anteil

Mineralstoffe

Natrium	3 mg
Kalium	150 mg
Magnesium	9 mg
Calcium	13 mg
Mangan	50 µg
Eisen	430 µg
Kupfer	50 µg
Zink	40 µg
Nickel	4 µg
Chrom	3 µg
Phosphor	12 mg
Chlorid	3 mg
Fluorid	10 µg
Jodid	480 ng
Selen	4 µg

Vitamine

Vit. K	400 ng
Vit. B_1	30 µg
Vit. B_2	16 µg
Nicotinamid	180 µg
Pantothensäure	50 µg
Vit. B_6	20 µg
Biotin	1 µg
Folsäure	Spuren
Vit. C	2 mg

Kohlenhydrate

Glucose	8100 mg
Fructose	8300 mg
Saccharose	200 mg

Sonstige Inhaltsstoffe

Apfelsäure	350 mg
Milchsäure	8 mg
Zitronensäure	20 mg
Salizylsäure	530 µg
Weinsäure	450 mg

Alkoholfreie Getränke*

Energiegehalte pro 100 ml

	kJ	kcal
Fruchtsäfte und Nektare aus:		
Kernobst:		
Apfelsaft, Handelsware	204	48
Steinobst:		
Sauerkirschsaft, Muttersaft	233	55
Exotischen Früchten:		
Ananassaft, in Dosen, Handelsware	185	43
Apfelsinensaft, Muttersaft	184	43
Apfelsinensaft, Handelsware, ungesüßt	180	42
Grapefruitsaft, Muttersaft	154	36
Grapefruitsaft, Handelsware	201	47
Mandarinensaft, Muttersaft	196	46
Passionsfruchtsaft, Muttersaft	244	57
Zitronensaft, Muttersaft	114	26
Beeren:		
Himbeersaft, Muttersaft	120	28
Johannisbeernektar, rot, Handelsware	231	54
Johannisbeernektar, schwarz, Handelsware	237	56
Traubensaft, Handelsware	297	70
Wildfrüchten:		
Holunderbeerensaft, Muttersaft	163	38
Sanddornbeerensaft, Handelsware	169	40

Alkoholfreie Getränke*

Energiegehalte pro 100 ml

	kJ	kcal
Fruchtsaftkonzentrate:		
Apfelsinendicksaft	975	229
Himbeersirup	1119	263
Gemüsesäfte:		
Karottensaft	93	22
Rote-Rüben-Saft	156	37
Sauerkrautsaft	214	50
Spinatsaft	32	8
Tomatensaft, Handelsware	73	17
Erfrischungsgetränke:		
Cola	184	43
Cola light	< 1,0	< 0,25
Fruchtlimonaden, durchschnittlich	125–200	30–48
Diätfruchtsäfte für Diabetiker	77–105	18–25
Erfrischungsgetränke, kalorienreduziert:		
Diät-Frucht-Getränke, durchschnittlich	1–50	1–12
div. Kaffeesorten, trinkfertig, ohne Zugaben; (Malzkaffee)	0; (20)	0; (5)
div. Teesorten, trinkfertig, ohne Zugaben; Energiegehalte evtl. geringfügig darüber	0	0

* aktuelle Produktinformationen sind zu beachten !

Nährbier, Malzbier, alkoholarm
(= Alkoholgehalt unter 1,5%)

Energiegehalt

der verdaulichen Bestandteile	kJ:	229
aus 100 g essbarem Anteil	kcal:	54

Hauptbestandteile in 100 g essbarem Anteil

Wasser	87,4 g	Kohlenhydrate	10,9 *g
Eiweiß [N: 0,08 g]	0,5 g	Ethanol	1,2 g

Einzelne Inhaltsstoffe in 100 g essbarem Anteil

Mineralstoffe

Natrium	7 mg
Kalium	50 mg
Magnesium	9 mg
Calcium	2 mg
Mangan	15 µg
Eisen	75 µg
Kupfer	30 µg
Zink	4 µg
Phosphor	20 mg

Vitamine

Vit. B_1	5 µg
Vit. B_2	30 µg
Nicotinamid	1200 µg
Pantothensäure	160 µg
Vit. B_6	75 µg
Biotin	1 µg

Kohlenhydrate

Glucose	380 mg
Fructose	250 mg
Saccharose	80 mg
Maltose	4340 mg
Dextrin	4500 mg
Maltotriose	1240 mg

Sonstige Inhaltsstoffe

Apfelsäure	5500 µg
Milchsäure	5300 µg
Zitronensäure	15 mg
Stammwürze	12,7 g

* Berechnet als Summe von Glucose, Fructose, Saccharose, Maltose, Maltotriose und Dextrin.

Vollbier,
Lagerbier, hell

Energiegehalt

der verdaulichen Bestandteile	kJ:	162
aus 100 g essbarem Anteil	kcal:	39

Hauptbestandteile in 100 g essbarem Anteil

Wasser	90,6 g	Ethanol	3,6 g
Eiweiß [N: 0,08 g]	0,5 g	Mineralstoffe	0,2 g
Kohlenhydrate	2,9 g*		

Einzelne Inhaltsstoffe in 100 g essbarem Anteil

Mineralstoffe

Natrium	5 mg
Kalium	40 mg
Magnesium	9 mg
Calcium	4 mg
Mangan	30 µg
Eisen	40 µg
Kupfer	40 µg
Zink	20 µg
Phosphor	30 mg
Chlorid	35 mg
Fluorid	50 µg
Jodid	1 µg

Vitamine

Vit. B_1	4 µg
Vit. B_2	30 µg
Nicotinamid	880 µg
Pantothensäure	80 µg
Vit. B_6	50 µg
Biotin	1 µg
Folsäure	3 µg

Kohlenhydrate

Glucose	13 mg
Maltose	190 mg
Glycerin	200 mg
Dextrin	2500 mg
Sorbit	2 mg
Mannit	2 mg

Sonstige Inhaltsstoffe

Apfelsäure	6 mg
Milchsäure	3 mg
Zitronensäure	12 mg
Oxalsäure	2 mg
Ethanol	3610 mg
Extrakt	4800 mg
Purine	14 mg
Stammwürze	11,9 g

* Berechnet als Summe von Glucose, Maltose, Dextrin und Glycerin.

Weißbier,
Weizenvollbier, hefefrei

Energiegehalt

der verdaulichen Bestandteile	kJ:	158
aus 100 g essbarem Anteil	kcal:	38

Hauptbestandteile in 100 g essbarem Anteil

Wasser	93,0 g	Ethanol	3,5 g
Eiweiß [N: 0,05 g]	0,3 g	Mineralstoffe	0,1 g
Kohlenhydrate	3,0 g*		

Einzelne Inhaltsstoffe in 100 g essbarem Anteil

Mineralstoffe

Natrium	4 mg
Kalium	20 mg
Calcium	2 mg
Phosphor	13 mg
Fluorid	30 µg

Kohlenhydrate

Glucose	20 mg
Fructose	11 mg
Maltose	205 mg
Glycerin	200 mg
Dextrin	2600 mg
Sorbit	2 mg
Mannit	2 mg

Sonstige Inhaltsstoffe

Apfelsäure	5 mg
Milchsäure	18 mg
Zitronensäure	17 mg
Oxalsäure	2 mg
Ethanol	3530 mg
Extrakt	5020 mg
Stammwürze	12,7 g

* Berechnet als Summe von Glucose, Fructose, Maltose, Dextrin und Glycerin.

Rotwein
Qualitätswein, trocken

Energiegehalt

der verdaulichen Bestandteile	kJ:	279
aus 100 g essbarem Anteil*	kcal:	67

Hauptbestandteile in 100 g essbarem Anteil

Wasser	89,0 g	Ethanol	8,1 g
Eiweiß [N: 0,03 g]	0,2 g	Mineralstoffe	0,3 g
Kohlenhydrate[1]	2,4 g		

Einzelne Inhaltsstoffe in 100 g essbarem Anteil

Mineralstoffe

Natrium	3 mg
Kalium	90 mg
Magnesium	9 mg
Calcium	9 mg
Mangan	0–200 µg
Eisen	850 µg
Kupfer	80 µg
Zink	180 µg
Nickel	4 µg
Phosphor	10 mg
Fluorid	12 µg

Vitamine

Vit. B_1	Spuren
Vit. B_2	Spuren
Vit. B_6	20 µg
Vit. C	2 mg

Kohlenhydrate

Glucose[2]	310 mg
Fructose[2]	250 mg
Sorbit	6 mg

Sonstige Inhaltsstoffe

Apfelsäure	510 mg
Milchsäure	240 mg
Oxalsäure	1400 µg
Salizylsäure	615 µg
Weinsäure	100 mg
Ethanol	8,1 g
Extrakt	2400 mg
Glycerin	800 mg

* Bezogen auf Extrakt und Ethanol

[1] Extrakt als Gesamtkohlenhydrat inkl. der organischen Säuren berücksichtigt

[2] Die Werte entsprechen den handelsüblichen trockenen Weinen in Deutschland (u. a. Trollinger, Spätburgunder, Portugieser)

Getränke

Weißwein
Qualitätswein, trocken

Energiegehalt

der verdaulichen Bestandteile	kJ:	297
aus 100 g essbarem Anteil*	kcal:	71

Hauptbestandteile in 100 g essbarem Anteil

Wasser	88,4 g	Ethanol[2]	8,6 g
Eiweiß [N: 0,03 g]	0,2 g	Mineralstoffe	0,2 g
Kohlenhydrate[1]	2,6 g		

Einzelne Inhaltsstoffe in 100 g essbarem Anteil

Mineralstoffe

Natrium	2 mg
Kalium	80 mg
Magnesium	10 mg
Calcium	9 mg
Mangan	140 µg
Eisen	600 µg
Kupfer	70 µg
Zink	230 µg
Nickel	7 µg
Phosphor	15 mg
Chlorid	5 mg
Fluorid	30 µg
Selen	Spuren

Vitamine

Vit. B_1	Spuren
Vit. B_2	10 µg
Nicotinamid	100 µg
Pantothensäure	20 µg
Vit. B_6	20 µg
Biotin	1 µg
Folsäure	7 µg

Kohlenhydrate

Glucose + Fructose[3]	20–140 mg
Sorbit	5 mg

Sonstige Inhaltsstoffe

Apfelsäure	355 mg
Milchsäure	170 mg
Zitronensäure	14 mg
Oxalsäure	1700 µg
Salizylsäure	630 µg
Weinsäure	140 mg
Ethanol	8,6 g
Extrakt	2600 mg
Glycerin	700 mg

* Bezogen auf Extrakt und Ethanol

[1] Extrakt als Gesamtkohlenhydrat inkl. der organischen Säuren berücksichtigt
[2] Der durchschnittliche Alkoholgehalt entspricht den handelsüblichen Qualitätsweinen in Deutschland
[3] Diese Mengen sind in vollständig durchgegorenen Weinen enthalten; die handelsüblichen Qualitätsweine in Deutschland enthalten durchschnittlich 380 mg Glucose und 410 Fructose/100 g (u. a. Riesling, Müller-Thurgau, Silvaner etc.)

Alkoholhaltige Getränke

Energiegehalte pro 100 ml bzw. 10 ml

		kJ	kcal
Bier:			
Vollbier, Lagerbier, hell		162	39
Weißbier, Weizenvollbier, hefefrei		158	38
Vollbier, dunkel		156	37
Pils, Lagerbier		177	42
Starkbier (Bockbier und Doppelbock)		260–300	62–72
Bier, alkoholfrei		107	25
Nährbier, Malzbier, alkoholarm		229	54
Wein, Likörwein, Schaumwein, Apfelmost:			
Rotwein, Qualitätswein		279	67
Weißwein, Qualitätswein		297	71
Dessertwein, (Portwein, Malaga) durchschnittlich		657	157
Wermut, trocken		456	110
Wermut, süß		647	155
Sekt, weiß		348	84
Apfelwein (Most)		190	45
Branntwein*:			
Cognac	40 Vol. %, 10 ml	93	22
Gin	45 Vol. %, 10 ml	116	29
Rum	65 Vol. %, 10 ml	150	36
Weinbrand	38 Vol. %, 10 ml	99	24
Whisky	43 Vol. %, 10 ml	102	25
Likör*:			
Eierlikör	20 Vol. %, 10 ml	116	28

* Alkoholangaben in Vol. % ergeben sich aus Alkohol in g/100 ml x 1/0,8 (0,8 = spez. Dichte reinen Alkoholes)

Teil C

Anhang

1 Liste der Vergleichstabellen – und Ergänzungstabellen

Vergleichstabellen

2 Orientierungstabellen zu diversen Inhaltsstoffen in Lebensmiteln

Bioaktive Verbindungen in Lebensmitteln: Flavonoide (Gesamtmenge frei und als Glykoside gebunden)

Menge µg/100 g essbarem Anteil

Lebensmittel	Kämpferol	Qercetin	Myricetin	Isorhamnetin
Gemüse				
Meerrettich	600	–	–	–
Radieschen	605 400–620	–	–	–
Broccoli	7200	3000	–	–
Endivie	4300 200–4600	Spuren	–	–
Grünkohl	14000 2000–21000	7100 1400–11000	–	–
Kopfsalat	415 30–1050	3000 600–14000	–	–
Porree (Lauch)	2800 700–3000	–	–	–
Rosenkohl	740	–	–	–
Rotkohl	–	440 200–460	–	–
Schnittlauch	3600	450	–	–
Zwiebel	Spuren	35000	–	–
Bohnen, grün	1200	3900	–	–
Tomate	Spuren	800	–	–
Früchte				
Apfel*	330	4900 3600–14000	–	1200
Birne*	1200	805 640–2800	–	4500
Aprikose	200	3200 2500–5300	– –	–

Bioaktive Verbindungen in Lebensmitteln: Flavonoide (Gesamtmenge frei und als Glykoside gebunden)

Menge µg/100 g essbarem Anteil

Lebensmittel	Kämpferol	Qercetin	Myricetin	Isorhamnetin
Kirsche, sauer	1100 500–1700	5200 2300–8000	–	1800
Kirsche, süß	600	1400 600–1700	–	–
Pfirsich	200	400	–	–
Pflaume	200	900 300–1500	–	–
Brombeere	280 170–1400	1600 1400–3300	–	400
Erdbeere	1200	860	–	–
Heidelbeere	300	7000 2600–14000	4000	–
Himbeere	10	2900	–	–
Johannisbeere, rot	140 110–200	1300 700–2700	10	–
Johannisbeere, schwarz	405 10–800	3500 3300–3700	4900 4200–5500	–
Preiselbeere	100	13000 3000–14000	1400	–
Weinbeere (Weintraube)	Spuren	1400	450	–
Holunderbeere	–	17000	–	–

* Nur in den Schalen

Calcium in Lebensmitteln

Menge / 100 g essbarem Anteil

Konzentrationsbereich	Lebensmittel
1000–2000 mg	(2): Trockenvollmilch, Trockenmagermilch, Käsesorten wie Parmesan, Appenzeller, Emmentaler
500–1000 mg	(2): Trockenmolke, Trockenbuttermilch, Käsesorten wie u. a. Tilsiter, Gouda, Edamer, Chester, Roquefort, Camembert, Mozzarella, Gruyere, Gorgonzola, Edelpilzkäse, Schmelzkäse, Limburger (5): Sesam (Samen, trocken), Goabohne (Samen); (6): Brennnessel, Malve (Blatt)
200–500 mg	(2): Kondensmilch, Büffelmilch, Schafmilch, Käsesorten wie u. a. Romadur, Feta, Brie, Münster, Ricotta, Hühnerei (gesamt, getrocknet), Hühnereigelb (getrocknet) (3): Lachs, Sardine (in Öl) (4): Amaranth (5): Sojabohne, Leinsamen (6): Grünkohl, Gartenkresse, Brunnenkresse, Petersilie (Blatt), Wildgemüse wie u. a. Spitzwegerich, Gartenmelde, Breitwegerich, Gundermann (Blatt), Hagebutte, Mandel (süß), Haselnuss (7): Tee (schwarzer Tee), Milchschokolade
100 – 200 mg	(1): Milchhalbfett (2): Kuhmilch (u. a. Vollmilch, Konsummilch, UHT-Milch), Buttermilch, Stutenmilch, Ziegenmilch, Kamelmilch, Sahne (sauer, Kaffeesahne), Joghurt, Kefir, Käsesorten wie u. a. Schichtkäse, Frischkäse, Speisequark, Hüttenkäse, Sauermilchkäse, Hühnereigelb (flüssig) (3): Fleischextrakt, Fisch: Sprotte, Garnele, Sardine, Barsch, Krill (5): Gartenbohne, Mungbohne, Augenbohne, Limabohne, Urdbohne, Kirchererbse, Straucherbse (Samen, trocken), Sonnenblume (Samen, trocken), Tofu (6): Meerrettich, Schnittlauch, Spinat, Mangold, Rucola, Portulak, Wildgemüse u. a. Löwenzahn, Giersch, Guter Heinrich, Wiesenbocksbart, Barbarakraut, Pistazie, Kolanuss, Walnuss, Paranuss, Olive; (7): Eiscreme, Kakaopulver

Calcium in Lebensmitteln

Menge/100 g essbarem Anteil

Konzentrationsbereich	Lebensmittel
50–100 mg	(2): Schlagsahne, Molke, Käsesorten wie u. a. Frischkäse (Doppelrahm), Hühnerei (gesamt), Hühnereiweiß (getrocknet), (3): Bündner Fleisch, Fisch: u.a. Sardelle, Karpfen, Brasse, Stöcker, Scholle, Schleie, Zander, Meeräsche, Flunder, Stockfisch, Klippfisch, Auster, Languste, Hummer, Kaviar; (4): Quinoa, Hafer (g. Korn), Haferflocken, Hafergrütze, Weizenkleie, Weizenkeime, Weizentoastbrot, Weißbrot, Knäckebrot; (5): Linse, Erbse (Samen, trocken), (6): Schwarzwurzel, Kohlrübe, Pastinake, Sellerie (Knolle), Kohlrabi, Bleichsellerie, Rhabarber, Wirsingkohl, Endivie, Broccoli, Artischocke, Porree, Kichererbse (grün), Kartoffelprodukte (trocken, u. a. Scheiben, Stäbchen etc.), Wildgemüse u.a. Bärlauch, Sauerampfer, Okra, Dattel (getrocknet), Feige, Johannisbeere (schwarz), Pekannuss, Makadamianuss, Rosine, Hagebuttenmarmelade (7): Schokolade (milchfrei)
20–50 mg	(2): Frauenmilch, (3): Rehfleisch, Truthahn, Schweineherz, Hühnerherz, Würste u.a. Mortadella, Leberwurst, Salami, Knackwurst, Weißwurst, Corned Beef, Cervelatwurst, Fisch: u. a. Thunfisch, Kabeljau, Hering (Atlantik), Kliesche, Rotbarsch, Grenadier, Seezunge, Rotzunge, Katfisch, Seehecht, Heilbutt (schwarz), Hecht, Schellfisch, Renke, Waller, Brathering, Bückling, Seeohr (Abalone), Tintenfisch, Miesmuschel, Pilgermuschel; (4): Roggen, Weizen, Gerste, Roggenmehl (u. a. Typ 1150, 1800), Weizenmehl (u. a. Typ 1050), Weizenvollkornbrot, Roggenvollkornbrot, Roggenbrot, Grahambrot etc., Eierteigwaren (trocken); (6): Rettich, Weiße Rübe, Möhre, Cassave, Taro, Yam, Radieschen, Batate, Petersilie (Wurzel), Fenchel (Knolle), Chinakohl, Rosenkohl, Feldsalat, Sojakeime, Chicoree, Spargel, Zwiebel, Weißkohl, Rotkohl, Kopfsalat, Blumenkohl, Knoblauch, Kürbis, Erbse (Samen, grün), Trüffel, Sauerkraut, Himbeere, Erdbeere, Johannisbeere (rot), Stachelbeere, Eberesche, Holunderbeere, Sanddornbeere, Apfelsine, Grapefruit, Kiwi, Papaya, Cashewnuss, Edelkastanie, Erdnuss, Kokosnuss (7): Marzipan, Fruchteis

Calcium in Lebensmitteln

Menge/100 g essbarem Anteil

Konzentrationsbereich	Lebensmittel
0–20 mg	(1): Butter (3): Fleischstücke von Kalb, Rind, Schwein, Hammel (u.a. Bug, Filet, Brust, Keule, Schinken, Oberschale etc.), Innereien (Lunge, Leber, Niere, Hirn, Milz ect.), Würste u.a. Frankfurter, Fleischwurst, Bierschinken, Bratwurst etc., Kaninchen, Rehfleisch, Hirschfleisch, Wildschwein, Brathuhn, Ente, Gans, Wachtel (Durchschnitt), Fisch: Steinbutt, Brosme, Lachs, Leng, Makrele, Schwertfisch, Forelle, Alaska Seelachs, Heilbutt (weiß), Köhler, Dornhai, Steckmuschel (4): Reis (unpoliert u. poliert), Hirse, Sorghum, Mais (g. Korn), Weizenmehl (Typ 405, 630, 812), Eierteigwaren, Corn Flakes (6): Rote Rübe, Kartoffel, Gurke, Tomate, Paprika, Aubergine, Zuckermais, Bambussprossen, Austernpilz, Champignon, Morchel, Steinpilz, Hallimasch, Pfifferling, Birkenpilz, Apfel, Birne, Aprikose, Ananas, Mirabelle, Pflaume, Pfirsich, Heidelbeere, Preiselbeere, Weintraube, Banane, Avocado, Litchi, Zitrone, Wassermelone, Zuckermelone, Obstsäfte, Obstkonfitüren (7): Weißwein, Rotwein, Vollbier (hell, dunkel), Nährbier, Malzgetränk, alkoholfreies Bier, Weißbier

(1): Fette und Öle
(2): Milch, Ei und -Produkte
(3): Fleisch, Fisch und -Produkte
(4): Getreide und -Produkte
(5): Leguminosen und Ölsamen
(6): Gemüse, Früchte, Pilze und -Produkte
(7): Sonstiges

Cholesterin in Lebensmitteln

Menge/100 g essbarem Anteil

Konzentrationsbereich	Lebensmittel
1000–3000 mg	(2): Hühnereigelb (getrocknet u. flüssig), Hühnerei (gesamt, getrocknet), (3): Schweinehirn
300–1000 mg	(2): Hühnerei (gesamt); (3): Hühnerleber, Schweineleber, Hammelleber, Kalbsleber, Schweineniere, Schweinelunge, Kalbsniere, Rinderniere, Fisch: Kaviar
150–300 mg	(1): Butterschmalz, Butter; (3): Rinderleber, Rinderlunge, Schweineherz, Hühnerherz, Fisch: Aal, Tintenfisch, Flusskrebs, Waller
100–150 mg	(1): Hühnerfett, Milchhalbfett, Standardmargarine, Hammeltalg; (2): Goudakäse (45% Fett), Frischkäse (60% Fett). Briekäse (50% Fett), Schlagsahne; (3): Rinderherz, Rinderzunge, Schweinezunge, Fisch: Sardinen (in Öl), Sprotte, Languste, Garnele, Miesmuschel, Auster, Pilgermuschel
50–100 mg	(1): Rindertalg, Schweineschmalz; (2): Trockenvollmilch, Sauerrahm, Käse mit höherem Fettgehalt (u.a. Münsterkäse, Chesterkäse, Camembert, Edamer, Parmesan etc); (3): Schweine-, Rind-, Kalb-, Lamm- u. Hammelfleisch, Kaninchen (Durchschnitt), Wild (Reh, Hirsch, Wildschwein, Hase), Huhn, Truthahn, Gans, Ente (Durchschnitt), Fisch: Bückling, Hering, Makrele, Meeräsche, Stint, Scholle, Seezunge, Flussbarsch, Hecht, Forelle, Karpfen, Hummer, Steckmuschel
20–50 mg	(2): Frauenmilch, Kondensmilch, Käsesorten (Fettgehalte 20–40%, wie u. a. Appenzeller, Camembert, Speisequark); (3): Schweineblut, Fisch: wie u.a. Lachs, Kabeljau, Thunfisch (in Öl), Köhler, Rotbarsch, Lumb, Katfisch, Schellfisch, Schwertfisch, Steinbutt, Heilbutt, Dornhai, Flunder
10–20 mg	(2): Kuhmilch, Ziegenmilch, Trockenbuttermilch, Käsesorten (Fettgehalte 10–20%, wie u. a. Schichtkäse), Joghurt (3,5% Fett); (3): Fisch: Rotzunge
5–10 mg	(1): Halbfettmargarine; (2): Kuhmilch (fettarm)

Cholesterin in Lebensmitteln

Menge/100 g essbarem Anteil

Konzentrationsbereich	Lebensmittel
1–5 mg	(1): pflanzliche Fette u. Öle wie u.a. Kakaobutter, Leinöl, Weizenkeimöl, Maiskeimöl, Sojaöl, Olivenöl, Erdnussöl etc
unter 1 mg	(1): pflanzliche Fette u. Öle wie u. a. Kokosfett, Traubenkernöl, Mohnöl, Sonnenblumenöl; (2): Magermilch, Joghurt (mager), Hühnereiweiß (flüssig)

(1): Fette und Öle
(2): Milch, Ei und -Produkte
(3): Fleisch, Fisch und -Produkte
(4): Getreide und -Produkte
(5): Leguminosen und Ölsamen
(6): Gemüse, Früchte, Pilze und -Produkte

Eisen in Lebensmitteln

Menge/100 g essbarem Anteil

Konzentrationsbereich	Lebensmittel
20–50 mg	(3): Fleischextrakt, Fisch: Salzhering
10–20 mg	(2): Hühnereigelb (getrocknet) (3): Schweineleber, Hammelleber, Schweinemilz, Kalbsmilz, Kalbsniere, Bündner Fleisch (4): Weizenkleie (5): Goabohne, Sesam, Mohn (Samen, trocken), Sojamehl (6): Pfifferling (getrocknet) (7): Tee (schwarzer Tee), Kaffee (geröstet), Kakaopulver, Bierhefe (getrocknet)
6–10 mg	(2): Hühnerei (gesamt, getrocknet), Hühnereigelb (flüssig), (3): Kalbs-, Huhn-, Rinderleber, Hammel-, Rinderlunge, Hammel-, Schweineniere, Leberpastete, Leberwurst, Blutwurst; (4): Amaranth, Quinoa, Weizenkeime, Hirse, Triticale, Sorghum, Hafer (g. Korn), Haferflocken; (5): Linse, Limabohne, Urdbohne, Augenbohne, Sojabohne, Mungbohne, Gartenbohne, Kichererbse, Straucherbse (Samen, trocken), Lein, Sonnenblumen (Samen); (6): Pistazie, Kolanuss
3–6 mg	(3): Kalbfleisch (u.a. Brust, Haxe), Kalbs-, Rinder-, Schweineherz, Kalbs-, Schweinelunge, Kalbs-, Rinder-, Schweinezunge, Pferdefleisch, Hase, Kaninchen, Rehfleisch (Durchschnitt), Ente (Durchschnitt), Corned Beef, Jagdwurst, Fisch: Sardelle, Stockfisch, Miesmuschel, Auster, Abalone, Sardinen (in Öl); (4): Buchweizen, Grünkern, Weizen, Roggen, Gerste (g. Korn), Reis (unpoliert), Roggenschrot (T 1800), Weizenschrot (T 1700), Dinkelmehl (Vollkorn) Hafermehl, Gerstengraupen, Knäckebrot, Eierteigwaren (trocken); (5): Tofu, (6): Schwarzwurzel, Topinambur, Petersilie (Blatt), Portulak, Spinat, Löwenzahnblätter, Brunnenkresse, Mangold, Bärlauch, Große Brennnessel, Trüffel, Mandel (süß), Paranuss, Haselnuss (7): Bäckerhefe (gepresst), Schokolade (milchfrei)

Eisen in Lebensmitteln

Menge/100 g essbarem Anteil

Konzentrationsbereich	Lebensmittel
1–3 mg	(2): Parmesankäse, Hühnerei (gesamt, flüssig); (3): Kalbfleisch (u. a. Muskel, Hals, Bug, Brust, Filet, Haxe, Keule), Rinderfleisch (u.a. Muskel, Bug, Filet, Hochrippe, Kamm, Oberschale, Lende), Schweinefleisch (u. a. Muskel, Bug, Eisbein, Kamm, Kotelett, Oberschale), Ziege, Hirsch, Wildschwein, (Durchschnitt), Gans, Fasan, Huhn, Truthahn (Durchschnitt), Schweineschinken (gekocht), Würste wie u. a. Frankfurter, Cervelat, Bierschinken, Fleischwurst, Mettwurst, Fisch: Hering, Katfisch, Köhler, Makrele, Meeräsche, Sardine, Sprotte, Thunfisch, Hummer, Flusskrebs, Languste, Pilgermuschel; (4): Mais (g. Korn), Roggenmehl (u.a. Typ 815, 997, 1150), Weizenmehl (u. a. Typ 405, 630, 812, 1050), Brötchen, Weizenmischbrot, Roggenbrot, Roggenvollkornbrot, Weizenvollkornbrot; (5): Erbse (grün), Linse (Samen) (6): Meerrettich, Artischocke, Endivie, Feldsalat, Grünkohl, Knoblauch, Rosenkohl, Rucola, Champignon, Birkenpilz, Austernpilz, Steinpilz, Himbeere, Johannisbeere (schwarz), Edelkastanie, Cashewnuss, Erdnuss, Kokosnuss, Pekannuss, Walnuss; (7): Marzipan, Milchschokolade
0,5–1 mg	(2): Trockenmolke, Trockenmagermilch, Trockenvollmilch, Käsesorten wie u. a. Brie, Roquefort, Limburger, Chester, Gouda, Frischkäse (3): Schweinebauch, Schweinespeck (durchwachsen), Schweinsbratwurst, Fisch: Scholle, Seezunge, Rotzunge, Heilbutt (weiß), Rotbarsch, Schellfisch, Lachs, Steinbutt, Hecht, Aal, Karpfen, Brasse, Waller, Zander, Tintenfisch, Garnele, Steckmuschel (4): Reis (poliert), Weizenbrot, (6): Rote Rübe, Rettich, Petersilie (Wurzel), Pastinake, Sellerie (Knolle), Yam (Knolle), Bambussprossen, Blumenkohl, Broccoli, Chicoree, Chinakohl, Porree, Sauerkraut, Sojasprossen, Spargel, Wirsingkohl, Schnittbohnen (grün), Kürbis, Hallimasch, Johannisbeere (rot), Brombeere, Heidelbeere, Erdbeere, Kiwi Aprikose, Quitte, Kirsche (sauer), Hagebutte, Feige (7): Rotwein, Weißwein

Eisen in Lebensmitteln

Menge/100 g essbarem Anteil

Konzentrationsbereich	Lebensmittel
0,1–0,5 mg	(1): Rindertalg (2): Büffelmilch, Buttermilch, Molke, Kuhmilch (Magermilch), Kaffeesahne, Käsesorten wie u. a. Münster, Emmentaler, Gorgonzola, Edamer, Mozzarella, Appenzeller, Tilsiter, Camembert, Schichtkäse, Speisequark, Hühnereiweiß (flüssig); (3): Schweinespeck, Fisch: Kabeljau, Flunder, Alaska Seelachs, Heilbutt (schwarz), Barsch (Fluss), Forelle (4): Reis (poliert, gekocht) (6): Radieschen, Kartoffel, Möhre, Weiße Rübe, Weißkohl, Kohlrabi, Rotkohl, Rhabarber, Kopfsalat, Aubergine, Paprika, Tomate, Squash, Gurke, Zwiebel, Apfel, Birne, Pfirsich, Pflaume, Banane, Apfelsine, Mandarine, Weinbeere
0–0,1 mg	(1): Fette u. Öle wie u. a. Sonnenblumenöl, Butter, Schweineschmalz, Kokosfett, Margarine etc. (2): Kuhmilch (Vollmilch), Schafmilch, Ziegenmilch, Stutenmilch, Frauenmilch, Joghurt, Sahne (sauer, Schlagsahne) (7): Vollbier, Pilsener Bier, Malzgetränk, Nährbier

(1): Fette und Öle
(2): Milch, Ei und -Produkte
(3): Fleisch, Fisch und -Produkte
(4): Getreide und -Produkte
(5): Leguminosen und Ölsamen
(6): Gemüse, Früchte, Pilze und -Produkte
(7): Sonstiges

Folsäure in Lebensmitteln

Menge/100 g essbarem Anteil

Konzentrationsbereich	Lebensmittel
500–3000 µg	(3): Rinderleber; (4): Weizenkeime; (5): Augenbohne, Mungbohne (Samen, trocken) (7): Bäckerhefe (gepresst), Bierhefe (getrocknet)
200–500 µg	(2): Hühnereigelb (getrocknet); (3): Kalbsleber, Hühnerleber, Hammelleber; (5): Limabohne, Straucherbse, Kichererbse, Sojabohne (Samen, trocken)
150–200 µg	(2): Hühnereigelb (flüssig), Hühnerei (gesamt, getrocknet); (3): Rinderniere; (4): Weizenkleie; (5): Sojamehl, Gartenbohne, Linse, Erbse (Samen, trocken), Erbse (Samen, grün); (6): Grünkohl, Sojasprossen, Erdnuss
100–150 µg	(2): Hühnereiweiß (getrocknet); (3): Schweineleber; (4): Roggen (g. Korn); (5): Urdbohne; (6): Spinat, Feldsalat, Petersilie (Blatt), Broccoli, Endivie, Spargel, Porree, Rosenkohl
70–100 µg	(3): Schweineniere; (4): Weizen (g. Korn), Haferflocken; (6): Wirsingkohl, Blumenkohl, Erbsensprossen, Linsensprossen, Kohlrabi, Schnittbohnen (grün), Rote Rübe, Sellerie (Knolle), Kirsche (sauer), Walnuss
40–70 µg	(2): Trockenvollmilch, Trockenbuttermilch, Limburgerkäse, Camembertkäse, Roquefortkäse, Edelpilzkäse, Briekäse, Hühnerei (gesamt); (3): Leberpastete; (4): Weizenschrot (Typ 1700), Gerste (g. Korn) (6): Chinakohl, Kohlrübe, Kopfsalat, Pastinake, Chicoree, Mungbohnensprossen, Zuckermais, Paprika, Spargel (in Dosen), Kirsche (süß), Erdbeere, Weintraube, Mandel (süß), Apfelsinensaft (frisch gepresst)

Folsäure in Lebensmitteln

Menge/100 g essbarem Anteil

Konzentrationsbereich	Lebensmittel
20–40 µg	(2): Trockenmagermilch, Parmesankäse, Goudakäse, Edamerkäse, Gorgonzolakäse; (3): Fisch: Stint, Miesmuschel; (4): Hafer (g. Korn), Mais (g. Korn), Weizenmehl (Typ 812, 1050), Roggenmischbrot, Grahambrot, Pumpernickel, Weizenvollkornbrot, Weißbrot, Brötchen, Gerstengraupen, Eierteigwaren; (6): Kartoffel, Möhre, Rettich, Radieschen, Weiße Rübe, Fenchel (Knolle), Rotkohl, Weißkohl, Mangold, Aubergine, Tomate, Kürbis, Champignon, Himbeere, Avocado, Zuckermelone, Apfelsine, Mango, Datteln (getrocknet), Kokosnuss, Paranuss, Apfelsinensaft (Handelsware), Apfelsinendicksaft; (7): Kakaopulver (schwach entölt)
10–20 µg	(2): Kondensmilch, Joghurt, Trockenmolke, Chesterkäse, Münsterkäse, Gruyerekäse, Mozzarellakäse, Speisequark; (3): Rindfleisch (Filet), Rinderlunge, Huhn (Durchschnitt, Schlegel), Truthahn, Fisch: Thunfisch, Aal, Scholle, Lachs, Flunder, Heilbutt (schwarz), Hummer, Pilgermuschel, Garnele (4): Triticale (g. Korn), Reis (unpoliert, poliert), Roggenmehl (Typ 815), Weizenmehl (Typ 405, 555, 630), Roggenvollkornbrot; (5): Tofu; (6): Gurke, Schnittbohnen (grün, in Dosen), Erbsen (Samen, grün), Zwiebel, Banane, Birne, Feige (getrocknet), Heidelbeere, Johannisbeere (rot), Grapefruit, Sanddornbeere; (7): Schokolade, Alkoholfreies Bier
5–10 µg	(2): Frauenmilch, Kuhmilch (Vollmilch, Magermilch), Buttermilch, Kefir, Sauerrahm, Kaffeesahne, Emmentalerkäse, Hühnereiweiß (flüssig), (3): Rindfleisch (Oberschale, Hüfte), Kalbfleisch (u. a. Rücken, Bug, Hals, Keule), Schweinefleisch (Oberschale), Schweineschinken (gekocht), Fisch: Schellfisch, Heilbutt (weiß), Hering, Kabeljau, Sardine (in Öl), Hecht, Renke, Forelle, Auster; (4): Mais-Frühstücksflocken; (6): Bleichsellerie, Johannisbeere (schwarz), Apfel, Mandarine, Feige, Zitrone, Holunderbeersaft, Grapefruitsaft; (7): Pilsener Bier, Weißwein

Folsäure in Lebensmitteln
Menge/100 g essbarem Anteil

Konzentrationsbereich	Lebensmittel
1–5 µg	(2): Ziegenmilch, Kuhmilch (UHT, Sterilmilch), Schlagsahne, Molke, Schmelzkäse; (3): Rindfleisch (u.a. Hochrippe), Schweinefleisch (u. a. Kotelett), Schweineherz, Kalbsherz, Gans (Durchschnitt), Corned Beef, Fisch: Makrele, Lachs, Lumb, Schwertfisch, Alaska Seelachs, Steckmuschel; (6): Rhabarber, Pfirsich, Aprikose, Ananas, Preiselbeere, Pflaume, Apfelmus, Weintrauben (Rosinen, getrocknet), Apfelsaft, Ananassaft, Zitronensaft; (7): Vollbier (hell)

(1): Fette und Öle
(2): Milch, Ei und -Produkte
(3): Fleisch, Fisch und -Produkte
(4): Getreide und -Produkte
(5): Leguminosen und Ölsamen
(6): Gemüse, Früchte, Pilze und -Produkte
(7): Sonstiges

Fructose in Lebensmitteln

Menge/100 g essbarem Anteil

Konzentrationsbereich	Lebensmittel
24–40 g	(6): Weinbeere (getrocknet, Rosine), Apfel (getrocknet), Dattel (getrocknet), Feige (getrocknet), Apfelgelee (7): Honig, Invertzuckercreme (Kunsthonig)
10–24 g	(6): Kirsch-, Brombeer-, Heidelbeer-, Erdbeer-, Johannisbeer- (rot), Himbeer-, Apfelsinen-, Aprikosen-konfitüre, Quitten-, Johannisbeer- (rot), Himbeergelee, Pflaumenmus, Preiselbeeren (in Dosen)
5–10 g	(6): Kaki, Granatapfel, Apfel, Birne, Hagebutte, Weinbeere, Heidelbeere, Kirsche (süss), Erdbeeren-, Himbeeren-, Ananas-, Birnen-, Kirschen-, Aprikosen- u. Pflaumen in Dosen, Pflaumen-, Pfirsich- u. Aprikosen getrocknet, Hagebuttenmarmelade, Apfelmus, Traubensaft, Sauerkirschsaft, Apfelsaft
2–5 g	(6): Kiwi, Mirabelle, Kirsche (sauer), Wassermelone, Reineclaude, Papaya, Banane, Guave, Heidelbeere, Johannisbeere (schwarz, rot), Apfelsine, Brombeere, Stachelbeere, Preiselbeere, Mango, Ananas, Erdbeere, Himbeere, Pflaume, Grapefruit, Pfirsich in Dosen, Grapefruitsaft, Himbeersaft, Ananassaft, Apfelsinensaft; (7): Cola-Getränke
1–2 g	(4): Roggenvollkornbrot; (6): Weiße Rübe, Möhre, Kohlrabi, Rotkohl, Weißkohl, Wirsingkohl, Artischoke, Porree, Broccoli, Tomate, Zwiebel, Kürbis, Schnittbohne, Paprika, Squash, Zucchini, Aubergine, Spargel, Tomaten in Dosen, Tomatensaft, Mandarine, Pfirsich, Karambole, Zitrone, Zitronensaft
0,5 1 g	(4): Grahambrot (Weizenschrotbrot), Weizenkeime; (5): Limabohne (6): Batate, Radieschen, Rettich, Petersilie (Wurzel), Kohlrübe, Grünkohl, Blumenkohl, Rosenkohl, Chicoree, Endivie, Kopfsalat, Chinakohl, Gurke, Schnittlauch, Möhre-, Broccoli, Blumenkohl- u. Spargel gekocht u. abgetropft, Spargel in Dosen, Aprikose, Okra, Opuntie (7): Tee (schwarzer Tee)

Fructose in Lebensmitteln

Menge/100 g essbarem Anteil

Konzentrationsbereich	Lebensmittel
0,1–0,5 g	(4): Roggenbrot, Roggenmischbrot, Weizenmischbrot, Gerste (g. Korn), Brötchen; (5): Augenbohne; (6): Kartoffel, Sellerie (Knolle), Rote Rübe, Meerrettich, Pastinake, Bambussprossen, Mangold, Spinat, Sauerkraut (abgetropft), Feldsalat, Rhabarber, Petersilie (Blatt), Bleichsellerie, Zuckermais, Champignon, Steinpilz, Möhre in Dosen, Avocado (7): Rotwein, Weisswein, Nährbier
0,05–0,1 g	(4): Mais, Roggen, Weizenkleie; (5): Kichererbse, Linse (Samen, trocken), Erbse (Samen, grün) (6): Schwarzwurzel, Spinat (gekocht, abgetropft), Pfifferling
0–0,05 g	(3): Rindfleisch (Muskel); (4): Weizen (g. Korn), Weizenmehl (Typ 405, 630, 812); (5): Erbsen (grün, in Dosen), Champignon (in Dosen); (7): Weißbier

(1): Fette und Öle
(2): Milch, Ei und -Produkte
(3): Fleisch, Fisch und -Produkte
(4): Getreide und -Produkte
(5): Leguminosen und Ölsamen
(6): Gemüse, Früchte, Pilze und -Produkte
(7): Sonstiges

Lactose in Lebensmitteln

Menge/100 g essbarem Anteil

Konzentrationsbereich	Lebensmittel[1]
20–70 g	Trockenmolke, Trockenmagermilch, Trockenbuttermilch, Trockenvollmilch
10–20 g	Kondensmagermilch, Kondensmilch (10% Fett), Kondensmilch (gezuckert)
4–10 g	Milchschokolade, Kondensmilch (7,5% Fett), Frauenmilch, Eiscreme, Stutenmilch, Büffelmilch, Kuhmilch (Vollmilch, fettarm, Magermilch), Schafmilch, Ziegenmilch, Molke (süß), Sahne (10% Fett), Buttermilch
1–4 g	Schichtkäse (10%–40% Fett), Frischkäse (Rahm, Doppelrahm), Joghurt (3,5% Fett, fettarm), Fruchtjoghurt (vollfett, fettarm, mager), Speisequark (40%, 20% Fett, mager), Sahne (Schlagsahne), Nuss-Nugatcreme
0,1–1 g	Butter, Fetakäse, Ricottakäse, Chesterkäse, Camembertkäse (45%, 50% Fett)[2]
unter 0,1 g	Briekäse (50% Fett), Parmesankäse[2]

[1] Lactose ist nur in Milch und Milchprodukten enthalten

[2] für gereiften Käse sind nur wenige Daten über deren Lactosegehalte verfügbar. Diese bewegen sich zwischen 0,05–0,5 g

Linolsäure in Lebensmitteln

Menge/100 g essbarem Anteil

Konzentrationsbereich	Lebensmittel
25–75 g	(1): Safloröl, Mohnöl, Sonnenblumenöl, Weizenkeimöl, Maiskeimöl, Sojaöl, Walnussöl, Kürbiskernöl, Sesamöl, Baumwollsaatöl, Diätmargarine, Hühnerfett; (5): Mohn, Sonnenblumensamen; (6): Walnuss, Paranuss
11–25 g	(1): Rapsöl, Erdnussöl, Leinöl, Standard-, Pflanzen- und Halbfettmagarine; (5): Sesamsamen, Sojamehl; (6): Pekannuss, Erdnuss, Mandel
3–11 g	(1): Gänsefett, Schweineschmalz, Hammeltalg, Olivenöl, Palmöl; (2): Hühnereigelb (getrocknet), Hühnerei (gesamt, getrocknet), Hühnereigelb (flüssig); (3): Schweinespeck, Gans, Suppenhuhn (Durchschnitt), Würste: Rotwurst, Mortadella, Fleischkäse; (4): Amaranth, Weizenkeime; (5): Sojabohne, Leinsamen, Goabohne; (6): Haselnuss, Pistazie, Cashewnuss
1–3 g	(1): Rindertalg, Butter, Kakaobutter, Kokosfett, Palmkernfett; (2): Hühnerei (gesamt), Käse: Gruyere; (3): Schweinefleisch, Rindfleisch (fett), Huhn, Ente, Truthahn (Durchschnitt), Würste: Lyoner, Bockwurst, Bierwurst, Bierschinken, Cervelatwurst, Schinkenwurst, Jagdwurst, Leberwurst (grob), Fisch: Aal, Waller; (4): Hafer, Hirse, Mais, Gerste, Quinoa (g. Korn), Sorghum, Haferflocken, Weizenkleie, Dinkelmehl; (6): Macadamianuss, Olive, Avocado
0,5–1 g	(2): Sahne, Trockenvollmilch, Käse: Frischkäse, Edelpilzkäse, Camembert (Doppelrahmstufen, Rahmstufen); Roquefort, Gorgonzola, Emmentaler, Provolone; (3): Schweinefleisch (Eisbein, Kamm, Bug, Bauch), Schweineschinken, Schweineherz, Fisch: Schillerlocken; (4): Weizen, Roggen, Buchweizen, Reis (unpoliert, g. Korn), Weizenschrotbrot (Grahambrot), Eierteigwaren; (5): Erbse (Samen, trocken); (6): Kokosnuss, Holunderbeere

Linolsäure in Lebensmitteln

Menge/100 g essbarem Anteil

Konzentrationsbereich	Lebensmittel
0,2–0,5 g	(2): Frauenmilch, Sahne (sauer), Kaffeesahne, Käse: u. a. Butterkäse, Feta, Brie, Camembert, Edamer, Chester, Tilsiter, Mozzarella, Münster, Bel Paese, Schmelzkäse; (3): Rindfleisch (Blume, Spannrippe, Fehlrippe), Schweinefleisch (Kotelett), Kalbfleisch (Brust), Corned Beef, Schweineleber, Kalbsherz, Hühnerleber, Fisch: Lachs, Karpfen, Ostsee-Hering, Ölsardinen, Makrele, Sprotte (geräuchert), Thunfisch, Dornhai, Bückling; (5): Erbse (Samen, grün), Augenbohne; (6): Petersilie (Wurzel), Pastinake, Apfel, Quitte, Feige, Zitrone
0,1–0,2 g	(2): Schafmilch, Kondensmilch, Ziegenmilch, Kamelmilch, Speisequark (20% Fett i. Tr.), Hüttenkäse (Cottagekäse); (3): Rindfleisch (Filet, Kamm, Hochrippe, Bug, Roastbeef), Schweinefleisch (Filet), Kalbfleisch (Rücken, Haxe, Bug, Hals), Rinderherz, Fisch: u. a. Makrele, Hering (Atlantik), Renke, Rotbarsch, Heilbutt schwarz (geräuchert), Hering mariniert, Rotbarsch geräuchert, Weinbergschnecke; (5): Urdbohne; (6): Brennnessel, Topinambur, Grünkohl, Sellerie (Knolle), Bambussprossen, Porree, Möhre, Guave, Erdbeere, Himbeere, Weintraube, Birne
0,05–0,1 g	(2): Kuhmilch (Vollmilch, Konsummilch 3,5% Fett), Joghurt (3,5% Fett), Büffelmilch; (3): Rindfleisch (Unterschale, Oberschale, reiner Muskel), Lammfleisch (reiner Muskel), Hammelfleisch (reiner Muskel), Kalbsniere, Fisch: Sardine, Brasse, Katfisch (geräuchert), Garnele, Heilbutt schwarz, Miesmuschel, Meeräsche, Hummer, Seehecht, Sardelle; (6): Rotkohl, Knoblauch, Gartenkresse, Petersilie (Blatt), Schnittbohne, Kopfsalat, Rhabarber, Meerrettich, Chicoree, Spargel, Löwenzahn (Blatt), Guter Heinrich (Blatt), Austernpilz, Zwiebel, Tomate, Kirsche (sauer), Johannisbeere (schwarz), Kaki, Stachelbeere, Apfelsine

Linolsäure in Lebensmitteln

Menge/100 g essbarem Anteil

Konzentrationsbereich	Lebensmittel
0,01–0,05 g	(2): Kuhmilch, Joghurt (fettarm); (3): Fisch: Seezunge, Scholle, Schwertfisch, Katfisch, Hecht, Zander, Kabeljau, Flunder (geräuchert), Köhler, Barsch, Limande, Anglerfisch, Rotzunge, Seelachs (geräuchert), Heilbutt (weiß), Krill, Languste, Flusskrebs; (6): Rote Rübe, Rosenkohl, Blumenkohl, Kohlrübe, Spinat, Weißkohl, Kohlrabi, Kürbis, Rettich, Gurke, Kartoffel, Kirsche (süß), Pflaume, Ananas, Grapefruit, Pfirsich, Johannisbeere (rot), Banane, Aprikose, Wassermelone, Zuckermelone
unter 0,01 g	(2): Kuhmilch (Magermilch), Kondensmagermilch, Trockenmagermilch, Joghurt (mager); (3): Fisch: Schellfisch, Flunder; (6): Radieschen, Yam (Knolle), Mango, Papaya

(1): Fette und Öle
(2): Milch, Ei und -Produkte
(3): Fleisch, Fisch und -Produkte
(4): Getreide und -Produkte
(5): Leguminosen und Ölsamen
(6): Gemüse, Früchte, Pilze und -Produkte

Magnesium in Lebensmitteln

Menge/100 g essbarem Anteil

Konzentrationsbereich	Lebensmittel
300–700 mg	(4): Sorghum, Amaranth, Weizenkleie; (5): Sonnenblumenkerne, Sesam, Mohn (Samen, trocken); (7): Kakaopulver
150–300 mg	(2): Molkenpulver (4): Quinoa, Triticale, Weizenkeime (5): Sojabohne, Limabohne, Augenbohne, Urdbohne, Mungbohne, Goabohne (Samen, trocken), Sojamehl (vollfett), (6): Portulak, Erdnuss, Paranuss, Haselnuss, Pistazie, Mandel (süß), Cashewnuss; (7): Bierhefe (getrocknet), Kaffee (geröstet), Tee (schwarz)
100–150 mg	(2): Trockenmagermilch, Trockenbuttermilch; (4): Buchweizen, Hafer, Hirse, Gerste, Weizen (g. Korn), Reis (unpoliert), Haferflocken, Grünkern, Weizenschrot (Typ 1700), Dinkelmehl (Vollkorn); (5): Gartenbohne, Linse, Erbse, Kichererbse (Samen, trocken), Tofu (6): Gartenmelde (Blatt), Hagebutte, Walnuss, Pekannuss; (7): Marzipan, Schokolade (milchfrei)
70–100 mg	(2): Trockenvollmilch, Hühnereiweiß (getrocknet); (3): Fisch: Grenadier, Garnele; (4): Mais, Roggen (g. Korn), Roggenschrot (Typ 1800), Knäckebrot; (6): Große Brennnessel, weiße Taubnessel, Wilde Malve (Blatt), Kartoffelstäbchen (Sticks), Apfelsinen-dicksaft; (7): Milchschokolade
50–70 mg	(2): Butterkäse, Schmelzkäse; (3): Frühstücksfleisch, Fisch: Lengfisch, Alaska Seelachs, Lumb, Waller, Karpfen, Schleie, Thunfisch, Brassen, Zander, Seezunge, Steckmuschel; (4): Gerstengraupen, Weizenmehl (Typ 812, 1050), Roggenmehl (Typ 997, 1150, 1370), Maismehl, Roggenvollkornbrot; (5): Kichererbse (Samen, grün); (6): Cassave (Knolle), Spinat, Gundermann, Guter Heinrich (Blatt), Kartoffelscheiben (Chips), Pfirsich, Aprikose (getrocknet)

Magnesium in Lebensmitteln

Menge/100 g essbarem Anteil

Konzentrationsbereich	Lebensmittel
25–50 mg	(2): Kondensmilch, Edamer, Chester, Emmentaler, Appenzeller, Tilsiter, Roquefort, Münster, Gouda, Parmesan, u. a., Hühnerei (gesamt, getrocknet); (3): Rindfleisch, Schweinefleisch (Muskel), Fasan, Truthahn, Fisch: Hering, Makrele, Sardine, Hecht, Steinbeißer, Heilbutt, Katfisch, Forelle, Lachs, Aal, Schellfisch, Miesmuschel, Bückling, Matjeshering, Hummer, Auster; (4): Weizenmehl (Typ 550, 630), Roggenbrot, Weizenmehlbrot (Weißbrot), Brötchen, Weizen- u. Roggenmischbrot, Weizenvollkornbrot, Weizentoastbrot, Eierteigwaren (6): Taro, Pastinake, Petersilie (Wurzel), Artischocke, Kohlrabi, Meerrettich, Petersilie (Blatt), Schnittlauch, Löwenzahn, Grünkohl, Brunnenkresse, Sauerampfer, Tomatenmark, Edelkastanie, Papaya, Brombeere, Himbeere, Banane, Zitrone, Sanddornbeere, Avocado, Weintraube (getrocknet, Rosine), Kokosnuss (7): Bäckerhefe (gepresst)
10–25 mg	(2): Kuhmilch, Ziegenmilch, Schafmilch, Jogurt, Sahne, Camembert, Feta, Limburger, Speisequark, Schichtkäse, Hühnerei (gesamt), Hühnereigelb; (3): Fleisch u. Innereien von Rind, Kalb, Schwein (u. a. Leber, Lunge, Herz, Niere), Fleischprodukte: Schinken, Würste u.a. Bierschinken, Jagdwurst, Huhn, Ente, Gans, Hirsch, Hase, Wildschwein (Durchschnitt), Fisch: u. a. Flunder, Scholle, Sprotte, Kabeljau, Hering, Heilbutt (schwarz); (4): Zwieback; (6): Kartoffel, Rettich, Möhre, Batate, Rote Rübe, Sellerie (Knolle), Broccoli, Blumenkohl, Sauerkraut, Weißkohl, Rotkohl, Wirsingkohl, Rosenkohl, Aubergine, Feldsalat, Spargel, Tomate, Paprika, Champignon, Pfifferling, Steinpilz, Apfelsine, Erdbeere, Mango, Ananas, Feige, Mirabelle, Stachelbeere, Mandarine, Johannisbeere (schwarz, rot), Fruchtsäfte (u. a. Apfelsinensaft); (7): Weißwein, Rotwein

Magnesium in Lebensmitteln

Menge/100 g essbarem Anteil

Konzentrationsbereich	Lebensmittel
0–10 mg	(1): Butter; (2): Frauenmilch, Molke, Frischkäse (fett); (3): Blutwurst; (6): Kürbis, Gurke, Kopfsalat, Zwiebel, Kirsche (sauer), Weintraube, Apfel, Birne, Pflaume, Pfirsich, Heidelbeere, Aprikose, Grapefruit, Fruchtsäfte (u. a. Traubensaft, Apfelsaft); (7): Bier (u. a. Vollbier, Nährbier), Cola-Getränke, Honig

(1): Fette und Öle
(2): Milch, Ei und -Produkte
(3): Fleisch, Fisch und -Produkte
(4): Getreide und -Produkte
(5): Leguminosen und Ölsamen
(6): Gemüse, Früchte, Pilze und -Produkte
(7): Sonstiges

Phenylalanin in Lebensmitteln

(Gesamtmenge: freie und proteingebundene Verbindung)

Menge/100 g essbarem Anteil

Konzentrationsbereich	Lebensmittel
2000–5000 mg	(2): Hühnereiweiß (getrocknet), Hühnerei (gesamt, getrocknet), (3): Fisch: Stockfisch; (5): Sojabohne (Samen, trocken), Sojamehl; (7): Bierhefe (getrocknet), Gelatine
1000–2000 mg	(2): Trockenmager-, Trockenvoll- u. Trockenbuttermilch, Hühnereigelb (getrocknet), gereifte Käsesorten (mager bis 50% Fett) wie u. a. Chester, Appenzeller, Camembert, Brie, Gouda, Münster, Emmentaler, Sauermilchkäse (u. a. Mainzerkäse); (3): Rinderleber, Schweineleber, Kalbsleber, Hühnerleber, Rindfleisch, Schweinefleisch, Kalbfleisch (mager), Fisch: Thunfisch, Lengfisch, Kaviar; (4): Weizenkeime; (5): Urdbohne, Gartenbohne, Linse, Erbse, Limabohne, Augenbohne (Samen, trocken), Sonnenblumenkerne, Sesamsamen; (6): Mandel, Erdnuss
700–1000 mg	(2): Hühnerei (gesamt), Hühnereigelb (flüssig), Hühnereiweiß (flüssig), Frischkäse (Speisequark), gereifte Käse (50–60% Fett) u. a. Camembert (60% Fett); (3): Fleischstücke von Rind, Schwein, Kalb, Hammel, Lamm etc., Innereien (z. B. Lunge, Herz, Milz, Niere), Huhn, Ente (Durchschnitt, Herz), Truthahn (Durchschnitt), Fleischprodukte z. B. Schweineschinken, Leberwurst, Fisch: Meeresfische wie u. a. Kabeljau, Makrele, Scholle, Sardine, Seezunge, Rotbarsch, Seelachs, Hering, Flussfische wie u. a. Karpfen, Lachs, Hecht, Barsch, Aal, Forelle, Zander etc. Garnele, Flusskrebs; (4): Hafer, Haferflocken, Dinkelmehl (Vollkorn); (5): Kichererbse (Samen, trocken); (6): Pfifferling (getrocknet), Cashewnuss; (7): Bäckerhefe (gepresst)

Phenylalanin in Lebensmitteln

(Gesamtmenge: freie und proteingebundene Verbindung)

Menge/100 g essbarem Anteil

Konzentrationsbereich	Lebensmittel
400–700 mg	(2): Kondensmilch, Trockenmolke, Frischkäse (Doppelrahm). Speisequark; (3): Fleischstücke wie u.a. Schweinespeck, Rinderzunge, Fleischprodukte wie u. a. Frühstücksfleisch, Mettwurst, Leberpastete etc., Gans (Durchschnitt), Fisch: Weichtiere u. Produkte wie u. a. Heilbutt (weiß), Bückling, Aal u. Heilbutt (geräuchert), Hering (mariniert), Auster, Hummer, Steckmuschel, Miesmuschel, Weinbergschnecke; (4): Weizen, Roggen, Gerste, Buchweizen, Mais (g. Korn), Reis (unpoliert), Roggenmehle (Typ 1150, 1370, 1800), Weizenmehle (u. a. Typ 405, 812, 1050), Brote wie u. a. Weizenbrot, Brötchen, Eierteigwaren; (6): Walnuss, Paranuss, Haselnuss, Erbse (grün)
100–400 mg	(2): Kuhmilch (Vollmilch, fettarm, Magermilch), Schafmilch, Ziegenmilch, Buttermilch, Joghurt (3,5% Fett, fettarm, mager), Sahne; (4): Brote wie u. a. Roggenbrot, Roggenvollkornbrot, Roggen-Weizenmischbrote, Reis (poliert) (6): Blattgemüse wie u. a. Grünkohl, Rosenkohl, Spinat, Wirsingkohl, Kartoffel u. -produkte (trocken) wie Knödel, Kroketten, Suppe, Chips, Erbse (grün, in Dosen), Broccoli, Steinpilz, Austernpilz, Avocado, Edelkastanie, Feige (getrocknet)
50–100 mg	(2): Frauenmilch; (6): Bambussprossen, Feldsalat, Blumenkohl, Porree, Brunnenkresse, Kopfsalat, Spargel, Aubergine, Paprika, Champignon, Birkenpilz, Pfifferling
20–50 mg	(1): Butter; (2): Molke (süß); (6): Sellerie (Knolle), Kohlrabi, Rotkohl, Weißkohl, Chinakohl, Rote Rübe, Zwiebel, Möhre, Tomate, Kürbis, Früchte wie u. a. Apfelsine, Banane, Zitrone, Mandarine, Erdbeere

Phenylalanin in Lebensmitteln

(Gesamtmenge: freie und proteingebundene Verbindung)

Menge/100 g essbarem Anteil

Konzentrationsbereich	Lebensmittel
unter 20 mg	(6): Weiße Rübe, Rhabarber, Gurke, Früchte wie u. a. Apfel, Kirsche, Pfirsich, Weintraube, Apfelsinensaft, Apfelsaft

(1): Fette und Öle
(2): Milch, Ei und -Produkte
(3): Fleisch, Fisch und -Produkte
(4): Getreide und -Produkte
(5): Leguminosen und Ölsamen
(6): Gemüse, Früchte, Pilze und -Produkte
(7): Sonstiges

Gesamtpurine (als Harnsäure) in Lebensmitteln

Menge/100 g essbarem Anteil

Konzentrationsbereich	Lebensmittel
1000–2000 mg	(3): Kalbsbries; (7): Bierhefe (getrocknet)
500–1000 mg	(3): Rinderleber, Schweineleber, Schweinemilz, Hammelmilz, Schweineherz, Fisch: Sprotte (geräuchert); (7): Bäckerhefe (gepresst)
300–500 mg	(3): Kalbsleber, Kalbsmilz, Rinderlunge, Rindermilz, Schweinelunge, Schweineniere, Fisch: Sardine (+ in Öl), Thunfisch (in Öl), Forelle; (6): Steinpilz (getrocknet)
150–300 mg	(3): Rinderniere, Rinderherz, Rinderzunge, Hammelherz, Kalbsniere, Lammfleisch (Muskel), Kalbfleisch (Muskel, Hals, Haxe, Keule), Schweinefleisch (Muskel, Bug, Filet, Oberschale), Pferdefleisch, Hühnerleber, Huhn (Brust, Suppenhuhn), Gans (Durchschnitt), Truthahn (Jungtier), Leberwurst (grob), Fisch: Rotbarsch, Sardelle, Hering (frisch u. mariniert), Thunfisch, Heilbutt, Köhler, Lachs, Karpfen; (5): Urdbohne, Sojabohne (Samen), Mohn
100–150 mg	(3): Kalbfleisch (Filet), Rindfleisch (Muskel, Hüfte, Hochrippe, Kamm, Bug, Roastbeef, Filet), Schweinefleisch (Kamm, Eisbein, Bauch, Zunge), Kaninchenfleisch (Durchschnitt), Rehfleisch (Keule, Rücken), Ente (Durchschnitt), Huhn (Brathuhn, Durchschnitt, Keule), Schweineschinken (gekocht), Jagdwurst, Schweinsbratwurst, Salami (deutsch), Fisch: Hecht, Schellfisch, Seezunge, Kabeljau, Zander, Makrele (geräuchert), Pilgermuschel, Miesmuschel, Hummer, Garnele; (5): Bohne (Samen, trocken), Linse (Samen, trocken), Kichererbse (Samen, trocken), Leinsamen; (6): Weintraube (getrocknet, Rosine)
70–100 mg	(3): Schweinehirn, Kalbsbratwurst, Wiener bzw. Frankfurter Würstchen, Bierschinken, Fleischwurst, Mettwurst, Weißwurst, Frühstücksfleisch, Mortadella, Fisch: Scholle, Schleie, Aal (geräuchert), Auster; (4): Gerste (g. Korn), Hafer (g. Korn); (5): Erbse (Samen, trocken); (6): Broccoli, Sojasprossen, Artischocke, Porree, Schwarzwurzel, Erdnuss, Steinpilz, Aprikose (getrocknet) (7): Kakaopulver (schwach entölt)

Gesamtpurine (als Harnsäure) in Lebensmitteln

Menge/100 g essbarem Anteil

Konzentrationsbereich	Lebensmittel
40–70 mg	(3): Rotwurst (Blutwurst), Fisch: Krebs (Flusskrebs) (4): Roggen (g. Korn), Weizen (g. Korn), Hirse (geschältes Korn), Knäckebrot; (5): Tofu, Sesam (Samen, trocken); (6): Rosenkohl, Schnittlauch, Spinat, Petersilie (Blatt), Blumenkohl, Grünkohl, Bohnen (grün, getrocknet), Kürbis, Paprika, Zuckermais, Champignon, Austernpilz, Pflaume (getrocknet), Feige (getrocknet), Banane
20–40 mg	(2): Limburgerkäse (20% Fett); (4): Brötchen, Eierteigwaren; (6): Wirsingkohl, Kohlrabi, Feldsalat, Rotkohl, Weißkohl, Sellerie (Knolle), Bambussprossen, Chinakohl, Gartenkresse, Bohnen (grün), Spargel, Rote Rübe, Aubergine, Zucchini, Morchel, Zuckermelone, Quitte, Olive, Pflaume, Ananas, Apfelsine, Avocado, Kiwi, Datteln (getrocknet), Heidelbeere, Erdbeere, Weintraube, Holunderbeere
10–20 mg	(4): Weißbrot; (6): Kartoffel, Möhre, Endivie, Rettich, Zwiebel, Rhabarber, Radieschen, Chicoree, Kopfsalat, Sauerkraut (abgetropft), Tomate, Pfifferling, Himbeere, Kirsche (süß u. sauer), Johannisbeere (rot), Stachelbeere, Apfel, Birne; (7): Pilsener Bier, Vollbier (hell)
5–10 mg	(2): Joghurt (3,5%), Cottagekäse, Chesterkäse, Edamerkäse (30%, 40%, 45%), Briekäse; (6): Gurke; (7): Alkoholfreies Bier

(1): Fette und Öle
(2): Milch, Ei und -Produkte
(3): Fleisch, Fisch und -Produkte
(4): Getreide und -Produkte
(5): Leguminosen und Ölsamen
(6): Gemüse, Früchte, Pilze und -Produkte
(7): Sonstiges

Vitamin-A-inaktive Carotinoide in Lebensmitteln

Menge µg/100 g essbarem Anteil

Lebensmittel	Lutein	Zeaxanthin	Violaxanthin	Neoxanthin
Getreide				
Weizenmehl Typ 812	190	–	–	–
Weizenmehl Typ 1700	220	–	–	–
Weizenkleie	240	–	–	–
Weizenbrot	70	–	–	–
Weizenvollkornbrot	75	–	–	–
Mais, ganzes Korn	1850	840	–	–
Gemüse u. Obst				
Möhre	300	–	–	–
Kartoffel	40 13–60	–	70	3
Spinat	6950 4400–9500	–	7400	2360
Broccoli	2320 180–2830	–	830 310–1350	630
Grünkohl	21900 9780–34200	100	6730	2500 2000–3000
Kopfsalat	1130 465–1800	–	–	–
Tomate[1]	115 100–130	–	–	–
Paprika (rot)[2]	–	3900 1600–8200	2400 1500–4100	–
Kürbis[3]	920	–	–	–
Wassermelone[4]	14	–	–	–

[1] Lycopin: 4730 µg/3920–5510 µg; Phytoen: 1320 µg/510–2130 µg; Phytofluen: 690 µg/600–780 µg
[2] Capsantin: 9430 µg/3200–22800 µg; Antheraxanthin: 1400 µg/700–2100 µg
[3] Auroxanthin: 130 µg; Luteoxanthin: 370 µg
[4] Lycopin: 4900 µg/4500–5300 µg

Vitamin K in Lebensmitteln

Menge/100 g essbarem Anteil

Konzentrationsbereich	Lebensmittel
600–1000 µg	(3): Hühnerherz; (6): Grünkohl
200–600 µg	(1): Traubenkernöl; (5): Sojamehl (vollfett), Kichererbse (Samen, trocken); (6): Petersilie (Blatt), Portulak, Schnittlauch, Spinat, Broccoli (gekocht, abgetropft), Brunnenkresse, Schwarzer Tee, Fenchel (Blatt), Rosenkohl
100–200 µg	(1): Rapsöl, Sojaöl, Kürbiskernöl; (4): Weizenkeime; (5): Mungbohne (Samen, trocken), Urdbohne (Samen, trocken), Linse (Samen, trocken); (6): Broccoli, Kopfsalat
50–100 µg	(3): Kalbsleber, Hühnerleber, Schweineleber, Rinderleber; (4): Weizenkleie, Haferflocken, Hafer (g. Korn); (5): Erbse (Samen, trocken); (6): Chinakohl, Weißkohl, Blumenkohl, Hagebutte, Pistazie
20–50 µg	(1): Olivenöl, Maiskeimöl, Weizenkeimöl; (3): Fisch: Seeohr; (4): Mais (g. Korn), Weizenschrot (Typ 1700); (5): Sojabohne (Samen, trocken), Erbse (Samen, grün); (6): Porree (Lauch), Schnittbohnen, Sellerie (Knolle), Spargel, Bleichsellerie, Rotkohl, Kiwi, Johannisbeere (schwarz), Cashewnuss (7): Honig
10–20 µg	(1): Kakaobutter, Sesamöl, Walnussöl, Safloröl, Kokosfett; (3): Rindfleisch, Schweinefleisch (Muskel); (6): Möhre, Gurke, Rhabarber, Zuccini, Paprika, Avocado, Champignon, Weintraube, Johannisbeere (rot), Himbeere, Pekannuss (7) Kaffee (geröstet)

Vitamin K in Lebensmitteln

Menge/100 g essbarem Anteil

Konzentrationsbereich	Lebensmittel
1 – 10 µg	(1): Sonnenblumenöl, Butterschmalz, Butter, Palmöl; (2): Emmentalerkäse (45% Fett), Chesterkäse, Hühnerei (gesamt); (3): Fisch: Makrele; (4): Hafermehl, Weizenvollkornbrot, Roggenbrot, Weißbrot; (5): Limabohne, Leinsamen, Sesamsamen; (6): Kohlrabi, Tomate, Tomatensaft, Zuckermais, Kartoffel, Weiße Rübe, Pastinake, Pflaume, Erdbeere, Birne, Apfel, Apfelsine, Aprikose, Pfirsich, Kirsche (süß), Haselnuss, Walnuss
unter 1 µg	(1): Erdnussöl; (2): Frauenmilch, Kuhmilch, Jogurt (mind. 3,5% Fett), Hüttenkäse (Cottagekäse), Kuhmilch (fettarm), Kuhmilch (Magermilch); (3): Fisch: Auster; (6): Zwiebel, Aubergine, Rettich, Apfelmus, Traubensaft, Zuckermelone, Ananas (frisch u. i. Dosen), Wassermelone, Zitrone, Apfelsaft

(1): Fette und Öle
(2): Milch, Ei und -Produkte
(3): Fleisch, Fisch und -Produkte
(4): Getreide und -Produkte
(5): Leguminosen und Ölsamen
(6): Gemüse, Früchte, Pilze und -Produkte
(7): Sonstiges

Selen in Lebensmitteln

Menge/100 g essbarem Anteil

Konzentrationsbereich	Lebensmittel
100–200 µg	(3): Schweineniere, Fisch: Hummer, Languste; (6): Steinpilz, Paranuss
50–100 µg	(3): Schweineleber, Hühnerleber, Fisch: Thunfisch, Sardine, Limande, Kliesche, Meeräsche, Rotzunge, Tintenfisch, Garnele, Miesmuschel, Pilgermuschel
20 – 50 µg	(2): Hühnerei (getrocknet: gesamt, Eiweiß, Eigelb,); (3): Kalbsniere, Kalbsleber, Rinderleber, Rindermilz, Schweinemilz, Rinderlunge, Schweinelunge, Fisch: Hering, Makrele, Flunder, Scholle, Kabeljau, Köhler, Lachs, Aal, Seezunge, Rotbarsch, Stöcker, Flussbarsch, Forelle, Hecht, Brassen, Zander, Auster
10–20 µg	(2): Trockenmagermilch, Käse u. a. Chester, Emmentaler, Hühnerei (gesamt, flüssig); (3): Schweinefleisch (Muskel), Schweinehirn, Rinderherz, Huhn, Hase (Durchschnitt), Fisch: Sprotte, Renke, Sardine, Thunfisch (in Öl); (4): Mais, Reis (unpoliert), Sorghum (ganzes Korn), Haferflocken; (5): Sojabohne, Mungbohne, Urdbohne, Linse (Samen, trocken)
5–10 µg	(2): Trockenvollmilch, Trockenmolke, Käse u. a. Speisequark, Hühnereiweiss (flüssig); (3): Rindfleisch (Muskel), Schweineherz, Truthahn (Durchschnitt), Würste u. a. Frankfurter, Mortadella; (4): Buchweizen, Hafer, Gerste (ganzes Korn), Reis (poliert, ganzes Korn); (5): Kichererbse, Straucherbse (Samen, trocken); (6): Knoblauch, Champignon, Hallimasch, Reizker, Birkenpilz, Erdnuss, Walnuss, Pistazie; (7): Schwarztee, Kaffee (geröstet)

Selen in Lebensmitteln

Menge/100 g essbarem Anteil

Konzentrationsbereich	Lebensmittel
2–5 µg	(1): Rapsöl; (2): Frauenmilch, Käse u. a. Edamer, Camembert, Edelpilz; (3): Lammfleisch, Kalbfleisch (Muskel), Kalbszunge, Pferdefleisch (Durchschnitt); (4): Weizen, Hirse (ganzes Korn), Weizenbrote, Roggenbrote (u. a. Vollkornbrote), Weizenkeime, Weizenkleie; (5): Erbsen (Samen, trocken); (6): Radieschen, Rettich, Endivie, Weiße Rübe, Weißkohl, Paprika, Aubergine, Butterpilz, Mandarine, Haselnuss, Mandel; (7): Schokolade (Milch-, milchfrei)
1–2 µg	(1): Butter; (2): Kuhmilch (Vollmilch, Magermilch), Buttermilch, Joghurt, Schlagsahne; (4): Roggen (ganzes Korn), Weizenmehle (z.B. Typ 550, 630, 812, 1050), Weizenbrote; (5): Limabohne (Samen, trocken); (6): Kartoffel, Möhre, Petersilie (Wurzel, Blatt), Grünkohl, Spargel, Tomate, Zucchini, Apfel, Banane, Aprikose, Apfelsine, Grapefruit, Erdbeere, Himbeere, Stachelbeere, Weintraube; (7): Bäckerhefe
0–1 µg	(2): Ziegenmilch, Schafmilch; (4): Roggenmehle (u. a. Typ 997); (6): Rote Rübe, Kohlrabi, Blumenkohl, Rotkohl, Rosenkohl, Spinat, Porree, Kopfsalat, Broccoli, Pflaume, Birne, Ananas, Zuckermelone, Wassermelone; (7): Weißwein, Rotwein, Bier

(1): Fette und Öle
(2): Milch, Ei und -Produkte
(3): Fleisch, Fisch und -Produkte
(4): Getreide und -Produkte
(5): Leguminosen und Ölsamen
(6): Gemüse, Früchte, Pilze und -Produkte
(7): Sonstiges

Zink in Lebensmitteln

Menge/100 g essbarem Anteil

Konzentrationsbereich	Lebensmittel
10–25 mg	(3): Auster (4): Weizenkeime, Weizenkleie
5–10 mg	(2): Edamer, Emmentaler, Hühnereigelb (getrocknet), Hühnerei (gesamt, getrocknet); (3): Leber (Rind, Kalb, Schwein), Rindfleisch (Bug, Kamm, Hochrippe); (5): Mohn, Sonnenblume (Samen, trocken), Leinsamen, Sojamehl; (7): Bierhefe (getrocknet), Kakaopulver
2,5–5 mg	(2): Trockenvollmilch, Trockenmagermilch, Trockenbuttermilch, Gruyere, Tilsiter, Chester, Gouda, Camembert, Parmesan, Münster, Appenzeller etc., Hühnereigelb (3): Rindfleisch, Kalbfleisch, Lammfleisch, Schweinefleisch, Hammelfleisch (Muskel, Fleischteile wie u. a. Oberschale, Bug, Kamm, Brust etc., Niere, Zunge), Hühnerleber, Hühnerherz (4): Roggen, Weizen, Gerste, Hirse, Hafer, Buchweizen, Amaranth, Quinoa (g. Korn), Roggenschrot (Typ 1800), Weizenschrot (Typ 1700), Haferflocken, Knäckebrot, (5): Sojabohne, Goabohne, Linse, Limabohne, Erbse, Gartenbohne, Augenbohne (Samen, trocken); (6): Paranuss, Erdnuss, Walnuss; (7): Bäckerhefe (gepresst)

Zink in Lebensmitteln

Menge/100 g essbarem Anteil

Konzentrationsbereich	Lebensmittel
1–2,5 mg	(2): Kondensmilch, Limburger, Sauermilchkäse (u. a. Mainzerkäse), Hühnerei (gesamt, flüssig); (3): Schweinefleisch, Rindfleisch, Kalbfleisch, Kalbsniere, Rind-, Schweine-, Kalbs- (Hirn, Herz, Lunge), Wildschwein, Kaninchen, Hirsch (Durchschnitt), Huhn, Gans, Ente, Truthahn (Durchschnitt), Fisch: Schleie, Sardelle, Aal, Hummer, Miesmuschel, Steckmuschel, Garnele, Weinbergschnecke; (4): Mais, Reis (g. Korn), Weizenmehl (Typ 630, 812, 1050), Roggenmehl (Typ 997, 1150), Weizenvollkornbrot, Roggenvollkornbrot, Roggenbrot, Weizenmischbrot, Roggenmischbrot, Brötchen, Gerstengraupen, Eierteigwaren (trocken); (5): Urdbohne, Mungbohne, Kichererbse (Samen, trocken); (6): Meerrettich, Wildgemüse (u. a. Wilde Malve, Gundermann, weiße Taubnessel, Giersch, Brennnessel), Sojasprossen, Tofu, Kartoffelprodukte (trocken, Stäbchen, Scheiben), Steinpilz, Okra, Haselnuss, Pistazie, Cashewnuss, Mandel (süß); (7): Marzipan, Schokolade
500–1000 µg	(2): Büffelmilch, Trockenmolke, Schichtkäse, Speisequark; (3): Fisch: Seezunge, Flunder, Hering, Scholle, Makrele, Katfisch, Meeräsche, Lachs, Karpfen, Forelle, Flussbarsch, Zander, Hecht, Tintenfisch; (4): Weizenmehl (Typ 405, 550), Weizenbrot, Weizentoastbrot; (6): Cassave (Knolle), Pastinake, Spinat, Zuckermais, Petersilie (Blatt), Schnittlauch, Knoblauch, Broccoli, Rosenkohl, Wildgemüse (Blatt u. a. Guter Heinrich, Sauerampfer, Löwenzahn etc.) Erbsen (Samen, grün), Austernpilz, Champignon, Pfifferling, Avocado, Hagebutte, Feige (getrocknet), Kokosnuss; (7): Kaffee (geröstet)

Zink in Lebensmitteln

Menge/100 g essbarem Anteil

Konzentrationsbereich	Lebensmittel
200–500 µg	(1): Butter; (2): Schafmilch, Kuhmilch, Ziegenmilch, Jogurt, Sahne; (3): Schlachttierblut (Rind, Schwein), Fisch: Heilbutt, Alaska Seelachs, Steinbutt, Kabeljau, Dornhai, Schellfisch, Waller, Anglerfisch; (6): Kartoffel, Rote Rübe, Rettich, Möhre, Sellerie (Knolle), Batate, Kohlrabi, Grünkohl, Feldsalat, Chinakohl, Mangold, Sauerkraut, Rucola, Kopfsalat, Porree, Blumenkohl, Wirsingkohl, Rotkohl, Weißkohl, Spargel, Zwiebel, Kürbis, Himbeere, Erdbeere, Johannisbeere (schwarz, rot), Feige; (7): Weißwein, Honig
100–200 µg	(2): Frauenmilch, Stutenmilch, Hühnereiweiß (getrocknet) (6): Radieschen, Kohlrübe, Rhabarber, Bleichsellerie, Chicoree, Tomate, Gurke, Paprika, Aubergine, Squash, Brombeere, Stachelbeere, Preiselbeere, Pfirsich, Pflaume, Aprikose, Birne, Ananas, Apfel, Banane, Kiwi, Zitrone, Apfelsaft, Apfelsinensaft; (7): Rotwein
0–100 µg	(2): Molke, Hühnereiweiß (flüssig); (3): Thunfisch; (6): Kirsche, Apfelsine, Weintraube, Mandarine, Grapefruit, Kaki; (7): Vollbier, Malzgetränk

(1): Fette und Öle
(2): Milch, Ei und -Produkte
(3): Fleisch, Fisch und -Produkte
(4): Getreide und -Produkte
(5): Leguminosen und Ölsamen
(6): Gemüse, Früchte, Pilze und -Produkte
(7): Sonstiges

Nitrat in Lebensmitteln

Menge/100 g essbarem Anteil

Lebensmittel	Mittelwert	Schwankungsbereite
Milch und Milchprodukte		
Kuhmilch (Roh- und Konsummilch)	80 µg	20 – 1240 µg
Camembertkäse	200 µg	100 – 1100 µg
Edamerkäse	–	100 – 3300 µg
Tilsiterkäse	700 µg	0 – 3000 µg
Gemüse		
Wurzel- und Knollengemüse		
Rettich	260 mg	30 – 495 mg
Radieschen	220 mg	8 – 455 mg
Rote Rübe (Beete)	195 mg	18 – 535 mg
Kohlrabi	190 mg	35 – 440 mg
Petersilie (Wurzel)	120 mg	1 – 470 mg
Sellerie (Knolle)	100 mg	7 – 365 mg
Möhre (Karotte)	50 mg	9 – 110 mg
Schwarzwurzel	30 mg	17 – 40 mg
Kartoffel	9 mg	0 – 100 mg
Stengel-, Blatt– und Blütengemüse		
Portulak	615 mg	410 – 900 mg
Mangold	485 mg	350 – 705 mg
Gartenkresse	245 mg	65 – 465 mg
Bleichsellerie	225 mg	5 – 525 mg
Kopfsalat	220 mg	25 – 660 mg
Feldsalat (Rapunzel)	220 mg	18 – 435 mg
Rhabarber	215 mg	70 – 545 mg
Petersilie (Blatt)	210 mg	10 – 565 mg
Spinat	165 mg	2 – 670 mg
Fenchel (Blatt)	125 mg	30 – 420 mg
Chinakohl	110 mg	20 – 260 mg
Endivie	105 mg	7 – 260 mg
Grünkohl	100 mg	1 – 175 mg
Broccoli	70 mg	13 – 125 mg
Spargel	65 mg	1 – 70 mg

Nitrat in Lebensmitteln

Menge/100 g essbarem Anteil

Lebensmittel	Mittelwert	Schwankungsbereite
Stengel-, Blatt- und Blütengemüse		
Porree (Lauch)	50 mg	4 – 450 mg
Wirsingkohl	50 mg	5 – 165 mg
Blumenkohl	40 mg	4 – 105 mg
Weißkohl (Weißkraut)	40 mg	1 – 325 mg
Rotkohl (Blaukraut)	30 mg	7 – 270 mg
Zwiebel	20 mg	0 – 225 mg
Chicoree	15 mg	8 – 20 mg
Rosenkohl	12 mg	0 – 60 mg
Gemüsefrüchte		
Kürbis	70 mg	40 – 100 mg
Bohnen (Schnittbohnen)	25 mg	9 – 110 mg
Aubergine (Eierfrucht)	20 mg	12 – 30 mg
Gurke	19 mg	2 – 55 mg
Paprikafrüchte	12 mg	0 – 35 mg
Tomate	5 mg	0 – 17 mg
Erbse (grün, Samen)	3 mg	0 – 11 mg
Wildgemüse		
Vogelmiere (Blatt)	185 mg	– – –
Gundermann (Blatt)	175 mg	– – –
Große Brennnessel (Blatt)	145 mg	– – –
Wilde Malve (Blatt)	85 mg	– – –
Guter Heinrich (Blatt)	80 mg	– – –
Giersch (Geißfuß) (Blatt)	75 mg	– – –
Wiesenbocksbart (Blatt)	60 mg	– – –
Löwenzahn (Blatt)	55 mg	– – –
Spitzwegerich (Blatt)	40 mg	– – –
Gartenmelde (Blatt)	35 mg	– – –
Breitwegerich (Blatt)	30 mg	– – –
Sauerampfer (Blatt)	18 mg	– – –
Scharbockskraut (Blatt)	18 mg	– – –
Wiesenknöterich (Blatt)	17 mg	– – –
Früchte		
Apfel	3 mg	– – –
Erdbeere	2 mg	– – –
Getränke		
Roter Rübensaft	170 mg	95 – 215 mg
Möhrensaft	25 mg	2 – 85 mg
Pilsener Lagerbier	2 mg	– – –
Alkoholfreies Bier	2 mg	– – –

Oxalsäure in Lebensmitteln

Menge mg/100 g essbarem Anteil

Lebensmittel	Mittelwert	Schwankungsbereite
Gemüse		
Wurzel- und Knollengemüse		
Kartoffel	–	0 – 16
Kohlrabi	3	– – –
Möhre (Karotte)	6	0 – 60
Rettich	–	0 – 25
Rote Rübe (Beete)	180	90 – 325
Sellerie (Knolle)	7	6 – 18
Taro	35	20 – 60
Stengel-, Blatt– und Blütengemüse		
Artischocke	9	– – –
Bambussprossen	250	155 – 460
Blumenkohl	–	0 – 25
Chicoree	25	25 – 60
Endivie	3	0 – 25
Feldsalat (Rapunzel)	0	– – –
Fenchel (Blatt)	5	– – –
Gartenmelde	–	800 – 1600
Grünkohl	8	0 – 125
Kopfsalat	–	0 – 14
Löwenzahnblätter	25	– –
Mangold	650	110 – 940
Petersilie (Blatt)	–	0 – 10
Porree (Lauch)	–	0 – 90
Portulak	–	220 – 1000
Rhabarber (Stengel)	460	290 – 640
Rosenkohl	6	0 – 35
Rotkohl (Blaukraut)	7	– – –
Schnittlauch	0	0 – 185
Spargel	–	0 – 15
Spinat	440	120 – 1330
Weißkohl	–	0 – 13
Wirsingkohl	5	– – –
Zwiebel	6	1 – 6

Anhang

Oxalsäure in Lebensmitteln

Menge mg/100 g essbarem Anteil

Lebensmittel	Mittelwert	Schwankungsbereite
Gemüsefrüchte		
Aubergine	10	7 – 29
Bohnen (Schnittbohnen)	45	7 – 60
Gurke	–	0 – 25
Kürbis	–	0,5 – 20
Paprikafrüchte	16	0 – 16
Tomate	0	– – –
Leguminosen		
Erbse (grün, Samen)	–	0 – 6
Früchte		
Apfel	0,5	0 – 30
Aprikose	7	3 – 14
Birne	6	0 – 7
Kirsche, sauer	5	1 – 5
Kirsche, süß	7	– – –
Mirabelle	11	– – –
Pfirsich	0	– – –
Pflaume	12	0 – 13
Beeren		
Brombeere	12	12 – 18
Erdbeere	16	2 – 45
Heidelbeere	–	0 – 15
Himbeere	16	2 – 40
Johannisbeere, rot	10	7 – 19
Johannisbeere, schwarz	–	0 – 25
Preiselbeere	0	– – –
Stachelbeere	19	0 – 25
Weinbeere	8	– – –
Exotische Früchte		
Ananas	–	0 – 4
Apfelsine	–	3 – 6
Banane	–	3 – 70
Grapefruit	–	0 – 7
Karambole	–	40 – 1000

Oxalsäure in Lebensmitteln

Menge mg/100 g essbarem Anteil

Lebensmittel		Mittelwert	Schwankungsbereite
Kiwi		–	16 – 65
Mango		35	– – –
Zitrone		3	– – –
Zuckermelone		0	– – –
Getränke			
Bier, alkoholfrei		1,2	– – –
Bier, hell, Pilsener		1,2	– – –
Vollbier, hell		1,6	0,6 – 2,7
Weißbier		1,5	– – –
Rotwein		1,4	1,0 – 3,1
Weißwein		1,7	1,0 – 2,0
Cola-Getränke		1,1	– – –
Kakao			
Kakaopulver (schwach entölt)		395	340 – 645
Schokolade, milchfrei		90	70 – 125
Milchschokolade		55	– – –
Kaffee			
Kaffee, geröstet		4	– – –
Tee			
Tee		–	375 – 1450
3 g/100 mL Wasser	2 min gezogen	8,5	– – –
	4 min gezogen	9,7	– – –
	10 min gezogen	10,3	– – –

Anhang

3 Wissenschaftliche Namen von weniger bekannten Früchten, Samen und Gemüsen (einschl. Wildgemüsen)

Südfrüchte und exotische Früchte	
Acerola Westindische Kirsche Barbadoskirsche	Malpighia punicifolia L.
Akee Akipflaume Akinuss	Blighia sapida C. Koenig
Baumtomate	Cyphomondra betacea (cav.) Sendtn.
Brotfrucht	Artocarpus altilis (Parkins.) Fosb.
Carissa Natal-Pflaume	Carissa grandiflora DC.
Cashew-Apfel	Anacardium occidentale L.
Chayote Schuschu	Sechium edule (Jacq.) SW.
Cherimoya	Annona cherimola Mill.
Durian	Durio zibethinus Murr.
Granatapfel	Punica granatum L.
Guave	Psidium guayava L.
Jabotikaba	Myrciaria cauliflora (DC.)
Jackfrucht	Artocarpus heterophyllus Lam.
Japanische Mispel Wollmispel Loquate	Eriobotrya japonica (Thunb.) Lindl.
Jujube Chinesische Dattel	Ziziphus jujuba Mill.
Kaki Kakipflaume Chinesische Quitte	Diospyros kaki L.
Kapstachelbeere Physalisfrucht Ananaskirsche	Physalis peruviana L.

Südfrüchte und exotische Früchte (Fortsetzung)	
Karambole Baumstachelbeere	Averrhoa carambola L.
Kiwi Chinesische Stachelbeere	Actinidia chinensis Planch.
Kumquat Zwergpomeranze	Fortunella margarita (Lour.) S.
Limone Limette	Citrus aurantifolia (Christm.) S.
Litchi Chinesische Haselnuss	Litchi chinensis Sonn.
Longan Drachenauge	Nephelium longanum (Lam.) Cam.
Mammey-Apfel	Mammea americana L.
Mangostane	Garcinia mangostana L.
Naranjilla Lulo	Solanum quitoense Lam.
Okra Gombo Eibisch	Abelmoschus esculentus (L.) Mönch.
Opuntie Kaktusfeige	Opuntia ficus-indica (L.) Mill.
Papaya Baummelone	Carica papaya L.
Passionsfrucht	Passiflora edulis Sims.
Rambutan	Nephelium lappaceum L.
Rosenapfel Jambose	Syzygium jambos L.
Sapodille Breiapfel	Manilkara zapota L.
Sapote	Calocarpum sapota (Jacq.)
Tamarinde Sauerdattel	Tamarindus indica L.
Wasserkastanie	Eleocharis dulcis Trin.

Hülsenfrüchte und Ölsamen

Augenbohne	Vigna unguiculata ssp.
Goabohne Flügelbohne Manilabohne Prinzessbohne	Psophocarpus tetragonolobus
Kichererbse	Cicer arietinum
Limabohne Mondbohne Butterbohne	Phaseolus lunatus L.
Mungobohne (graugrüne Samen)	Phaseolus aureus Roxb. = Ph. mungo L. var. radiatus
Sojabohne	Glycine max (L.) Merr
Urdbohne (schwarzer Samen)	Phaseolus mungo L. = Ph. radiatus Roxb.

Wildgemüse

Barbarakraut	Barbarea vulgaris L.
Bärlauch	Allium ursinum L.
Breitwegerich	Plantago major L.
Franzosenkraut	Galinsoga ciliata (Raf) blake
Große Brennnessel	Urtica diodica L.
Gartenmelde	Atriplex hortensis
Giersch (Geißfuß)	Aegopodium podagraria L.
Gundermann	Glechoma hederacea L.
Guter Heinrich	Chenopodium bonus-henricus L.
Wilde Malve	Malva sylvestris L.
Rucola	Eruca sativa, Mill. Ssp. Sativa
Sauerampfer	Rumex acetosa L.
Scharbockskraut	Ranunculus ficaria L.
Spitzwegerich	Plantago lanceolata L.
Weiße Taubnessel	Lamium album L.
Vogelmiere	Stellaria media L.
Wiesenbocksbart	Tragopogon pratensis L.
Wiesenknöterich	Polygonum bistorta L.

4 Register

A

B

C

D

E

F

G

H

I

J

K

S

T

U

V

W

Y

Z